# Gutachtenkolloquium 15

Springer-Verlag Berlin Heidelberg GmbH

G. Hierholzer   H.-R. Kortmann
G. Kunze   D. Peters (Hrsg.)

Posttraumatische Achsabweichungen
an der unteren Extremität

Begutachtung im Rahmen
der Haftpflicht

Begutachtung und Datenschutz

Qualitätssicherung der Therapie
von Rückfußverletzungen

Gelenkinfekte

Bearbeitet von
H.-J. Böhm, B. Herbst, R. Kämmerling,
H.-R. Kortmann und H. Scheele

Mit 41 Abbildungen, in 79 Teilabbildungen und 21 Tabellen

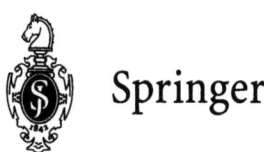 Springer

Professor Dr. med. Günther Hierholzer
Radolfzeller Str. 109
78476 Allensbach

Priv.-Doz. Dr. med. Horst-Rainer Kortmann
Ärztlicher Direktor der Berufsgenossenschaftlichen Unfallklinik
Großenbaumer Allee 250, 47249 Duisburg

Direktor Assessor Georg Kunze
Hauptgeschäftsführer der Maschinenbau- und Metall-Berufsgenossenschaft
und Geschäftsführer des Landesverbandes Rheinland-Westfalen
der gewerblichen Berufsgenossenschaften, Kreuzstraße 45, 40210 Düsseldorf

Direktor Assessor Dirk Peters
Stellv. Hauptgeschäftsführer der Hütten- und Walzwerks-Berufsgenossenschaft
und stellv. Geschäftsführer des Landesverbandes Rheinland-Westfalen
der gewerblichen Berufsgenossenschaften, Kreuzstraße 45, 40210 Düsseldorf

Das Buch erscheint im Auftrage des Landesverbandes Rheinland-Westfalen
der gewerblichen Berufsgenossenschaften, Düsseldorf und
des Hauptverbandes der gewerblichen Berufsgenossenschaften, Sankt Augustin

ISSN 1432-9514
ISBN 978-3-540-41009-6

Die Deutsche Bibliothek – CIP Einheitsaufnahme
Posttraumatische Achsabweichungen an der unteren Extremität. Begutachtung im Rahmen der Haftpflicht [u. a.], Mit 17 Tabellen / G. Hierholzer ... (Hrsg.). – Berlin ; Heidelberg ; New York ; Barcelona ; Hongkong ; London ; Mailand ; Paris ; Singapur ; Tokio : Springer, 2000 (Gutachtenkolloquium ; 15)
ISBN 978-3-540-41009-6    ISBN 978-3-642-56746-9 (eBook)
DOI 10.1007/978-3-642-56746-9

Dieses Werk ist urheberrechtlich geschützt. Die dadurch begründeten Rechte, insbesondere die der Übersetzung, des Nachdrucks, des Vortrags, der Entnahme von Abbildungen und Tabellen, der Funksendung, der Mikroverfilmung oder der Vervielfältigung auf anderen Wegen und der Speicherung in Datenverarbeitungsanlagen, bleiben, auch bei nur auszugsweiser Verwertung, vorbehalten. Eine Vervielfältigung dieses Werkes oder von Teilen dieses Werkes ist auch im Einzelfall nur in den Grenzen der gesetzlichen Bestimmungen des Urheberrechtsgesetzes der Bundesrepublik Deutschland vom 9. September 1965 in der jeweils geltenden Fassung zulässig. Sie ist grundsätzlich vergütungspflichtig. Zuwiderhandlungen unterliegen den Strafbestimmungen des Urheberrechtsgesetzes.

© Springer-Verlag Berlin Heidelberg 2001
Ursprünglich erschienen bei Springer-Verlag Berlin Heidelberg in 2001

Die Wiedergabe von Gebrauchsnamen, Handelsnamen, Warenbezeichnungen usw. in diesem Werk berechtigt auch ohne besondere Kennzeichnung nicht zu der Annahme, daß solche Namen im Sinne der Warenzeichen- und Markenschutz-Gesetzgebung als frei zu betrachten wären und daher von jedermann benutzt werden dürften.
Produkthaftung: Für Angaben über Dosierungsanweisungen und Applikationsformen kann vom Verlag keine Gewähr übernommen werden. Derartige Angaben müssen vom jeweiligen Anwender im Einzelfall anhand anderer Literaturstellen auf ihre Richtigkeit überprüft werden.

Herstellung: PRO EDIT GmbH, 69126 Heidelberg
Satz: Zechner Datenservice + Druck, 67346 Speyer
Gedruckt auf säurefreiem Papier  SPIN: 10782921  24/3130/So – 5 4 3 2 1 0

# Vorwort

Das Duisburger Gutachtenkolloquium erfreut sich auch im 15. Jahr seines Bestehens einer ungeminderten Resonanz. Ursächlich hierfür ist die in Zusammenarbeit mit dem Landesverband Rheinland-Westfalen der gewerblichen Berufsgenossenschaften von G. Hierholzer initiierte gelungene Zusammenführung von Unfallchirurgen und Orthopäden mit Juristen und anderen Fachleuten aus dem Bereich der gesetzlichen und privaten Unfallversicherungen sowie der Gerichte. Dabei darf nicht verkannt werden, dass sich auch andernorts in den letzten Jahren Gutachten-Tagungen etablierten, die zumindest teilweise dieses interdisziplinäre Forum anstreben. Dem zunehmenden Tagungsangebot Rechnung tragend, wird das Gutachtenkolloquium zukünftig jedes 2. Jahr stattfinden. Die vollständige Veröffentlichung der Tagungen im Springer-Verlag wird beibehalten.

Duisburg, Herbst 2000　　　　　　　　　　　　　　　　　　　　　H.-R. Kortmann

# Inhaltsverzeichnis

**Teil I**
**Posttraumatische Achsabweichungen an der unteren Extremität** ........ 1

Diagnostik der Achsabweichung
(H.-J. Böhm und H.-R. Kortmann) ..................... 3

Toleranzgrenzen an Diaphyse, proximaler und distaler Metaphyse
von Femur und Tibia
(R. A. Laun, D. Richter und A. Ekkernkamp) ................ 9

Operative Korrekturmöglichkeiten am Oberschenkel
(K. Weise) ...................................... 15

Operative Korrekturmöglichkeiten am Unterschenkel
(S. Fuchs, D. Wolter, M. Faschingbauer und K. Seide) .......... 31

Diskussion
Zusammengefasst und redigiert von H.-R. Kortmann, B. Herbst
und R. Kämmerling ................................ 41

Einschätzung der MdE bei verbleibender Achsabweichung
bzw. nach Korrekturoperationen im berufsgenossenschaftlichen Heilverfahren
sowie in der privaten Unfallversicherung
(P.-M. Hax) ..................................... 45

Achsabweichungen oder Rotationsfehler nach Extremitätenfrakturen –
Liegt ein Behandlungsfehler vor?
(M. Hansis) ..................................... 51

Wann wird die Achsabweichung zum Behandlungsfehler,
welche Faktoren entlasten den Chirurgen aus juristischer Sicht?
(P. Rumler-Detzel) ................................ 55

Diskussion
Zusammengefasst und redigiert von H.-J. Böhm ................ 59

## Teil II
**Begutachtung im Rahmen der Haftpflicht** .................. 61

Juristische Grundlagen zur Begutachtung im Rahmen der Haftpflicht:
Verursachung und Entschädigung
(J. Ongert) .................................................. 63

Besonderheiten der Begutachtung aus ärztlicher Sicht im Rahmen
der Haftpflichtversicherung
(R. Klose und H.-R. Kortmann) ................................ 67

Ein Unfall – verschiedene Versicherungsträger.
Vorschläge für koordinierte Abwicklung aus ärztlicher Sicht
(M. Meyer-Clement) ........................................... 73

Der Regress des Sozialversicherungsträgers gemäß § 116 SGB X
(D. Dahm) .................................................... 81

Diskussion
Zusammengefasst und redigiert von H.-R. Kortmann, B. Herbst
und R. Kämmerling ............................................ 89


## Teil III
**Begutachtung und Datenschutz** .............................. 93

Anforderungen an den Datenschutz unter besonderer Berücksichtigung
moderner Telekommunikationsverfahren
(M. Giel) .................................................... 95

Gutachtenauftrag und Datenschutz aus Sicht der Verwaltung
(S. Brandenburg und J. Schudmann) ............................ 99

Behindert der Datenschutz die ärztliche Begutachtung?
(F. Schröter) ................................................ 109

Diskussion
Zusammengefasst und redigiert von H.-R. Kortmann und H.-J. Böhm .... 119


## Teil IV
**Qualitätssicherung der Therapie von Rückfußverletzungen –
unterschiedliche Beurteilungskriterien** ..................... 121

Stationäre Verweildauer, Arbeitsunfähigkeit und Kosten des Heilverfahrens.
Ein Vergleich der gesetzlichen Unfallversicherung und Krankenversicherung
(V. Benner und M. Monka) ..................................... 123

Kosten unterschiedlicher Therapiekonzepte
(D. FITZ und V. WESKOTT) . . . . . . . . . . . . . . . . . . . . . . . . 133

Die Einschätzung der MdE nach Fersenbeinbrüchen –
Qualitätsspiegel für Therapeuten oder Gutachter?
(V. GROSSER, H.-W. KRANZ, K. SEIDE und D. WOLTER) . . . . . . . . . . . . 139

Diskussion
Zusammengefasst und redigiert von H.-R. KORTMANN, B. HERBST
und R. KÄMMERLING . . . . . . . . . . . . . . . . . . . . . . . . . . . 147

**Teil V**
**Gelenkinfekte** . . . . . . . . . . . . . . . . . . . . . . . . . . . . . . 151

Diagnostik und Therapie akuter und chronischer Gelenkinfekte
(P. KÖNINGS, G. BÖHMER und H.-R. KORTMANN) . . . . . . . . . . . . . . 153

Einflussmöglichkeit der Heilverfahrenssteuerung durch die Verwaltung
bei chronischem Infekt
(K.-D. PÖHL) . . . . . . . . . . . . . . . . . . . . . . . . . . . . . . . 161

Die Gelenkinfektion und ihre ärztliche Begutachtung
(M. ROESGEN) . . . . . . . . . . . . . . . . . . . . . . . . . . . . . . 165

Besonderheiten der Begutachtung der „mittelbaren Infektion" (Therapieschaden)
aus juristischer Sicht
(H.-J. SCHREIBER) . . . . . . . . . . . . . . . . . . . . . . . . . . . . . 171

Diskussion
Zusammengefasst und redigiert von H.-J. BÖHM und H.-R. KORTMANN . . . . 185

**Sachverzeichnis** . . . . . . . . . . . . . . . . . . . . . . . . . . . . . 187

# Mitarbeiterverzeichnis

BENNER, V., Dr. med., Kompetenzzentrum Gesundheitswesen, Firma msg GEDO GmbH, Max-Planck-Str. 40, 50354 Hürth

BINDEMANN, D., Assessor, HV der Maschinenbau- u. Metall-Berufsgenossenschaft, Kreuzstr. 45, 40210 Düsseldorf

BÖHM, H.-J., Dr. med., Berufsgenossenschaftliche Unfallklinik, Großenbaumer Allee 250, 47249 Duisburg

BÖHMER, G., Dr. med., Berufsgenossenschaftliche Unfallklinik, Großenbaumer Allee 250, 47249 Duisburg

BRANDENBURG, S., Dr. jur., HV der Berufsgenossenschaft für Gesundheitsdienst und Wohlfahrtspflege, Pappelallee 35/37, 22089 Hamburg

BÜHREN, V., Prof. Dr. med., Berufsgenossenschaftliche Unfallklinik, Professor-Küntscher-Str., 82418 Murnau

DAHM, D., BV Bochum der Bergbau-Berufsgenossenschaft, Waldring 97, 44789 Bochum

DREXEL, G., BV Würzburg der Berufsgenossenschaft der keramischen u. Glas-Industrie, Riemenschneiderstr. 2, 97072 Würzburg

EKKERNKAMP, A., Prof. Dr. med., Unfallkrankenhaus Berlin-Marzahn, Rapsweg 55, 12683 Berlin

ERLINGHAGEN, N., Assessor, Sektion III der Steinbruchs-Berufsgenossenschaft, Hausdorffstr. 102, 53129 Bonn

FABRA, M., Dr. med., Medizinisches Gutachteninstitut, Mönckebergstr. 5, 20095 Hamburg

FASCHINGBAUER, M., Dr. med., Berufsgenossenschaftliches Unfallkrankenhaus, Bergedorfer Str. 10, 21033 Hamburg

FITZ, D., BV Wuppertal der Bau-Berufsgenossenschaft Rheinland und Westfalen, Schwarzer Weg 3, 42117 Wuppertal

FRIEDRICH, B., Prof. Dr. med., Unfallchirurgische Klinik, Zentralkrankenhaus St.-Jürgen-Str., 28205 Bremen

FUCHS, S., Dr. med., Berufsgenossenschaftliches Unfallkrankenhaus, Bergedorfer Str. 10, 21033 Hamburg

GERSTMANN, K.-J., Dr. med., Institut für medizinische Begutachtung, Brüderweg 16, 44135 Dortmund

GIEL, M., Telekom, Bereich Gesundheitswesen, Rabinstr. 8, 53111 Bonn

GIERS R., Dr. med., Unfallchirurgische Klinik, Klinikum Minden, Friedrichstr. 17, 32427 Minden

GROSSER, V., Dr. med., Berufsgenossenschaftliches Unfallkrankenhaus, Bergedorfer Str. 10, 21033 Hamburg

HANSIS, M., Prof. Dr. med., Medizinischer Dienst der Spitzenverbände des Krankenhauses, Lützowstr. 53, 45141 Essen

HAX, P.-M., Dr. med., Berufsgenossenschaftliche Unfallklinik, Großenbaumer Allee 250, 47249 Duisburg

HERBST, B., Dr. med., Berufsgenossenschaftliche Unfallklinik, Großenbaumer Allee 250, 47249 Duisburg

HERMICHEN, H. G., Dr. med., Klinik für Unfall- und Wiederherstellungschirurgie, Städtische Klinik Neuss, Lukaskrankenhaus GmbH, Preussenstr. 84, 41464 Neuss

KÄMMERLING, R., Dr. med., Berufsgenossenschaftliche Unfallklinik, Großenbaumer Aleee 250, 47249 Duisburg

KLOSE, R., Dr. med., Berufsgenossenschaftliche Unfallklinik, Großenbaumer Aleee 250, 47249 Duisburg

KÖNINGS, P., Dr. med., Berufsgenossenschaftliche Unfallklinik, Großenbaumer Allee 250, 47249 Duisburg

KORTMANN, H.-R., PD Dr. med., Berufsgenossenschaftliche Unfallklinik, Großenbaumer Allee 250, 47249 Duisburg

KRANIG, A., Dr. jur., Hauptabteilung UV-Recht/Berufskrankheiten, Hauptverband der gewerblichen Berufsgenossenschaften, Alte Heerstr. 111, 53757 Sankt Augustin

KRANZ, H.-W., Dr. med., Berufsgenossenschaftliches Unfallkrankenhaus, Bergedorfer Str. 10, 21033 Hamburg

KUNZE, G., Assessor, Landesverband Rheinland-Westfalen der gewerblichen Berufsgenossenschaften, Kreuzstr. 45, 40210 Düsseldorf

LAUN, R., Dr. med., Unfallkrankenhaus Berlin-Marzahn, Rapsweg 55, 12683 Berlin

MEYER-CLEMENT, M., Dr. med., Medizinisches Gutachteninstitut, Mönckebergstr. 5, 20095 Hamburg

MONKA, M., Dr. rer. soc., Kompetenzzentrum Gesundheitswesen, Firma msg GEDO GmbH, Max-Planck-Str. 40, 50354 Hürth

MUHR, G., Prof. Dr. med., Chirurgische Klinik, Berufsgenossenschaftliche Kliniken Bergmannsheil, Universitätsklinik, Burkle-de-la-Camp-Platz 1, 44789 Bochum

OEST, O., Prof. Dr. med., Postfach 10 15 56, 40835 Ratingen

ONGERT, J., Justiziar, Allianz-Versicherungs AG, Königinstr. 28, 80802 München

PETERS, D., Assessor, Landesverband Rheinland-Westfalen
der gewerblichen Berufsgenossenschaften, Kreuzstr. 45, 40210 Düsseldorf

PÖHL, K.-D., Assessor, HV der Bergbau-Berufsgenossenschaft, Hunscheidtstr. 18,
44789 Bochum

RICHTER, D., Dr. med., Unfallkrankenhaus Berlin-Marzahn, Rapsweg 55,
12683 Berlin

ROESGEN, M., PD Dr. med., Unfallchirurgische Klinik,
Kliniken der Landeshauptstadt Düsseldorf, Krankenhaus Benrath,
Urdenbacher Allee 83, 40593 Düsseldorf

ROMPE, G., Prof. Dr. med., Arzt für Orthopädie, Saarstr. 31, 69151 Neckargemünd

RUMLER-DETZEL, P., Dr. jur., Gutachterkommission für ärztliche Behandlungsfehler
bei der Ärztekammer Nordrhein, Tersteegenstr. 31, 40474 Düsseldorf

SCHMIT-NEUERBURG, K.-P., Prof. Dr. med., Im Hinnighofen 21, 45219 Essen

SCHREIBER, H.-J., Assessor, HV der Großhandels-
und Lagerei-Berufsgenossenschaft, M5, 7, 68161 Mannheim

SCHRÖTER, F., Dr. med., Institut für Medizinische Begutachtung,
Landgraf-Karl-Str. 21, 34131 Kassel

SCHUDMANN, J., BV Bochum der Berufsgenossenschaft für Gesundheitsdienst
und Wohlfahrtspflege, Universitätsstr. 78, 44789 Bochum

SCHÜRMANN, J., Dr. jur., HV der Bau-Berufsgenossenschaft Rheinland
und Westfalen, Viktoriastr. 21, 42115 Wuppertal

SCHWERDTFEGER, U., Assessor, BV Köln der Holz-Berufsgenossenschaft,
Kalscheurer Weg 12, 50969 Köln

SEIDE, K., Dr. med., Berufsgenossenschaftliches Unfallkrankenhaus,
Bergedorfer Str. 10, 21033 Hamburg

STERNEMANN, H.-O., Dr. med., Chirurgische Abteilung, St. Martinus-Krankenhaus,
Gladbacher Str. 26, 40219 Düsseldorf

WEISE, K., Prof. Dr. med., Berufsgenossenschaftliche Unfallklinik,
Schnarrenbergstr. 95, 72076 Tübingen

WENTZENSEN, A., Prof. Dr. med., Berufsgenossenschaft Unfallklinik,
Ludwig-Guttmann-Str. 13, 67071 Ludwigshafen

WESKOTT, V., Assessor, BV Wuppertal der Bau-Berufsgenossenschaft Rheinland
und Westfalen, Schwarzer Weg 3, 42117 Wuppertal

WOLTER, D., Prof. Dr. med., Berufsgenossenschaftliches Unfallkrankenhaus,
Bergedorfer Str. 10, 21033 Hamburg

**Teil I**

# Posttraumatische Achsabweichungen an der unteren Extremität

# Diagnostik der Achsabweichung

H.-J. Böhm und H.-R. Kortmann

## Einleitung

Zu jeder klinischen Untersuchung der Extremitäten gehört die Beurteilung der Achsenausrichtung. An den unteren Gliedmaßen ist dies am aussagekräftigsten im Stand möglich, woraus sich in Kombination mit dem Wissen um das Verletzungsmuster erste Hinweise auf Art und Höhenlokalisation einer Achsenabweichung ergeben können. Zu berücksichtigen ist hierbei jedoch, dass vorliegende Abweichungen durch Schwellung oder einen ausgeprägten Weichteilmantel maskiert sein können. Hieraus ergibt sich die Notwendigkeit, im Verdachtsfall eine weitergehende radiologische Diagnostik durchzuführen und diese standardisiert erstellten Aufnahmen in eine Planungsskizze zu überführen, die weiter verarbeitet werden kann [6].

## Beinganzaufnahmen

Unter symmetrischer Einstellung beider Kniegelenke in Neutraldrehstellung wird im Stand eine Fernaufnahme beider unterer Extremitäten angefertigt, wobei der Zentralstrahl auf die Höhe des Kniegelenkes eingestellt ist. Nach korrekter Ausrichtung wird die Aufnahme in der Art gefertigt, dass der Patient die abzubildende Seite jeweils überwiegend belastet, was die reale Situation in der Standbeinphase zumindest teilweise simuliert [2, 4].

Eine erste orientierende Analyse ist dadurch möglich, dass auf dem Röntgenbild zunächst drei charakteristische Punkte angezeichnet werden, nämlich das Hüftkopfzentrum sowie die Kniegelenk- und Sprunggelenkmitte. Bei korrekter Achsenausrichtung in der Frontalebene liegen alle drei Punkte auf einer Linie, beim Vorliegen einer Varus- (O-Bein)- Form kreuzt die Linie das Kniegelenk innenseitig der Kniegelenkmitte, bei der Valgus- (X-Bein)- Form liegt sie außenseitig der Kniegelenkmitte [1]. Ein so gewonnener erster Hinweis auf eine Achsenabweichung bedarf jedoch einer genaueren Analyse, die der Übersichtlichkeit wegen nicht direkt am Röntgenbild erfolgen sollte (Abb. 1a, b).

## Planungsskizze

Die knöchernen Konturen der auszuwertenden Skelettabschnitte werden in eine Zeichnung überführt. Hierzu wird die auszuwertende Röntgenaufnahme mit Pergamentpapier oder aber mit einer nicht dehnbaren, transparenten Kunststofffolie abge-

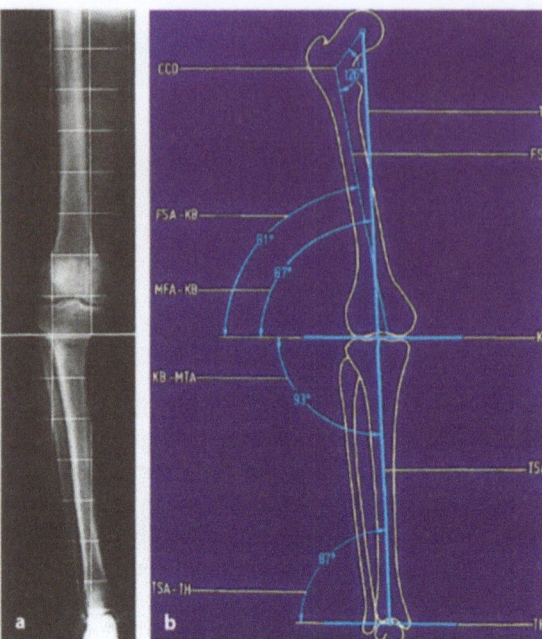

**Abb. 1a, b. a** Beinganzaufnahme sowie **b** schematische Darstellung einschließlich Hilfslinien und Winkeln. (Nach [6])

deckt. Danach überträgt man im Durchlicht die knöchernen Berandungen von Hüftpfanne, Femur, Tibia, Fibula und Talus mit einem Stift auf die Trägerfolie. An dieser kann dann die weitere Auswertung erfolgen, hierzu müssen zunächst charakteristische topographische Punkte, Achsen und Winkel ermittelt und eingezeichnet werden.

## Eckdaten bei der Beinganzaufnahme

Drei wesentliche topographische Punkte, nämlich Hüftkopfzentrum, Knie- und Sprunggelenkmitte wurden bereits zuvor erwähnt. Die Verbindungslinie zwischen Hüftkopfzentrum und Sprunggelenkmitte entspricht der Traglinie des Beines, im Normalfall liegt die Kniegelenkmitte auf dieser Linie.

Auf Höhe der körpernahen und körperfernen Drittelgrenzen wird die Mitte der Markhöhle des Femur bzw. der Tibia markiert. Die Verbindungslinien entsprechen jeweils den Schaftachsen dieser Knochen. Die Tangente der beiden Oberschenkelrollen wird als Kniebasislinie bezeichnet, der von ihr mit der Femur- bzw. Tibiaschaftachse gebildete Winkel ist von Bedeutung für die Korrekturplanung (s. Liste unten).

### Wesentliche Hilfslinien, die für die Vermessung einer Beinganzaufnahme von Bedeutung sind

- Kniebasislinie (KB),
- Femurschaftachse (FSA),
- Tibiaschaftachse (TSA),

**Tabelle 1.** Normalwerte für die Winkel, die sich bei der Vermessung ergeben.

| | |
|---|---|
| Schenkelhalsneigungswinkel (CCD) | 126° |
| FSA-KB | 82° |
| TSA-KB | 93° |
| TL-KB | 87° |
| TL-TH | 87° |

- Traglinie (TL),
- Talusbegrenzungslinie (TH).

Eingezeichnet wird auch die transversal verlaufende, obere Talusbegrenzung, ihr mit der Tibiaschaftachse gebildeter Winkel wird gemessen. Eine Übersicht über die physiologischen Werte der so ermittelten Winkel findet sich in Tabelle 1.

## Zusätzliche Röntgennativdiagnostik

Aufgrund der großen Bedeutung der Valgus- und Varusabweichungen bei posttraumatischen Achsenabweichungen wurde die Technik der Beinganzaufnahme zu Beginn dargestellt, wenngleich offensichtlich ist, dass sich bei dieser Technik nur Abweichungen in der Frontalebene und wegen der geringsten Verzeichnung am besten in Kniegelenknähe darstellen lassen. Aus verständlichen anatomischen Gründen ist die Anfertigung einer seitlichen Beinganzaufnahme nicht möglich. Zur Planung wird man sich in diesen Fällen auf lange Aufnahmen des Ober- bzw. Unterschenkels mit beiden angrenzenden Gelenken beschränken müssen, wobei auch hier die korrekte Rotationseinstellung bei der Aufnahme von großer Bedeutung ist, da bei falscher Ausrichtung ein nicht vorhandener Achsenfehler vorgetäuscht werden kann (Abb. 2).

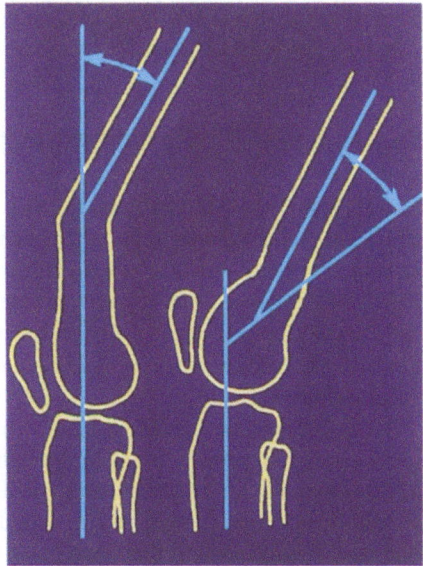

**Abb. 2.** Darstellung einer Ante- und Retrotorsionsabweichung am distalen Femur mit den sich ergebenden Korrekturwinkeln

Für spezielle Fragestellungen, wie zum Beispiel zur Ermittlung des CCD-Winkels, müssen zentrierte Zielaufnahmen der jeweiligen Region angefertigt werden, aus denen analog zu der oben beschriebenen Verfahrensweise eine Skizze hergestellt werden kann [5].

## Diagnostik der Rotationsabweichungen

Am Unterschenkel lässt sich das Vorliegen einer signifikanten Rotationsabweichung bereits durch klinische Untersuchung mit hoher Treffsicherheit feststellen und sogar zumindest semiquantitativ erfassen. Hierzu wird im Sitzen bei gebeugten Kniegelenken und herabhängenden Unterschenkeln die Drehstellung der Oberschenkelachse zur Längsachse des Fußes beurteilt.

Wesentlich schwieriger gestaltet sich jedoch die Diagnostik bezüglich der Rotationsabweichungen am Oberschenkel. Die klinische Untersuchung weist hier eine hohe Fehlerquote auf. Diesbezüglich verwertbare Kriterien bestehen in der seitenvergleichenden Beurteilung der Hüftgelenkrotation, was naturgemäß – bedingt durch posttraumatische Bewegungseinschränkungen – eine sehr störanfällige Untersuchungstechnik darstellt.

Im Rahmen der konventionellen Röntgenverfahren stand früher nur die Vermessung des Antetorsionswinkels des Schenkelhalses zur Verfügung, wobei die im Seitenvergleich gemessene Winkeldifferenz jedoch nicht unmittelbar der Rotationsabweichung entsprach. Das Ergebnis wird durch andere Faktoren, wie zum Beispiel Variationen des CCD-Winkels, beeinflusst, weshalb die resultierende Rotationsabweichung indirekt anhand eines Tabellenwerks ermittelt wurde.

Hier bewährt sich heute die exakte Rotationsbestimmung mittels Computertomographie. Durch die Regionen von Hüftkopf und Schenkelhals und Femurkondylen andererseits werden horizontale Schnitte gelegt. Mit Hilfe eines integrierten Grafikprogramms werden dann ausgewählte Schnittebenen übereinander projiziert, mit Tangenten versehen und die sich so ergebenden Winkel im Seitenvergleich vermessen. Auf diese Weise erhält man das exakte Ausmaß einer Rotationsabweichung (Abb. 3).

## Konsequenzen für die Indikationsstellung und Operationsplanung

Es wäre sicherlich fehlerhaft, nach Durchführung der oben geschilderten Diagnostik aus jeder Winkelabweichung zwangsläufig eine Operationsindikation abzuleiten. Ebenso fragwürdig wäre es, starre numerische Rahmen – „10° Varus in Kniegelenknähe" – vorzugeben. Wie bei jeder anderen zu planenden Elektivoperation muss vielmehr auch hier eine ganze Reihe weiterer Faktoren mit einbezogen werden, da dem Eingriff letztendlich immer eine Indikationsstellung unter Nutzen-Risiko-Abwägung vorausgehen muss [3].

Ist die Diagnostik bezüglich einer Achsenabweichung in der beschriebenen Form durchgeführt, so gewinnt man hierdurch nicht nur ein genaues Verständnis für die Art des Achsenfehlers, vielmehr kann die Planungsskizze auch zur Simulation einer Osteotomie benutzt werden. Indem man die Skizze an gewünschter Stelle durchtrennt und in der vorgesehenen Korrekturposition wieder zusammenfügt, lassen sich erfor-

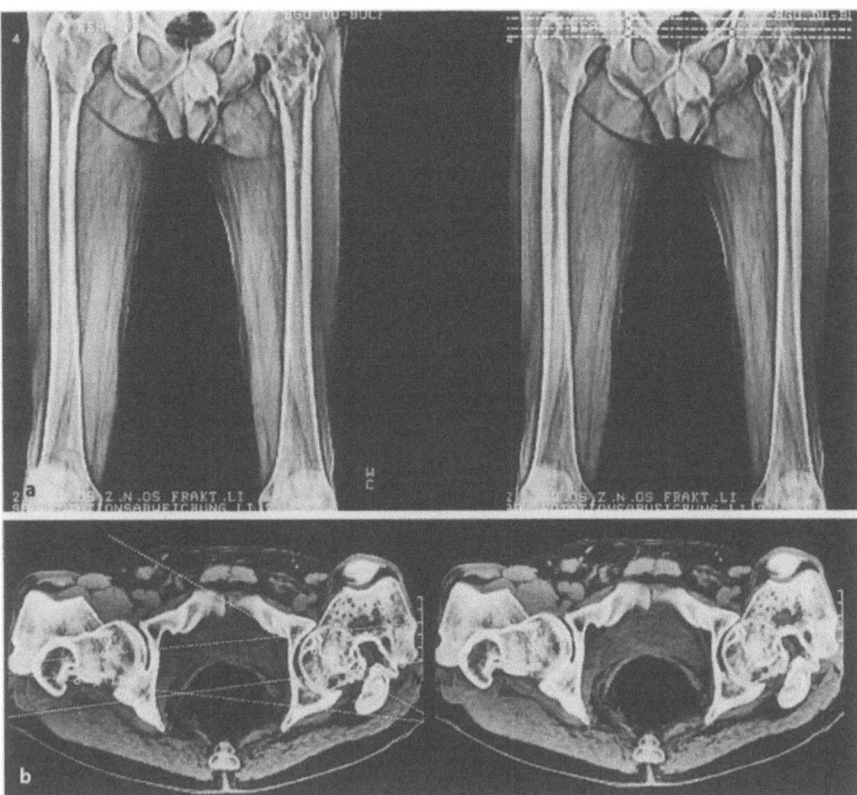

**Abb. 3a,b. a** Topogramm und **b** Schnittbilder zur Vermessung einer Rotationsabweichung am proximalen Femur

derliche Keilentnahmen und Implantatgrößen vorausplanen, man kann das optimale Osteotomieniveau festlegen, aber auch bereits bei der Planung den zu erwartenden Effekt auf die Beinlänge ermitteln. Von allen diesen Punkten ist nicht nur eine Erleichterung bei der eigentlichen Operation zu erwarten, sondern auch, dass das endgültige Korrekturergebnis der Vorgabe entspricht.

## Zusammenfassung

Posttraumatische Achsenabweichungen an den unteren Extremitäten können alle drei Raumebenen im Sinne der Valgus- oder Varusdeformität, der Ante- und Rekurvation, aber auch Rotationsabweichungen beinhalten, möglicherweise in Kombination mit einer Verkürzung oder Verlängerung des betroffenen Gliedmaßenabschnittes. Zur genauen Bestimmung der Form der Deformität, jedoch auch zur Ableitung einer Operationsindikation und -planung ist eine rein klinische Analyse nicht ausreichend. Vielmehr muss eine zeichnerische Planung durchgeführt werden, die eine Quantifizierung des Ausmaßes im Vergleich zur gesunden Seite, aber auch orientiert an Richtwerten erlaubt. Hierin ist ein wichtiger Gesichtspunkt zur Ableitung der Operationsindikation zu sehen. Darüber hinaus erlaubt die präoperative Zeichnung in gewissem Sinne die Simulation und den Vergleich verschiedener Operationstechniken.

## Literatur

1. Bragard K (1932) Das Genu valgum. Z Orthop Chir (Suppl) 57
2. Harrington IJ (1983) Static and dynamic load patterns in knee joints with deformities. J Bone Joint Surg 65-A: 247–259
3. Hax PM, Vogel M (1998) Kniegelenknahe Umstellungsosteotomien zur Prophylaxe und Therapie posttraumatischer und idiopathischer Gonarthrosen. Akt Traumatol 28: S4–S11
4. Johnson F, Leitl S, Waugh W (1980) The distribution of load across the knee. A comparison of static and dynamic measurements. J Bone Joint Surg 62-B: 346–349
5. Müller ME (1971) Die hüftnahen Femurosteotomien. 2. Aufl. Thieme, Stuttgart
6. Oest O (1984) Spezielle Diagnostik, Planung und Wahl der Korrekturlokalisation. In: Hierholzer G, Müller KH (Hrsg) Korrekturosteotomien nach Traumen an der unteren Extremität. Springer Berlin, Heidelberg, New York, Tokio

# Toleranzgrenzen an Diaphyse, proximaler und distaler Metaphyse von Femur und Tibia

R. A. Laun, D. Richter und A. Ekkernkamp

## Einleitung

Die Begutachtung posttraumatischer Fehlstellungen beinhaltet die Objektivierung von Beschwerden und Funktionsausfällen von Patienten um eine relevante Einschätzung und entsprechende Entschädigungsleistung vorzunehmen. Von wesentlicher Bedeutung ist für den Versicherten und für die Einschätzung durch den Gutachter, ab welcher Ausprägung eine Achsabweichung oder eine Längendifferenz einen individuellen Morbiditätswert besitzt und somit für die Provokation von Schmerzzuständen und Funktionsbeeinträchtigungen verantwortlich ist [2, 7]. Der Gutachter steht oft vor der schwierigen Bewertung einer Diskrepanz zwischen subjektiven Schmerzäußerungen und objektivierbaren Funktionsbeeinträchtigungen. Tabellen zur Bestimmung von Achsenfehlern lassen häufig die Definition eines „leichten Achsenfehlers" oder einer „erheblichen Fehlstellung" vermissen. Torsionsfehler werden oft nicht einmal erwähnt [14]. E. Morscher [7] weist zurecht darauf hin, dass es im Rahmen der Begutachtung nicht darum geht einfach festzulegen, was im Rahmen der Norm und außerhalb derselben liegt bzw. sich innerhalb oder außerhalb eines gewissen Abschnitts einer Gauß-Verteilungskurve befindet. Von speziellem Interesse ist, von welcher Achsenabweichung oder Längendifferenz ein Krankheitswert besteht oder mit Langzeitschäden zu rechnen ist.

Besonders der Einsatz der Computertomographie ermöglicht heutzutage eine bis dato ungeahnte Genauigkeit der Torsionswinkelmessung sowie der Längenbestimmung knöcherner anatomischer Strukturen. Ungeachtet hiervon obliegt es dem Gutachter, dies in der Rangfolge der Befunde – klinischer Befund, Weichteilsituation, Durchblutungssituation, röntgenologischer Befund – einzuordnen und werten. In diesem Zusammenhang sei auf die Tatsache hingewiesen, dass besonders bei posttraumatischen Fehlstellungen normale Achsenverhältnisse der kontralateralen Seite unterstellt werden und diese als Referenz dienen.

## Anatomische und mechanische Längsachsen des Beines

Die Kenntnis der physiologischen Achsenverhältnisse an Femur und Tibia ist für Begutachtungsfragen sowie zur Entscheidung über präventiv chirurgische Maßnahmen am Skelettsystem elementar [6, 8]. An der unteren Extremität werden anatomische und mechanische Achsen voneinander unterschieden [2, 3, 5, 9]:

- Die anatomischen Achsen verlaufen in den jeweiligen diaphysären Schaftmitten. Die mechanische Beinachse wird aus der Linie der Hüftgelenksmitte/Sprungge-

lenksmitte gebildet und verläuft geringgradig in der Frontalebene medial der Kniegelenkmitte.
- An der Tibia sind die anatomische und mechanische Längsachse parallel und weitgehend deckungsgleich.
- Zwischen der mechanischen Femurachse und mechanischen Tibiaachse besteht eine geringe physiologische Valgusstellung von ungefähr 1,2–1,3° [12, 13, 17].

Tabelle 1 zeigt allgemein anerkannte Richtwerte bezüglich einer Indikationsstellung zur Korrekturosteotomie.

## Proximale Femurmetaphyse

Im Bereich der proximalen Femurmetaphyse kommt dem Centrum-Collum-Diaphysenwinkel, welcher den Winkel zwischen Schenkelhalsachse und anatomischer Femurachse beschreibt [1, 9, 18, 19], sowie dem Antetorsionswinkel (Synonym: Femurtorsion oder femorale Antetorsion) eine besondere Bedeutung zu. Der Centrum-Collum-Diaphysenwinkel (CCD-Winkel) beträgt im Mittel 130° (124°–136°) [5, 6, 11, 19]. Anzumerken ist, dass besonders im Senium ein Rückgang des CCD-Winkels auf Werte bis zu 120° genannt wird [5, 19].

## Distale Femurmetaphyse

Im Bereich des distalen Femurendes besteht physiologisch eine geringgradige Valgusstellung der anatomischen als auch der mechanischen Achse zur Kniebasislinie. Die Kniebasislinie ist festgelegt durch eine Verbindungslinie der distalen Konturen der Femurkondylen [12,]. Femorale und tibiale Kniebasislinie sind beinahe parallel [5, 6, 13].

## Proximale Tibiametaphyse

Bezüglich der Retroversion des Tibiaplateaus besteht Uneinigkeit in der Literatur [5]. Tabelle 2 zeigt die physiologischen Achsen- und Winkelverhältnisse des Beines sowie deren Schwankungsbreiten [5].

**Tabelle 1.** Toleranzgrenzen der Achsabweichung an der unteren Extremität. (Nach [2, 4])

| Extremität | Nach [4] | Nach [2] |
| --- | --- | --- |
| Coxa vara | Klinik | – |
| Coxa valga | >20° | 20° |
| Genu varus | > 8° | 5°–10° |
| Genu valgus | >10° | 10°–15° |
| Genu recurvatum | >15–20° | >10° |
| OSG varus | – | > 5° |
| OSG valgus | – | >10° |

**Tabelle 2.** Physiologische Achsen- und Winkelverhältnisse des Beines und deren Schwankungsbreite [5]

| Winkel | Normwert [0] | Streuung [0] |
| --- | --- | --- |
| CCD Centrum-Collum-Diaphysenwinkel | 130 | 124–136 |
| aMPFW Anatomischer medialer proximaler Femurwinkel | 84 | 80– 89 |
| mLPFW Mechanischer lateraler proximaler Femurwinkel | 90 | 85– 95 |
| aLDFW Anatomischer lateraler distaler Femurwinkel | 81 | 79– 83 |
| mLDFW Mechanischer lateraler distaler Femurwinkel | 88 | 85– 90 |
| aPDFW Anatomischer posteriorer distaler Femurwinkel | 83 | 79– 87 |
| mMPTW Mechanischer medialer proximaler Tibiawinkel | 87 | 85– 90 |
| aPPTW Anatomischer posteriorer proximaler Tibiawinkel | – | 81– 86 |
| mLDTW Mechanischer lateraler distaler Tibiawinkel | 89 | 86– 92 |
| aADTW anatomischer anteriorer distaler Tibiawinkel | 80 | 78– 82 |

## Distale Tibiametaphyse

Im Bereich des distalen Unterschenkels schneidet die anatomische Achse die distale Gelenkmitte. Die Tangente zu den distalen tibialen Gelenkflächen bildet mit der anatomischen Achse nahezu rechtwinklige Verhältnisse mit durchschnittlich 89° (86–92°) im Bereich des mechanischen lateralen distalen Tibiawinkels [5].

## Torsionsabweichungen

Längen- und Torsionswinkelbestimmungen setzen eine standardisierte und definierte Untersuchungstechnik voraus. Die von Waidelich erstmals 1992 beschriebene Ulmer Methode wird als Goldstandard der computertomographischen Messmethode in der Längen- und Torsionswinkelbestimmung der unteren Extremitäten gewertet [16].

Die intraindividuelle Torsionstoleranz von 15° besteht sowohl für den Oberschenkel, den Unterschenkel als auch das gesamte Bein [16].

Die Autorengruppe beschreibt, dass Torsionsfehler des Femur bis etwa 45° durch gegensinnige Hüftrotationen kompensierbar seien, jedoch für Drehfehler der Tibia keine Kompensation in den benachbarten Scharniergelenken bestehe [16]. Strecker et al. [15, 16] weisen darauf hin, dass für den Einzelpatienten nicht die Torsionsabweichung vom idealen Absolutwert des Bevölkerungsdurchschnitts von Bedeutung sei, sondern in erster Linie die relative Abweichung in Bezug auf die gesunde Gegenseite wesentlich wäre. Dies beinhaltet, dass zur Beurteilung der Längen- und Torsionswinkelbestimmungen beide unteren Extremitäten evaluiert werden [14].

Bezüglich der Ermittlungen normaler anatomischer Verhältnisse von Längen und Torsionen der unteren Extremitäten bei gesunden Erwachsenen sowie der jeweiligen Streubreite im Rechts-Links-Vergleich wird auf die Autorengruppe Strecker et al. [16] verwiesen. Durch die vorgenannte Autorengruppe wurden bei 355 Patienten ohne posttraumatische, postinfektiöse, tumoröse oder kongenitale Veränderungen der unteren Extremitäten computertomographisch nach der Ulmer Methode Längen und Torsionen von Ober- und Unterschenkeln ermittelt. Hierbei wurden folgende Meßergebnisse erzielt:

- Die Oberschenkellängen von 511 Oberschenkeln betrugen 46,3 ± 6,4 cm.
- Die Unterschenkellängen von 514 Unterschenkeln betrugen 36,9 ± 5,6 cm.
- Die Beinlängen von 378 Beinen betrugen 83,2 ± 11,4 cm (± 2 Standardabweichungen).
- Das Längenverhältnis von Femur zu Tibia wurde mit 1,26 ± 0,1 ermittelt.
- Für die intraindividuellen Längentoleranzen (99. Perzentil) wurden im Rechts-Links-Seitenvergleich folgende Werte ermittelt:
- 1,2 cm für den Oberschenkel (178 Paare),
- 1,0 cm für den Unterschenkel (171 Paare).

Zu den Torsionsbestimmungen ist anzuführen, dass negative Vorzeichen Innendrehungen und positive Vorzeichen Außendrehungen beschreiben.

Für die Torsionswerte wurden ermittelt:

- Oberschenkel −24,1 ± 17,40 (505 Oberschenkel),
- Unterschenkel +34,9 ± 15,90 (504 Unterschenkel),
- Gesamtes Bein +9,8 ± 11,40 (352 Beine).

Interessant ist die Feststellung, dass die Differenzen der rechten und linken Beintorsionen mit 11,8 ± 18,8° und 7,5 ± 18,2° einen signifikanten Seitenunterschied (p<0,001) aufwiesen. Ebenso wiesen die Torsionen der Unterschenkel mit 36,46° rechts gegenüber 33,07° links einen signifikanten Seitenunterschied auf. Die Autorengruppe [16] beschreibt, dass größere Innentorsionen des Oberschenkels tendenziell mit größeren Außentorsionen des Unterschenkels einhergehen, eine direkte Korrelation konnte jedoch nicht nachgewiesen werden. Abschließend wird darauf hingewiesen, dass diese Ergebnisse von grundlegender Bedeutung für die Indikationsstellung und Planung von Korrekturosteotomien sind.

## Zusammenfassung

Die Bewertung von Längen-, Achsen- und Torsionsverhältnissen sollte den intraindividuellen Rechts-Links-Seitenvergleich beinhalten und bei Beurteilung nach beidseitiger Ober- oder Unterschenkelfraktur sich an den gemittelten Absolutwerten der physiologischen Torsionen von Ober- und Unterschenkeln in der Normalbevölkerung, wie sie oben beschrieben wurden, orientieren. Die klinische Untersuchung bildet die Grundlage für die weiterführende apparative Diagnostik mittels Röntgennativaufnahmen, Ganzbeinaufnahmen und Längen- und Torsionsbestimmung mittels Computertomographie nach der Ulmer Methode. Die Kenntnis normaler anatomischer Verhältnisse ist essentiell und bildet die Grundlage der Indikationsstellung, Planung und Durchführung von Korrekturosteotomien als auch die Grundlage der Begutachtung von Beindeformitäten.

# Literatur

1. Harcke T, Zapf S, Mendell G, Sharkey C, Cooley L (1987) Angular Deformity of the Lower Extremity: Evaluation with Quantitive Bone. Scintigraphy Radiology 164: 434-440
2. Hörster G (1984) Zusammenfassung: Grundlagen der operativen Korrektur posttraumatischer Fehlstellungen der unteren Extremität. In: Hierholzer G, Müller KH (Hrsg) Korrekturosteotomien nach Traumen an der unteren Extremität. Springer, Berlin Heidelberg New York Tokio
3. Hsu R, Himeno S, Coventry M, Chao E (1990) Normal Axial Alignment of the Lower Extremity and Load-Bearing Distribution at the Knee. Clin Orthop 255 (6): 215-227
4. Kreklau B, Muhr G (1999) Präventive Chirurgie am Skelett- und Bewegungsapparat. Chirurg (1999) 70: 364-372
5. Liener UC, Strecker W, Suger G, Kinzl L (1997) Die physiologischen Achsverhältnisse der unteren Extremität. In: Strecker W, Keppler P, Kinzl L (Hrsg) Posttraumatische Beindeformitäten. Springer, Berlin Heidelberg New York Tokio
6. Moreland J, Bassett L, Hanker G (1987) Radiographic Analysis of the Axial Alignment of the Lower Extremity. JBJS-A (1987) 69 (6): 745-749
7. Morscher E (1984) Pathophysiologie posttraumatischer Fehlstellungen an der unteren Extremität. In: Hierholzer G, Müller KH (Hrsg) Korrekturosteotomien nach Traumen an der unteren Extremität. Springer, Berlin Heidelberg New York Tokio
8. Muhr G (1984) Formen und Technik der hüftgelenknahen Femorosteotomien. In: Hierholzer G, Müller KH (Hrsg) Korrekturosteotomien nach Traumen an der unteren Extremität. Springer, Berlin Heidelberg New York Tokio
9. Müller KH, Müller-Färber J (1984) Indikation, Lokalisation und Planung kniegelenknaher Osteotomien nach Traumen. In: Hierholzer G, Müller KH (Hrsg) Korrekturosteotomien nach Traumen an der unteren Extremität. Springer, Berlin Heidelberg New York Tokio
10. Newman J, Ackroyd C, Shah N (1998) Unicompartimental or Total Knee Replacement? JBJS-B 80: 862-865
11. Paley D, Herzenberg J, Tetsworth K, MedKie J, Bhave A (1994) Deformity planning for frontal and sagittal plane corrective osteotomies. Orthop Clin North Am 25: 425-465
12. Paley D, Tetsworth K (1990) Mechanical Axis Deviation of the Lower Limbs. Clin Orthop 280 (7): 48-63
13. Schai P, Thornhill T, Scott R (1998) Total Knee Arthroplasty with the PFC System, JBJS-B 80: 850-858
14. Spier W (1994) Gutachterliche Bewertung posttraumatischer Fehlstellungen. In: Strecker W, Keppler P, Kinzl L (Hrsg) Posttraumatische Beindeformitäten. Springer, Berlin Heidelberg New York Tokio
15. Strecker W, Hoellen I, Keppler P, Suger G, Kinzl L (1997) Torsionskorrekturen nach Marknagelosteosynthesen der unteren Extremität. Unfallchirurg 100: 29-27
16. Strecker W, Keppler P, Franzreb M, Gebhard F, Keck S, Kinzl L (1994) Längen und Torsionen der unteren Extremität. In: Strecker W, Keppler P, Kinzl L (Hrsg) Posttraumatische Beindeformitäten. Springer, Berlin Heidelberg New York Tokio
17. Terauchi M, Shirakura K, Kobuna Y, Fukasawa N (1995) Axial Parameters Affecting Lower Limb Alignment After High Tibial Osteotomy. Clin Orthop 317 (8): 141-149
18. Vasey HM (1994) Die femorale Drehosteotomie nach Sugioka. In: Strecker W, Keppler P, Kinzl L (Hrsg) Posttraumatische Beindeformitäten. Springer, Berlin Heidelberg New York Tokio
19. Wright JG, Treble N, Feinstein AR (1991) Measurement of the lower limb alignment using long radiographs. J Bone Joint Surg (Br) 73: 721-723

# Operative Korrekturmöglichkeiten am Oberschenkel

K. Weise

## Einleitung

> Wenngleich bei den Fortschritten, welche man in Betreff der Behandlung von Fracturen gemacht hat, der Fall jetzt selten eintritt, dass die Heilung eines Extremitätentheiles in einer so schiefen Stellung erfolgt, dass derselbe durchaus functionsunfähig ist, so kommen doch von Zeit zu Zeit Fälle vor, in welchen trotz der größten Sorgfalt von Seiten des Arztes eine Dislocation nicht umgangen werden kann ...
> (Th. Billroth 1888: Die allgemeine chirurgische Pathologie und Therapie).

Posttraumatische Achsenfehler und Längendiskrepanzen machen einen bedeutenden Teil korrigierender Eingriffe innerhalb der Unfall- und Wiederherstellungschirurgie aus. Trotz aller Fortschritte in der Behandlung von Frakturen, sei sie konservativ oder operativ ausgerichtet, kommt es sowohl am jugendlichen als auch am erwachsenen Skelett zu Achsenabweichungen und Längendifferenzen, welche korrekturbedürftig sind. Verläuft die Entwicklung einer solchen Fehlheilung nach Frakturen am kindlichen Oberschenkel teilweise schicksalhaft, so ist beim Erwachsenen neben Folgezuständen schwerer Verletzungen wie Defekt- bzw. Gelenkfrakturen der iatrogene Faktor von herausragender zahlenmäßiger Bedeutung. Besonders bei langstreckigen Trümmerfrakturen kommt es im Rahmen intra- oder extramedullärer Schienungen zu Torsionsabweichungen und Längendiskrepanzen, die nach knöcherner Ausheilung zu einer Korrekturoperation Anlass geben können [8, 11, 17].

Bedeutung für die Risikoabwägung einer Korrekturoperation hat die Frage, ob sich aufgrund der Fehlstellung degenerative Veränderungen oder kompensatorische Mechanismen entwickelt haben bzw. wie solche zu vermeiden sind. Fraglos stellen sich durch Achsenfehler bedingte sekundäre Kompensationsmechanismen sehr viel leichter am wachsenden als am Skelett des Erwachsenen ein. Dennoch entwickeln sich längst nicht in allen Fällen einer Achsenabweichung der unteren Extremität arthrotische Veränderungen der angrenzenden Gelenke, speziell dann nicht, wenn es sich um angeborene, bilaterale Fehlstellungen handelt. Ein einseitiger traumatisch bedingter Achsenfehler ist erfahrungsgemäß eher dazu geeignet, an der unteren Extremität Belastungsbeschwerden, Störungen des Gangbildes und auf Dauer degenerative Schäden der angrenzenden Gelenke hervorzurufen. Die Längendiskrepanzen an der unteren Extremität können ab einem bestimmten Ausmaß, sofern nicht am Schuhwerk ausgeglichen, zu einem Beckenschiefstand und dadurch einer mehr oder weniger fixierten S-förmigen Verbiegung der Wirbelsäule führen [8, 12].

Nach Morscher [8] sollten Achsenfehler und Längendiskrepanzen nicht als isolierte Läsion angesehen, sondern vielmehr deren Auswirkungen auf die gesamte betroffene Extremität wie auch auf den Patienten insgesamt berücksichtigt werden. Nur so sei die volle Tragweite des Problems zu erfassen und eine Therapie zu wählen, welche für den Patienten den größten Langzeiterfolg zu liefern im Stande ist. Dies bedeutet auch, dass ein operativer Eingriff zur Korrektur von Achse und/oder Länge einer Extremität einer Reihe präoperativer Maßnahmen für die Planung bedarf, welche neben der Erhebung der Anamnese und einer gründlichen klinischen und radiologischen Untersuchung heutzutage auch die computertomographische Fehlerbestimmung und schließlich eine umfassende Aufklärung des Patienten über das Risiko des Eingriffs und den zu erwartenden Erfolg einschließen. Man muss sich einerseits strikt davor hüten, die Erfolgschancen der Operation zu hoch zu bewerten, andererseits sollte die Indikation zu einem Eingriff und dessen positive Auswirkungen dem Patienten begreiflich gemacht und ihm so dargestellt werden, dass er sich ein Bild darüber machen kann, welche Schwierigkeiten das Belassen einer Fehlstellung im Hinblick auf spätere pathologische Sekundärveränderungen zur Folge haben kann. Nur so wird man die Bereitschaft des Patienten fördern, sich einem korrigierenden Eingriff zu unterziehen, ihn aber gleichzeitig vor falschen Erwartungen bewahren.

## Pathophysiologie

Ob ein Achsenfehler eine pathologische Bedeutung hat, hängt nicht zuletzt von seiner Lokalisation, vor allem aber auch von seinem Ausmaß ab. Während Achsenfehler an der oberen Extremität bis auf wenige Ausnahmen eher eine relative Indikation zur Korrekturosteotomie darstellen, sind am Bein schon geringere Fehlstellungen eine mögliche Ursache für Gehbeschwerden und Verschleißerscheinungen. So spielen beispielsweise am Bein in den Varus abgewichene und zusätzlich malrotierte Schenkelhals- bzw. Fehlstellungen nach per- und subtrochanteren Frakturen eine bedeutende Rolle, weil sie die Belastbarkeit des Beines einschränken, das Gangbild maßgeblich beeinträchtigen oder gar infolge einer Torsionsabweichung zu Beschwerden im ipsilateralen Kniegelenk führen können. Derlei Torsionsabweichungen am Oberschenkelschaft werden besonders oft nach intramedullärer Stabilisierung bei langstreckigen Trümmerfrakturen beobachtet und sind ab einem gewissen Ausmaß von pathophysiologischer Konsequenz, wohingegen Abweichungen im Varus- oder Valgussinne weniger gravierend sind.

Suprakondyläre Achsenfehler verringern die Belastbarkeit des Kniegelenkes in ähnlicher Weise wie im X- oder O-Sinne ausgeheilte Tibiakopffrakturen. Solche Folgezustände sind häufig mit chronischen Instabilitäten des Kniegelenkes vergesellschaftet, wodurch Funktion und Gangbild beeinträchtigt und die Entstehung von arthrotischen Veränderungen begünstigt werden.

Es ist nicht geklärt, weshalb Achsenfehler bei unterschiedlichen Individuen keine vergleich- oder vorausberechenbaren pathophysiologischen Konsequenzen haben. Man ist daher bei der Einschätzung der Bedeutung einer solchen Fehlstellung im Hinblick auf die Beeinträchtigung des Patienten bzw. spätere Abnützungserscheinungen auf empirische Erkenntnisse angewiesen. Bei Längendiskrepanzen hängen mögliche negative Aufwirkungen auf die Wirbelsäule überwiegend davon ab, wie konsequent ein orthopädischer Schuhsohlenausgleich getragen wird.

Da der Einfluss einer Achsenfehlstellung auf die angrenzenden Gelenke nicht exakt prognostiziert werden kann, ist besonders im Bereich der unteren Extremität ab einem gewissen Grenzwert ein korrigierender Eingriff zu empfehlen, sofern keine schwerwiegenden Hinderungsgründe bestehen. Dies gilt vor allem für jüngere Individuen und speziell für diejenigen Fälle, bei welchen noch keine ausgeprägten arthrotischen Veränderungen zu verzeichnen sind.

## Indikation

Die Indikation zu einer Korrekturosteotomie am Femur ist vor allem von nachstehenden Faktoren abhängig:

1. dem Ausmaß der Fehlstellung bzw. Längendiskrepanz,
2. dem Schweregrad arthrotischer Veränderungen an angrenzenden Gelenken,
3. dem Alter des Patienten (wachsendes/ausgewachsenes Skelett),
4. dem Allgemeinzustand des Patienten (fragliche Kontraindikationen).

Besonders hilfreich sind heutzutage computertomografische Untersuchungen im Seitenvergleich, welche exakte Grad- und Zentimeterangaben ermöglichen. Das im Rahmen der klinischen, radiologischen und computertomografischen Untersuchung exakt festzustellende *Ausmaß der Fehlstellung* bestimmt dann auch die Anzeige zur Operation. Insbesondere dann, wenn die Kompensationsmechanismen nicht mehr ausreichen, wenn Belastungsbeschwerden und Einschränkungen der Gehfähigkeit zu beobachten sind und wenn bekanntermaßen eine hohe Inzidenz für degenerative Sekundärveränderungen besteht, ist die Korrekturosteotomie zu empfehlen. Man sollte keinesfalls abwarten, bis durch den Achsenfehler bedingte, irreversible Verschleißerscheinungen entstehen. Vielmehr sollte der korrigierende Eingriff als Präventivmaßnahme betrachtet werden. Beim Heranwachsenden kann dies bedeuten, dass mehrfache Korrekturen anfallen, um eine Irreversibilität der Kompensationsmechanismen zu vermeiden. Längenunterschiede bis zu 1,5 cm sind nur ausnahmsweise eine Anzeige für die Verlängerungsoperation, eine Diskrepanz über 2,5 cm muss in aller Regel zweizeitig ausgeglichen werden. Dies kann entweder durch Techniken der kontinuierlichen Verlängerung mit Kallotaxis oder durch ein zweizeitiges Operationsverfahren (1. Osteotomie mit anschließendem kontinuierlichem Längengewinn, 2. Osteosynthese mit Spongiosaplastik) erfolgen [8, 17].

Die fortgeschrittene *Arthrose* eines angrenzenden Gelenkes kann Kontraindikation für eine Operation sein, ist aber möglicherweise, z. B. am Kniegelenk, im Falle einseitiger Betroffenheit eher eine gute Anzeige zur Korrektur. Im Einzelfall muss unter Rücksichtnahme auf individuelle Gegebenheiten entschieden und eine gründliche „Kosten-Nutzen-Analyse" betrieben werden. In bestimmten Fällen sind die Versteifung oder die endoprothetische Ersatzoperation für das betroffene Gelenk eine Möglichkeit zum Ausgleich der Fehlstellung im Sinne der Korrekturosteotomie.

Das *Alter* des Patienten spielt für die Indikation zum korrigierenden Eingriff ebenfalls eine wichtige Rolle. Eine Operation am wachsenden Skelett ist möglichst zu vermeiden und die Korrektur, wenn dann noch erforderlich, besser auf den Zeitraum nach dem Wachstumsabschluss zu verschieben. Hier muss auch die Möglichkeit einer Spontankorrektur am wachsenden Skelett in Erwägung gezogen werden, welche allerdings Torsionsabweichungen nicht einbezieht. Im hohen Alter sind Operations- und

Narkosefähigkeit für die Indikation zu berücksichtigen und es ist zu überlegen, ob nicht ein anderes Verfahren zur Problembewältigung günstiger erscheint.

## Diagnostik

Nach Erheben der Anamnese bedarf es einer exakten klinischen Untersuchung der betroffenen Extremität, welche den Zustand der Weichteile, die muskuläre Ausstattung, die Gefäß- und Nervenversorgung sowie die Funktion der angrenzenden Gelenke mit einbezieht. Die Achsenverhältnisse an der unteren Extremität sind im Seitenvergleich und bezüglich Varus/Valgus, Ante-/Rekurvation sowie Außen-/Innentorsion zu überprüfen, anschließend ist die Beinlänge auszumessen. Die Untersuchung erfolgt im Stehen und im Liegen und schließt die Beurteilung des Gangbildes mit ein.

Konventionelle Röntgenaufnahmen wiederum unter Einschluss der Nachbargelenke, Ganzbeinaufnahmen im Stehen und spezielle Aufnahmen z.B. bei Hüftgelenken (u. a. nach Rippstein) werden grundsätzlich durch computertomographische Untersuchungen bezüglich Achsenfehler, Torsionsabweichung und Längendiskrepanz ergänzt [9, 11, 17].

Der *Algorithmus der Voruntersuchung* umfasst:

1. Anamnese,
2. klinische Untersuchung,
3. Standard-Röntgenaufnahmen,
4. Spezialröntgenaufnahmen (z. B. Ganzbeinaufnahmen im Stehen, spezielle Projektionen),
5. die Computertomografie im Seitenvergleich.

## Operationstechnik

Voraussetzung für den korrigierenden Eingriff am Femur ist eine gründliche präoperative Planung. Auf der Basis exakter Röntgenaufnahmen im Seitenvergleich, welche das genaue Ausmessen der Achsen erlauben, wird eine Planskizze angefertigt, in welche Achsenfehler und Korrekturwinkel eingezeichnet werden. Eine zweite Pauszeichnung bildet die vollzogene Korrektur einschließlich der Lage des Implantates ab. Diese Planzeichnungen sind unverzichtbar und dienen als Dokumentation für den vorgesehenen Eingriff, nicht zuletzt auch unter forensischen Aspekten [2, 9, 10].

Jede operative Korrektur muss den anatomischen Gegebenheiten ebenso wie den individuellen Bedingungen Rechnung tragen, wobei die kontralaterale Extremität als Vergleich herangezogen werden kann. Der Eingriff selbst ist entsprechend der Operationsplanung in exakt festgelegten Einzelschritten durchzuführen. Bei der Lagerung empfiehlt es sich, die kontralaterale Extremität mit abzudecken und so einen intraoperativen klinischen Vergleich zur Verfügung zu haben. Auf eine möglichst sparsame Exposition des Knochens, das exakte intraoperative Festlegen der Achsenverhältnisse bzw. des Korrekturwinkels, eine korrekte Anlage des Implantates nach schonend durchgeführter Osteotomie (bei Sägeosteotomien gründliche Kühlung!) und eine sichere interfragmentäre Kompression bei Einsatz z. B.einer Plattenosteosynthese ist unbedingt zu achten. Je schlechter die Knochenqualität, um so eher ist bei *additiven*

*Korrekturen (Open-wedge-Osteotomien)* eine autologe Knochenspanplastik dem allogenen Transplantat vorzuziehen. *Subtraktive Osteotomien (Closed-wedge-Osteotomien)* sind grundsätzlich sicherer bezüglich des knöchernen Durchbaus als additive.

Der Zeitpunkt einer Achsenkorrektur ist individuell zu wählen, abhängig von der Frage, ob die knöcherne Durchbauung einer Fraktur abgewartet werden sollte bzw. wo sie lokalisiert ist. *Frühkorrekturen* einer Fehlstellung im metaphysären Abschnitt sind günstig, wohingegen sich bei diaphysären Frakturen speziell mit höhergradigem Weichteilschaden ein Abwarten bis zur vollständigen Konsolidierung anbietet, um dann unter besseren Voraussetzungen die Korrektur vornehmen zu können.

Eine besondere Option auch bei ungünstigen lokalen Bedingungen eine Frühkorrektur vornehmen zu können bietet sich mit den Möglichkeiten des *Segmenttransportes* und der *Kallotaxis*, wo die *Kortikotomie* fernab des geschädigten Areals vorgenommen und vitaler Knochen über eine Defektstrecke, womöglich unter den Gegebenheiten einer Achsenkorrektur, bis zum Andocken transportiert wird [13, 16].

Die Korrektur von Torsionsabweichungen kann durch das temporäre Einbringen schon im Korrekturwinkel stehender Kirschnerdrähte markiert werden. Der Operationserfolg ist klinisch zu prüfen und radiologisch zu dokumentieren. Die Einzelheiten der Operationstechniken bei Verlängerungsosteotomie werden später beschrieben.

## Korrekturosteotomien am Oberschenkelschaft

Hierfür stehen heute eine ganze Reihe von Methoden zur Verfügung, welche auf Art und Ausmaß der Fehlstellung, deren Lokalisation, den Zustand des Knochens und der Weichteile und neben dem Alter des Patienten auf dessen individuelle Umstände wie Körpergröße, Ansprüche an den zeitlichen Ablauf wie auch an die spätere sportliche Belastbarkeit abgestimmt werden können.

*Korrektorosteotomien inter- und subtrochanter.* In Varus- und Außenrotationsfehlstellung verheilte Schenkelhals- bzw. per- und subtrochantere Femurfrakturen werden entweder im Trochanterbereich (sog. *intertrochantere Osteotomie*) oder unmittelbar unterhalb des Trochanter minor (*subtrochantere Osteotomie*) korrigiert. Bei *Schenkelhalspseudarthrose* wird eine Verbesserung der biomechanischen Bedingungen erreicht und dadurch das Ausheilen begünstigt. Schenkelhalsfrakturen vom Typ *Pauwels II und III bzw. Garden III und IV* können Anzeige zur *primären Umlagerungsosteotomie* sein. Bei dieser wird durch eine intertrochantere valgisierende Osteotomie aus einem steilen Bruchlinienverlauf der Schenkelhalsfraktur ein um die Keilhöhe flacherer Bruchwinkel eingestellt und dadurch die biomechanische Bedingung für das Einwirken nachteiliger Scherkräfte unter Belastung verringert. Dies wiederum verbessert nachhaltig die Heilungsvoraussetzungen und mindert die Gefahr einer Schenkelhalspseudarthrose (Abb. 1a,b).

Die Stabilisierung einer *intertrochanteren Osteotomie* z. B. bei eingetretener Schenkelhalspseudarthrose erfolgt mit den verschiedenen Möglichkeiten der Winkelplattenosteosynthese, vornehmlich mit Condylen- und Osteotomieplatten, in Einzelfällen kann auch eine DH-Schraubenosteosynthese angezeigt sein. Die präoperative Planung muss sämtliche Fehlstellungen berücksichtigen, der operative Eingriff ist anspruchs-

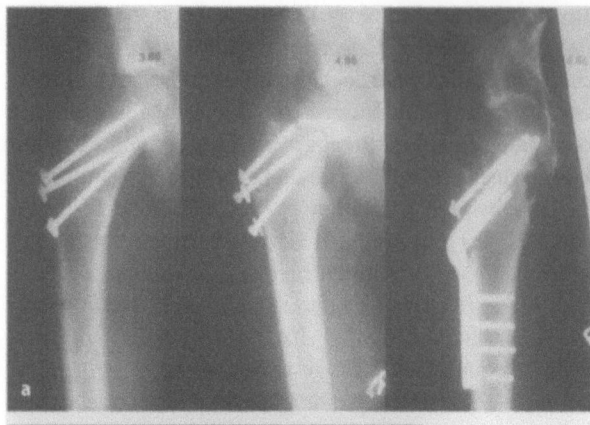
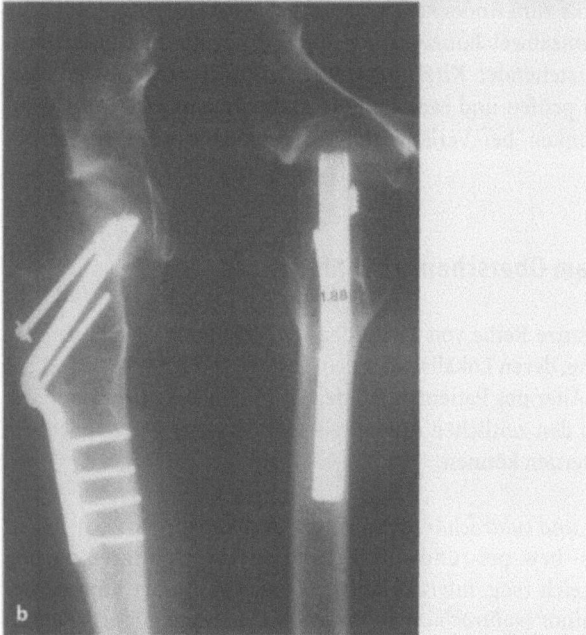

**Abb. 1a,b. a** Intertrochantere valgisierende Osteotomie bei Schenkelhalspseudarthrose nach Versagen einer Schraubenosteosynthese. **b** Ausheilungsbild mit knöchernem Durchbau von Pseudarthrose und Osteotomie

voll und daher dem Erfahrenen vorbehalten. Dies gilt insbesondere für mehrdimensionale Korrekturen [15]. Auf die exakte Einstellung der Torsion muss besonders geachtet werden. *Osteotomien im subtrochanteren Bereich* sind nicht selten bei Torsionsabweichungen im Gefolge einer intramedullären Osteosynthese erforderlich. In manchen Fällen kann ein einliegender Nagel zurückgezogen, die Osteotomie ausgeführt und der Nagel danach wieder eingeschlagen werden, wobei die Rotation entweder durch eine kleine Platte oder durch die statische Verriegelung des Nagels zu sichern ist ([5b, 9, 10], Abb. 2a–d).

*Korrekturosteotomien im diaphysären Bereich.* Die Maxime, der korrigierende Eingriff solle am Ort der Fehlstellung vorgenommen werden, bestimmt auch die Osteotomiehöhe am Femur. Ausgeprägtere Achsenabweichungen im mittleren Schaftdrittel

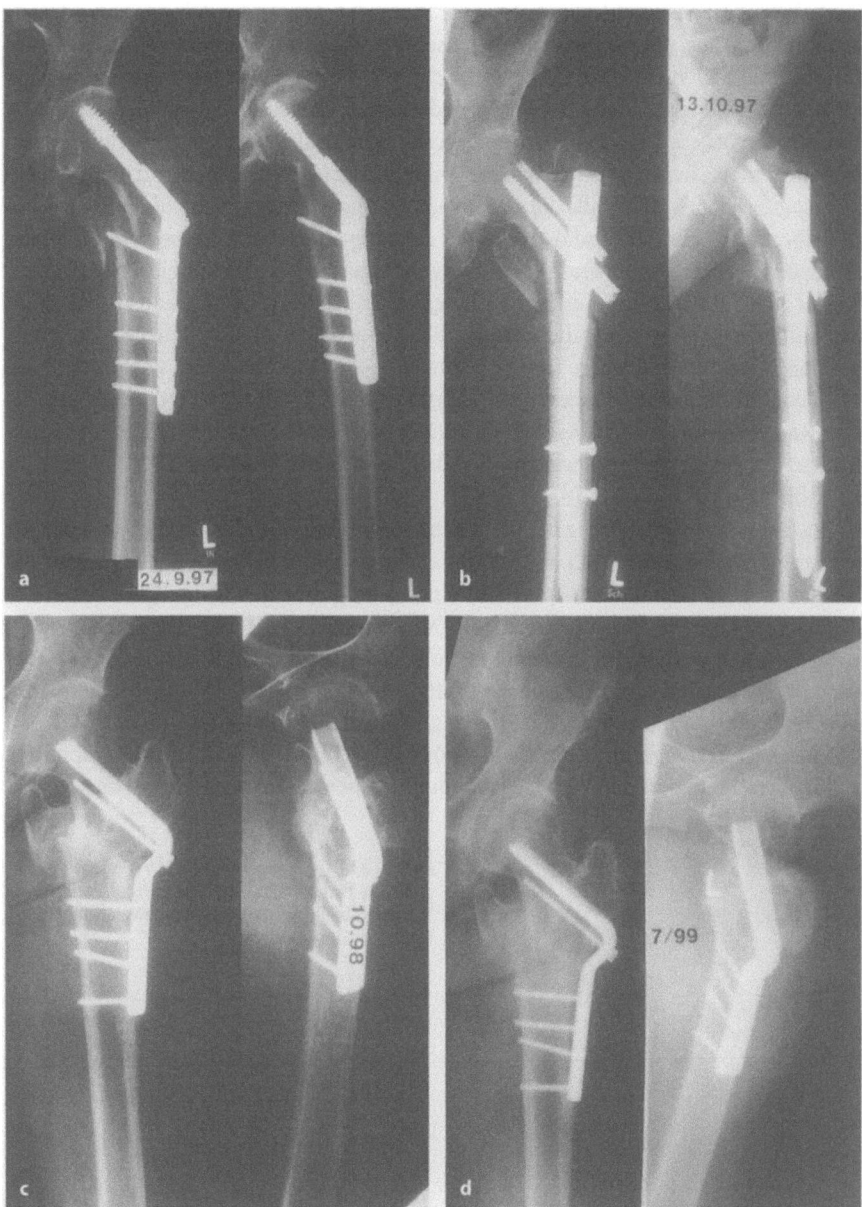

**Abb. 2a–d. a** 63-jährige Patientin mit am Urlaubsort versorgter inter- und subtrochanterer Femurfraktur; deutliche Beinverkürzung, Torsionsabweichung und Instabilität. **b** Reosteosynthese mit PFN als Frühkorrektur. Knöcherne Ausheilung nach 4 Monaten in mäßiger Varusstellung und Beinverkürzung 2,5 cm. **c** Intertrochantere valgisierende Osteotomie mit Medialisierung des Schaftes; dadurch Beinverlängerung um 1,5 cm. **d** Ausheilungszustand mit restlicher Beinverkürzung 1 cm und endgradiger konzentrischer Bewegungseinschränkung im Hüftgelenk bei voller Belastbarkeit

als *Valgus- oder Varusfehlstellung* bzw. im Sinne der *Ante- oder Rekurvation* oder als Kombination aus unterschiedlichen Achsenfehlern können, sofern Weichteil- oder Knochenqualität nicht davon Abstand nehmen lassen, unmittelbar vor Ort ausgeglichen und mit einer Platte unter den Bedingungen einer absolut stabilen Kompressionsosteosynthese versorgt werden. Reine *Torsionsabweichungen* korrigiert man besser im metaphysären Anteil, wo die Heilungsvorgänge günstiger sind. Bei *Längendiskrepanzen* kann gleichfalls die günstigere Fraktur-/Osteotomieheilung dieser Knochenabschnitte genutzt werden, sei es bei *einzeitigen additiven queren oder treppenförmigen Korrekturen* unter Verwendung autogener kortikospongiöser Knochenblöcke oder für die kontinuierliche Verlängerung nach *Kortikotomie* und anschließender *Kallusdistraktion*. Als stabilisierende Elemente bieten sich die unterschiedlichen, auf dem Markt befindlichen *Transportfixateure* oder ein mit einem entsprechenden Transportmechanismus ausgestatteter *Marknagel* an. Letzterer bietet gerade am Femur wegen des ungleich höheren Tragekomforts evidente Vorteile, während der Ringfixateur am Femur im Vergleich zur Tibia deutliche Nachteile aufweist ([1, 2, 3, 5a, 6, 13, 15], Abb. 3a–c).

Bestehen eine Fehlstellung bei nicht ausgeheilter Fraktur (*Pseudarthrose*) oder gar ein *ossärer Defekt,* kann nach Nekrektomie/Sequestrektomie sowie der Korrektur der Fehlstellung ein Segmenttransport von einer oder gar beiden Seiten (*proximale und distale Kortikotomie,* bei langstreckigen Defekten zur Abkürzung der Transportzeit) vorgenommen werden. Im Einzelfall ist zu entscheiden, ob an der Andockstelle oder auch im Bereich der Kallusneogenese zusätzliche stabilisierende Maßnahmen oder in seltenen Fällen autogene Knochenübertragungen erforderlich sind.

*Einzeitige Verlängerungsosteotomien* können bis maximal 2,5–3 cm vorgenommen werden, wobei neben der Weichteilspannung insbesondere die Gefahr von Nerven-

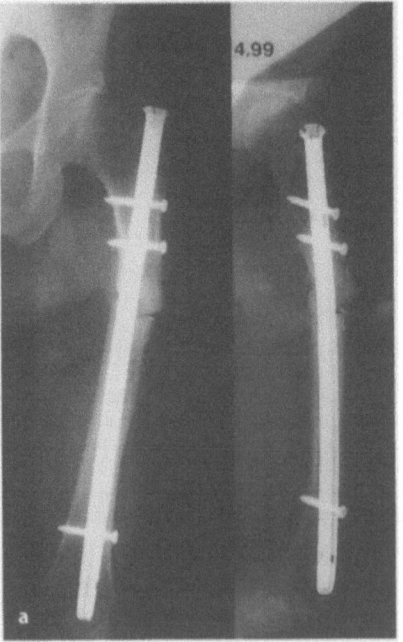

**Abb. 3. a** Mit Verriegelungsnagel versorgte subtrochantere Femurfraktur bei 56-jähriger Patientin. Varusfehlstellung und Torsionsabweichung nach innen bei Pseudarthrose

# Operative Korrekturmöglichkeiten am Oberschenkel

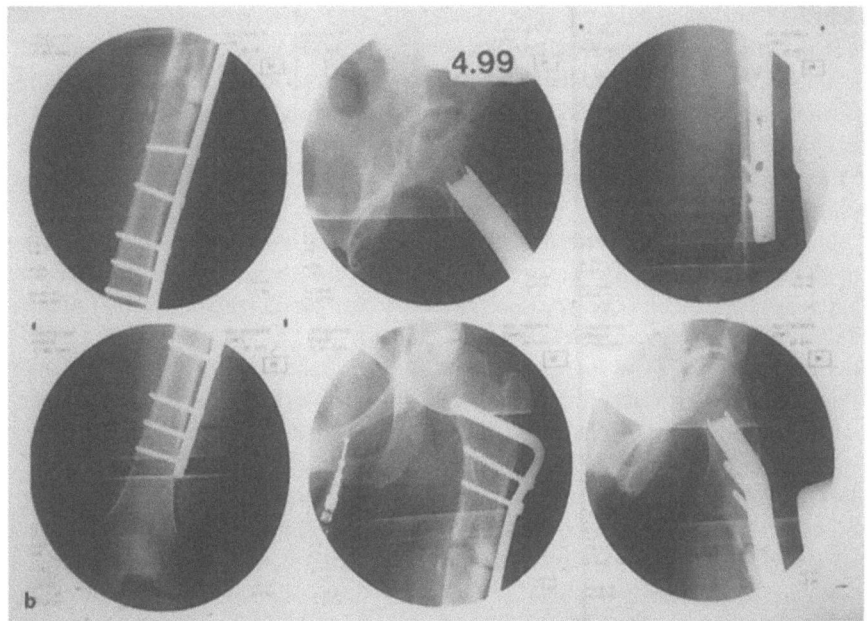

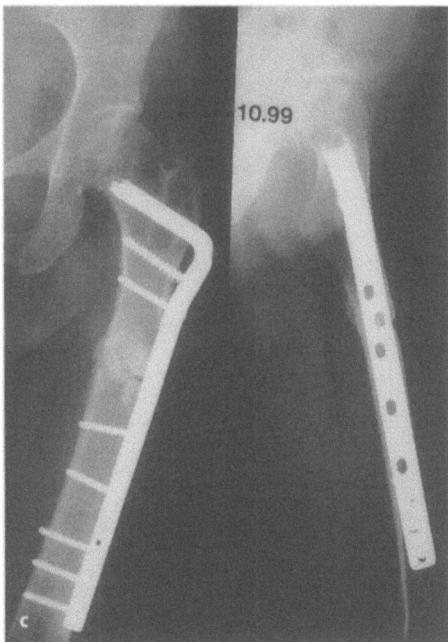

**Abb. 3b, c. b** ME Marknagel, valgisierende und derotierende Osteotomie im Bereich der Pseudarthrose, Stabilisierung mit 95-Grad-Kondylenplatte und interfragmentärer Kompression. **c** Knöcherne Ausheilung nach 6 Monaten mit voller Belastbarkeit

und Gefäßschäden limitierend wirksam ist. Die *treppenförmige proximale oder distale Femurosteotomie* eignet sich ganz speziell für solche einzeitigen Verlängerungen von 2–2,5 cm, wobei die Osteotomieschnitte exakt vorzuzeichnen, durch Bohrlöcher vor ungewollten Frakturen zu sichern sind und darauf zu achten ist, dass die „Treppe" nicht zu kurz geplant wird, um nach der Verlängerung im mittleren Anteil noch ausreichend Knochenkontakt zu gewährleisten. Je ein kortikospongiöser Block vom Beckenkamm wird in den proximal-lateralen bzw. distal-medialen Defekt eingebracht, das Ganze mittels einer Kondylenplatte gesichert. Es empfiehlt sich, Letztere nach Anzeichnen der Sägeschnitte und Legen der Bohrlöcher bereits anzubringen, um nach der Osteotomie unter Anwendung von Haltezangen und eines Distraktors den Längenausgleich zu erzielen. Im mittleren Osteotomiebereich werden Zugschrauben verwendet [15, 18].

Einzeitig werden selbstverständlich auch *Verkürzungsosteotomien der kontralateralen Extremität* vorgenommen, welche speziell bei groß gewachsenen Individuen mit Beinlängendifferenzen oder bei Kontraindikationen zur Korrektur am betroffenen Bein zur Anwendung kommen (Abb. 4a–d, 5a–d, 6a–d).

*Korrekturosteotomien im suprakondylären Bereich.* Immer wieder beobachtet man Fehlstellungen nach distalen Femurfrakturen bzw. fehlverheilten Frakturen des per- und suprakondylären Femuranteils, so dass dort Korrektureingriffe keine Seltenheit sind. Die Osteotomiehöhe richtet sich nach der Frakturlokalisation, der Eingriff wird eher subtraktiv vorgenommen, die Stabilisierung erfolgt mittels Kondylen- oder Rechtwinkelplatte. Gelegentlich erfolgt der Eingriff zweizeitig, wenn auf der Gegenseite des Femur zuvor eine Metallentfernung vorzunehmen ist (Vaskularität des Knochens!). In Ausnahmefällen gelingt die Korrektur von der Konkavseite der Fehlstellung im Rahmen der Metallentfernung. Beim Einschlagen des Plattensitzinstrumentes für

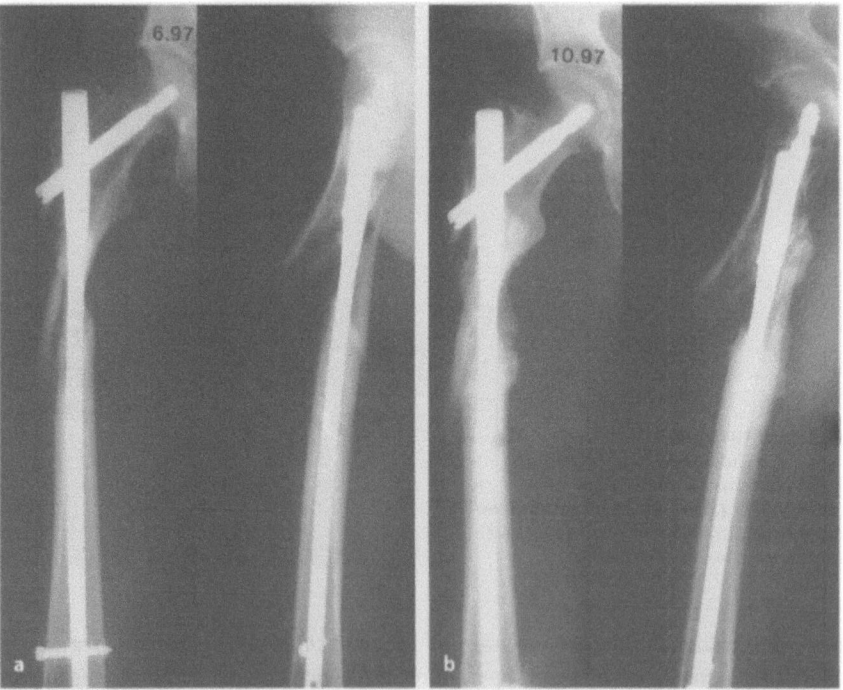

**Abb. 4a, b. a** 28-jähriger Patient, Polytrauma bei Verkehrsunfall im Ausland. Dort u. a. Versorgung einer proximalen Femurfraktur mit Gamma-Nagel. **b** Nach 4 Monaten beginnender knöcherner Durchbau bei voller Belastbarkeit

**Abb. 4c, d. c** 11 Monate p.tr. Implantatbruch bei Pseudarthrose und Varusfehlstellung. **d** Zustand 3 Monate nach Metallentfernung Gamma-Nagel, Achsenkorrektur und Neustabilisierung mit 95-Grad-Kondylenplatte unter Verwendung autologer Spongiosa; knöcherner Durchbau bei voller Belastbarkeit, freie Funktion

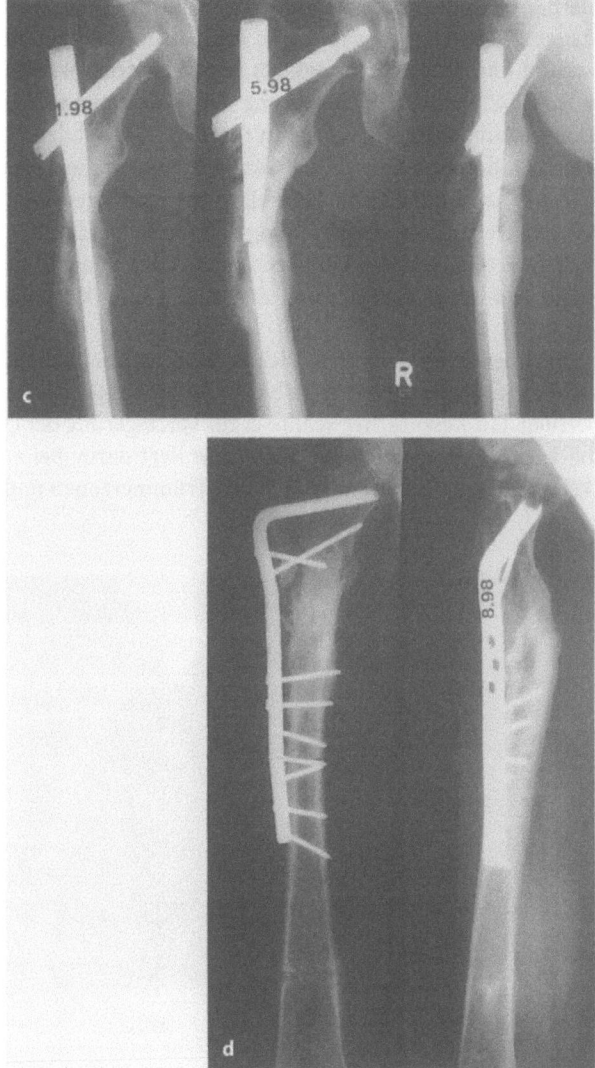

eine Winkelplatte muss der Korrekturwinkel eingeplant werden, d. h. die Klinge verläuft parallel zur Ebene des Kniegelenks. Ist die Fehlstellung mit einer Beinlängendifferenz vergesellschaftet, kann eine treppenförmige einzeitige oder eine kontinuierliche Verlängerung unter Einbeziehung der Achsenkorrektur angezeigt sein [14, 18].

## Diskussion

Zusammenfassend ist nochmals darauf hinzuweisen, dass Korrekturosteotomien im Bereich der Extremitäten bei Achsenabweichungen und Längendiskrepanzen zu einem zahlenmäßig wichtigen Anteil in der Operationsfrequenz der Unfall- und Wiederherstellungschirurgie zählen. Dabei kann unter den heute gegebenen Möglichkeiten das jeweilige Verfahren auf die individuellen Bedingungen des Patienten abgestimmt und so das bestmögliche Ergebnis erzielt werden. Nach umfassender Diagnostik und sorgfältiger Abwägung der Indikationsstellung muss eine exakte Operationsplanung erfolgen, welche in der Regel auf validen Messungen der Winkel- und Längendifferenzen mittels der Computertomografie basiert. Der Eingriff selbst ist in genauer Anlehnung an die Planskizze durchzuführen, die stabile Osteosynthese ist für die Begleit- und Nachbehandlung sicherzustellen. Letztere gestaltet sich in Abhängigkeit vom ausgewählten Verfahren mehr oder weniger aufwendig, sollte aber in der Regel zumindest Teilbelastung und eine frühfunktionelle Übungstherapie gestatten [4, 5].

Auf diese Weise kann eine Vielzahl ungünstiger Ausheilungszustände am Femur erheblich verbessert, in einer Reihe von Fällen sogar eine Restitutio ad integrum erzielt werden. Ein wesentlicher Schlüssel zur Verringerung der Operationsfrequenz im Hinblick auf Korrektureingriffe am Femur liegt darin, bei entsprechender Schwere der Verletzung, speziell bei ausgedehnten Trümmerzonen und bei intramedullärer Stabi-

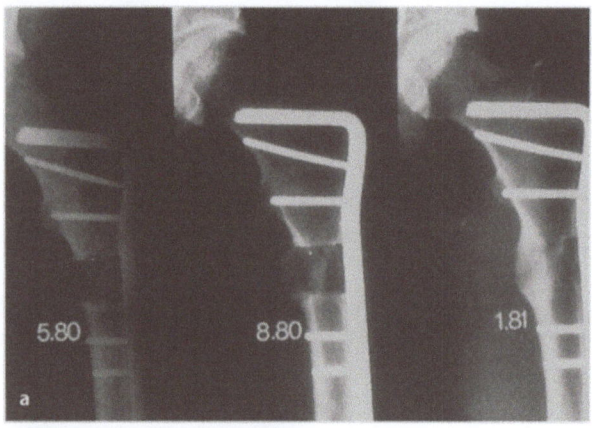

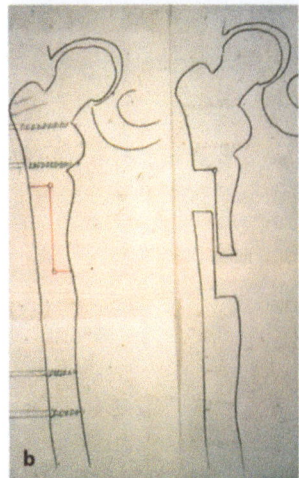

**Abb. 5a, b.** Verschiedene Möglichkeiten der Verlängerungsosteotomie am Femur. **a** Einzeitige subtrochantere derotierende verlängernde Femurosteotomie (+2,5 cm) mit autologem kortikospongiösem Knochenblock und Stabilisierung mit Kondylenplatte, **b** zweizeitige treppenförmige subtrochantere Verlängerungsosteotomie +4 cm mit temporärer Stabilisierung durch Wagner-Apparat und kontinuierlicher Verlängerung. Im Zweiteingriff Stabilisierung mit Kondylenplatte und Einbringen autologer kortikospongiöser Knochenblöcke

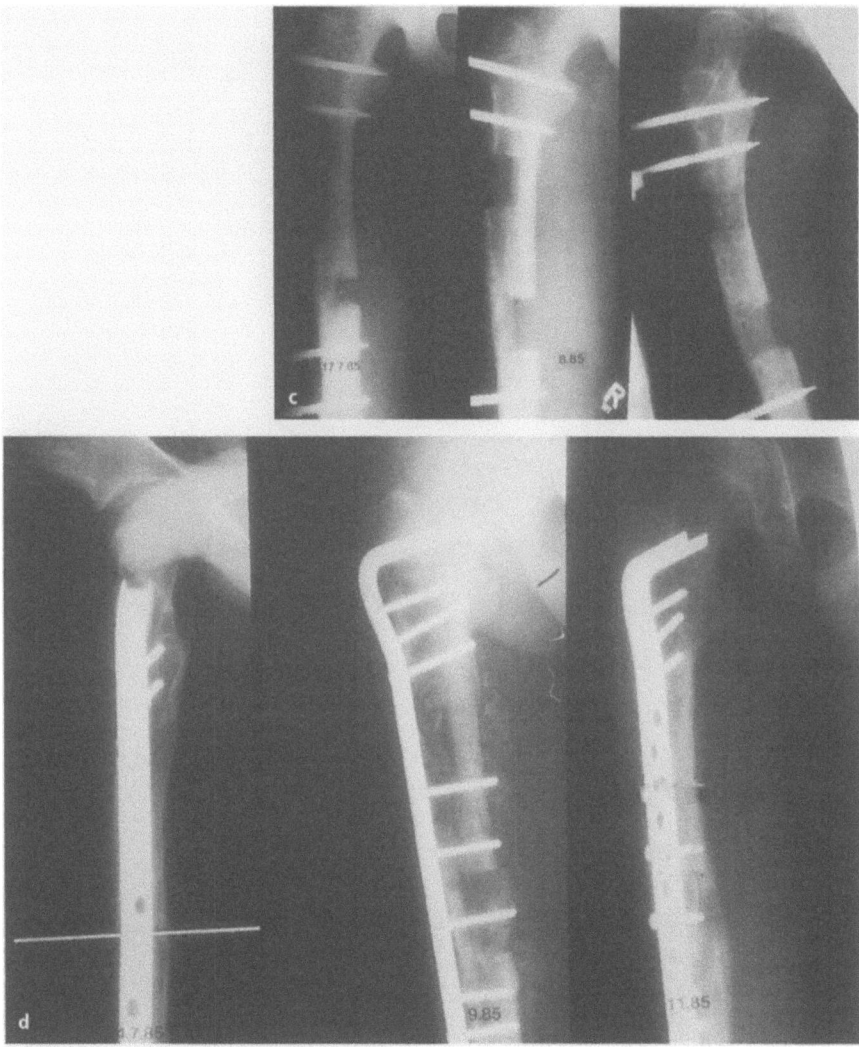

**Abb. 5c, d.** Verschiedene Möglichkeiten der Verlängerungsosteotomie am Femur

lisierung ganz besonders auf Längendifferenzen und Torsionsabweichungen zu achten. Bei verzögerter oder ausbleibender knöcherner Heilung können korrigierende Eingriffe bereits in einer frühen Phase eingeplant werden. Spezielle Bedingungen herrschen am wachsenden Skelett, wo nach Möglichkeit bis zum Wachstumsabschluss gewartet und dann entschieden werden sollte, welche Art von Korrektur sinnvoll bzw. notwendig ist.

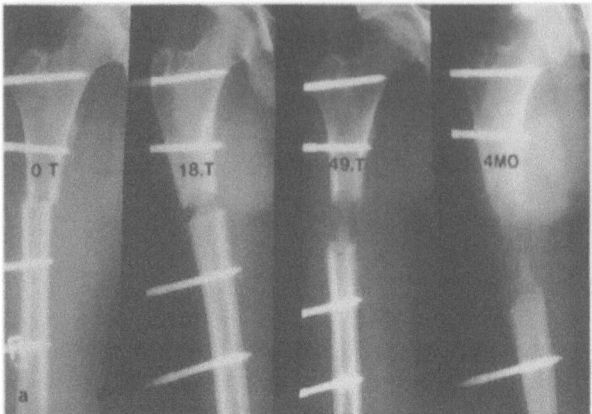
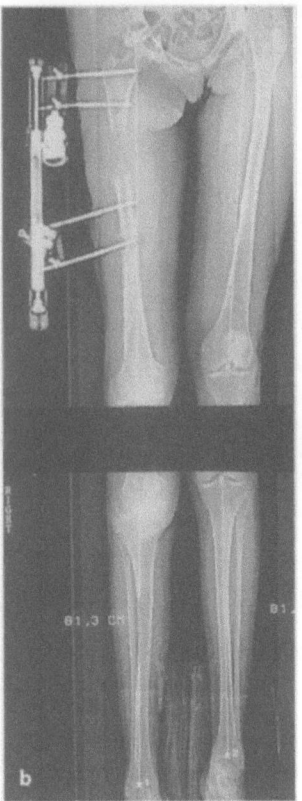

**Abb. 6a, b.** Kontinuierliche Verlängerung subtrochanter +8 cm durch Kallotaxis und Verwendung eines Transportfixateurs nach subtrochanterer Kortikotomie. Kontrolle der erreichten Verlängerung mit CT. Röntgenkontrolle nach Verfahrenswechsel zur eingeschobenen Platte mit zunehmender knöcherner Ausheilung bei freier Funktion der angrenzenden Gelenke

## Zusammenfassung

Posttraumatische Achsenfehler und Längendiskrepanzen sind eine nicht seltene Konsequenz schwerer knöcherner Verletzungen, sowohl bei Frakturen im Wachstumsalter als auch bei Erwachsenen, können aber auch Folge unzureichender Osteosynthesen sein. Korrekturosteotomien spielen für die Unfall- und Wiederherstellungschirurgie

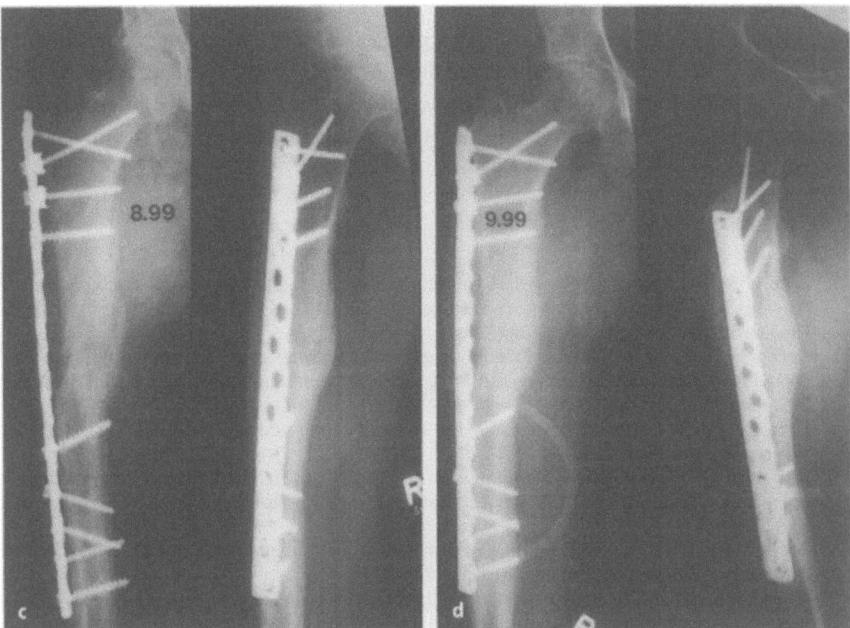

**Abb. 6c, d.** Röntgenkontrolle nach Verfahrenswechsel zur eingeschobenen Platte mit zunehmender knöcherner Ausheilung bei freier Funktion der angrenzenden Gelenke

eine bedeutsame Rolle. Die Indikation für einen korrigierenden Eingriff muss individuell und sorgfältig abgewogen werden, diverse Faktoren wie Lokalisation und Ausmaß der Fehlstellung bzw. Längendifferenz, deren Auswirkungen auf die angrenzenden Gelenke, das Gangbild und mitunter sogar kosmetische Aspekte sind ins Kalkül zu ziehen.

Voraussetzung für jegliche Art von Korrekturosteotomie am Femur ist eine umfassende klinische, radiologische und computertomografische Voruntersuchung. Gleiches gilt für die präoperative Planskizze, in welcher der/die Achsenfehler und Korrekturwinkel ausgemessen, die Lokalisation der Osteotomie festgehalten und schließlich die Lage des zu verwendenden Implantates einzuzeichnen ist.

Korrekturosteotomien bei Achsenfehlern und Längendiskrepanzen sind vornehmlich an der unteren Extremität angezeigt, weil ihre Unterlassung negative Auswirkungen auf Belastbarkeit und Gangbild haben bzw. durch kompensatorische Mechanismen zu dauerhaften Gelenkschäden führen kann. Die Operation selbst muss nach Maßgabe der Planzeichnung exakt durchgeführt werden, wobei die gängigen Regeln für eine Osteosynthese zu berücksichtigen sind. Grundsätzlich sind additive von subtraktiven Osteotomien zu unterscheiden, letztere sind meist einfacher und bezüglich der knöchernen Heilung weniger problematisch. Aus identischen Gründen sollte die Korrektur im metaphysären Bereich vorgenommen werden. Ansonsten gilt der Grundsatz, dass der korrigierende Eingriff am Ort der größten Fehlstellung durchzuführen ist.

Eine Verlängerungsosteotomie ist in solchen Fällen angezeigt, wo die Differenz der Beinlänge 1–2 cm übersteigt, sie kann entweder 1- oder 2-zeitig erfolgen, abhängig vom Ausmaß der Längendifferenz. Auch diese Art der Osteotomie wird wenn möglich im metaphysären Anteil vorgenommen, wenn besondere Umstände einen Segmenttransport und die Kortikotomie mit Kallotaxis angezeigt sein lassen.

## Literatur

1. Baur W (1985) Results after surgical correction of posttraumatic leg length discrepancies. In: Hierholzer G, Müller KH (eds) Corrective osteotomies of the lower extremity. Springer, Berlin Heidelberg New York, Tokio, pp 183–189
2. Gotzen L, Tscherne H, Illgner A (1985) Corrective osteotomies of the femoral shaft. In: Hierholzer G, Müller KH (eds) Corrective osteotomies of the lower extremity. Springer, Berlin Heidelberg New York, Tokio, pp 117–125
3. Herzog R, Hefti F (1992) Problematik und Komplikationen der Beinverlängerungen mit dem Wagner-Apparat. Orthopäde 21: 221–229
4. Hörster G (1985) Corrective osteotomies of the tibial shaft. In: Hierholzer G, Müller KH (eds) Corrective osteotomies of the lower extremity. Springer, Berlin Heidelberg New York, Tokio, pp 127–139
5a. Kreusch-Brinker R, Schwetlick G (1993) Korrekturosteotomien an Femur- und Tibiaschaft mit dem Verriegelungsnagel. Unfallchirurg 229: 216–225
5b. Marti RK, Schüller HM, Raaymakers ELFB (1989) Intertrochanteric osteotomy for non-union of the femoral neck. J Bone Joint Surg (Br) 71-B: 782–787
6. Mockwitz J, Küper R (1983) Posttraumatische Korrekturen: Korrektur von Längendifferenzen, Achsen- und Rotationsfehlstellungen mit dem Verriegelungsnagel. Unfallheilk 161: 79–86
8. Morscher E (1985) Pathophysiology of Posttraumatic Deformities of the Lower Extremity. In: Hierholzer G, Müller KH (eds) Corrective osteotomies of the lower extremity. Springer, Berlin Heidelberg New York, Tokio, pp 3–8
9. Müller ME (1985) Indications, Localisation and Preoperative Planning of Proximal Femoral Osteotomies In Posttraumatic States. In: Hierholzer G, Müller KH (eds) Corrective osteotomies of the lower extremity. Springer, Berlin Heidelberg New York, Tokio, pp 65–72
10. Muhr G (1985) Osteotomies of the Proximal Femur: Forms and Techniques. In: Hierholzer G, Müller KH (eds) Corrective osteotomies of the lower extremity. Springer, Berlin Heidelberg New York Tokio, pp 73–81
11. Oest O (1984) Spezielle Diagnostik, Planung und Wahl der Korrekturlokalisation. In: Hierholzer G, Müller KH (Hrsg) Korrekturosteotomien nach Traumen an der unteren Extremität. Springer, Berlin Heidelberg New York, Tokio, pp 33–42
12. Perren SM (1985) Mechanical and Technical Principles of the Internal Fixation of Corrective Osteotomies. Corrective osteotomies of the lower extremity. Springer, Berlin Heidelberg New York, Tokio, pp 39–43
13. Schlenska R, Gotzen L, Schmitz-Moormann P (1988) Korrektur posttraumatischer Beinverkürzungen mit dem Monofixateur. Orthop Praxis 8: (24) 530–532
14. Strecker W, Becker U, Hehl G, Keppler P, Kinzl L (1997) Einzeitige Korrekturosteotomien nach kniegelenknahen Frakturen. In: Strecker W, Keppler P, Kinzl L (Hrsg) Posttraumatische Beindeformitäten. Springer, Berlin Heidelberg New York Tokio, pp 199–214
15. Strecker W, Becker U, Hehl G, Hoellen I, Kinzl L (1997) Die einzeitige treppenförmige Verlängerungsosteotomie des Femurs. In: Strecker W, Keppler P, Kinzl L. (Hrsg) Posttraumatische Beindeformitäten. Springer, Berlin Heidelberg New York Tokio, pp 239–250
16. Suger G (1997) Korrektur komplexer Fehlstellungen mit dem Ring-Fixateur. In: Strecker W, Keppler P, Kinzl L. (Hrsg) Posttraumatische Beindeformitäten. Springer, Berlin Heidelberg New York Tokio, pp 294–303
17. Weise K (1994) Posttraumatische Achsenfehlstellung und Längendiskrepanzen (Korrekturmöglichkeiten). BGU-Med 85: 39–61
18. Wich M, Veltin J, Hoellen R, Letsch R (1999) Mehrdimensionale Korrekturosteotomie des distalen Femur unter Verwendung des retrograden Femurnagels. Unfallchirurg 102: 652–655

# Operative Korrekturmöglichkeiten am Unterschenkel

S. Fuchs, D. Wolter, M. Faschingbauer und K. Seide

## Einleitung

Die posttraumatische Fehlstellung des Unterschenkels ist trotz moderner Osteosyntheseverfahren weiterhin ein Problem.

Die Einschätzung von Fehlstellungen am Unterschenkel unterliegt einem hohen Maß an Variabilität und individuellen Normvarianten.

Untersuchungen ermittelter Absolutwerte der physiologischen Torsionen von Ober- und Unterschenkel der Normalbevölkerung von Strecker [25] konnten aufzeigen, dass sich intraindividuelle Unterschiede (links/rechts) von ca. 15° ergeben. Auch für das Längenverhältnis im Rechts-/Linksvergleich ergab sich eine Toleranz von 1 cm am Unterschenkel. Des Weiteren fand sich eine tendenzielle Gegenkompensation der Unterschenkeltorsion zur ermittelten Oberschenkeltorsion ohne sichere statistische Korrelation.

Daher ist es notwendig, vor geplanter Korrektur eine Analyse der Beingeometrie und -Achse durchzuführen, einschließlich der Mitbeurteilung der Oberschenkel- sowie der gesamten Beinachse [4, 16, 17].

Klinisch wird ein ausreichender Rotationsumfang mit 0-Durchgang entsprechend der Neutral-0-Methode nach beiden Richtungen gefordert [23, 24].

Die Indikation zur korrigierenden Osteotomie am Unterschenkel sollte nicht nur nach mechanischen Gesichtspunkten der Knochenachse abgeleitet werden, sondern vielmehr die gesamte biologische Einheit des Unterschenkels berücksichtigen [8]. Eine traumatische Fehlstellung am Unterschenkel verändert nicht nur die anatomische Form, sie hat auch entscheidenden Einfluss auf die funktionelle Situation, einschließlich der Sehnen, Muskeln und Nervenstrukturen.

Eine beginnende Arthrose von Knie und OSG muss ebenfalls berücksichtigt werden [9]. Insbesondere beim jungen Patienten kann eine Gelenkfehlstellung über lange Zeit kompensiert werden, so dass zunächst nur geringe Beschwerden vorliegen. Beim älteren Patienten mit bereits deutlicher arthrotischer Deformierung des Gelenkes kann dies eine Kontraindikation zur gelenkerhaltenen Osteotomie darstellen. Vielmehr kann hier eine endoprothetische Versorgung oder eine Arthrodese (OSG) sinnvoll sein [18].

Des Weiteren müssen der Gesundheitszustand, Lebensalter und Risikofaktoren in die Entscheidung einer Korrekturosteotomie einfließen. Eine von der Fehlstellung unabhängige Begleiterkrankung wie Diabetes mellitus oder eine Osteoporose oder aber ein vorbestehender Gefäß- und/oder Nervenschaden wird die Indikation zur Korrektur relativieren. Eine entsprechende Compliance des Patienten muss vorliegen, um einer aufwendigen und zeitintensiven Korrektur mit postoperativ erheblichem Rehabilitationsaufwand gerecht zu werden.

Trotzdem darf nicht außer Acht gelassen werden, dass eine nicht korrigierte Fehlstellung beim jungen Menschen zu Funktionseinbußen mit resultierender hoher Rentenzahlung führen kann.

Die Analyse der fehlgeschlagenen Osteosynthese kann einen wichtigen Hinweis zur Festlegung der Korrektur darstellen, um frühere Fehler zu vermeiden.

Der Ort der Fehlstellung im Bereich der Tibia bestimmt im Wesentlichen die Wahl der Korrekturosteosynthese, ebenso die Form der zu wählenden Korrekturosteotomie.

Wir unterscheiden zwischen:

1. kniegelenknahen Korrekturen,
2. Korrekturen im Schaftbereich,
3. supramalleolären Korrekturen.

## Kniegelenknahe Korrekturen

Im Bereich des Kniegelenkes können posttraumatisch Fehlstellungen in der Frontalebene (Varus/Valgus), Sagittalebene (Antekurvation, Rekurvation), Rotation (Torsion), in der Translation und in der Länge vorliegen. Grundsätzlich können die Fehlstellungen ein -bis mehrdimensional auftreten und in der Regel einzeitig korrigiert werden [13].

Fehlstellungen der Frontalebene im Sinne einer Varus-/Valgusfehlstellung sind die häufigsten Indikationen zur Korrektur am Unterschenkel [2]. Zu unterscheiden ist eine additive von einer subtraktiven Form der Korrektur im Sinne eines Open-, bzw. Closed-Wedge. Entsprechend dem Korrekturwinkel wird die Größe des Knochenspans bestimmt. Die Osteotomiehöhe (intra-/extraligamentär) hat Einfluss auf die Bandstabilität des Kniegelenks [18, 22].

Bei guten Weichteilen kommt zur Osteosynthese überwiegend eine Platte (Tibiakopfabstützplatte) zur Anwendung (Abb. 1a–d).

Über eine entsprechende Osteotomie können gleichzeitig Fehlstellungen der Sagittalebene, der Translation bzw. Torsion vorgenommen werden.

Bei schlechter Weichteildeckung kann der Ilisarow-Ringfixateur externe zum Einsatz kommen [6, 21], insbesondere dann, wenn gleichzeitig eine Längenkorrektur angestrebt wird. Komplexe Fehlstellungen, die einseitig nicht zu korrigieren sind, können durch den Ringfixateur sukzessive korrigiert werden [19].

Eindimensionale Fehlstellungen können durch eine so genannte Pendelosteotomie im Sinne einer Domosteotomie (infratuberositär) korrigiert werden [13]. Auch hier finden überwiegend Plattensysteme zur Stabilisierung Anwendung.

## Korrekturen am Tibiaschaft

Eine häufige Fehlstellung im Tibiaschaftbereich stellt die Torsionsfehlstellung nach primär geschlossener Marknagelosteosynthese dar [14]. Hier sind überwiegend Außenrotationsfehlstellungen zu beobachten [23].

Eine Korrektur erfolgt beispielsweise über den einliegenden Marknagel mit erneuter Verriegelung [1, 5, 15]. Gegebenenfalls kann in gleicher OP-Sitzung eine Verlängerung mit einer Knochentransplantion erreicht werden ([7]; s. auch Abb. 2). Eine Kor-

# Operative Korrekturmöglichkeiten am Unterschenkel

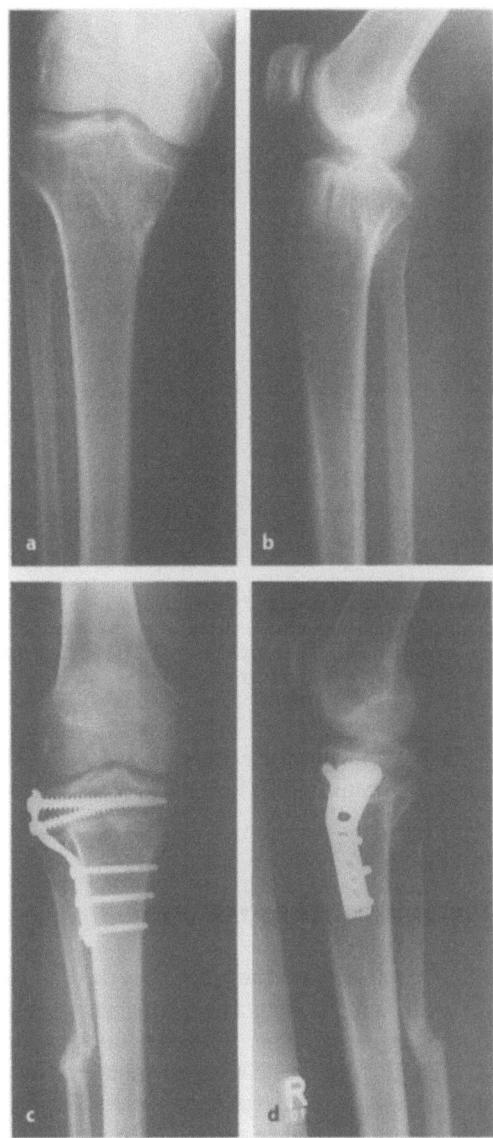

**Abb. 1a–d. a, b** 42-jähriger Patient mit 16°-Varusfehlstellung rechtes Kniegelenk nach Tibiakopffraktur, **c, d** intraligamentäre Umstellung i.S. eines „closed wedge" mit lateraler Tibiaabstützplatte

rektur über einen einliegenden unaufgebohrten Tibianagel erscheint aufgrund des Designs nicht sinnvoll, da hohe Rückstellkräfte nach Derotation vom Implantat häufig nicht ausreichend aufgefangen werden können.

Fehlstellungen im Schaftbereich nach Plattenosteosynthese weisen eher eine Valgus/Varuskomponente auf [23]. Des Weiteren finden sich vermehrte Innenrotationsfehlstellungen [23]. Alternativ zum Marknagel kann hier ein winkelstabiles Plattensystem (Fixateur interne, TiFix) zur Anwendung kommen [12, 31]. Über kleine Hautinzisionen kann das Implantat minimal invasiv eingeschoben werden und über eine dritte Inzision die Osteotomie erfolgen. Darüber hinaus kann das Einlegen einer PMMA-Kette und eine Knochentransplantation sinnvoll sein [12, 31].

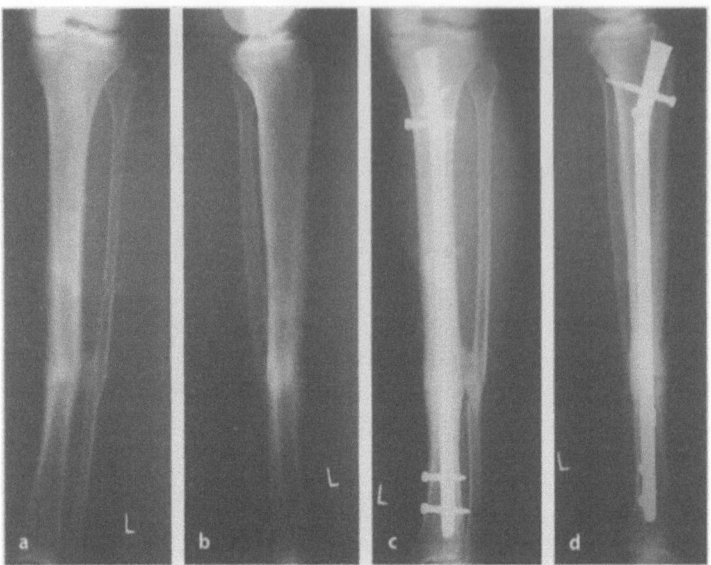

**Abb. 2a–d. a, b** 28-jähriger Patient, geschlossene US-Fraktur mit proximalem Weichteildefekt und primärer Fixateur-externe-Behandlung – resultierende Innenrotationsfehlstellung von 25° und Varusstellung von 8°, **c, d** Korrekturosteotomie mit autologer Spongiosaplastik und Stabilisierung mit aufgebohrtem Tibiamarknagel

Eine minimalinvasive Operationstechnik trägt der schlechten Weichteilsituation am Unterschenkelschaft Rechnung und vermeidet eine zusätzliche Störung der Vaskularisation [2, 30].

## Supramalleoläre Korrekturen

Posttraumatische Fehlstellungen des distalen Unterschenkels, des Pilon tibiale sowie des OSG führen häufig zu posttraumatischen Arthrosen des OSG. Supramalleoläre Umstellungsosteotomien können Arthrodesen des OSG reduzieren [11, 26, 28, 29].

Die Höhe der Umstellungsosteotomie ist abhängig von der Lokalisation der Fehlstellung und der Forderung, dass in der distalen Tibia ausreichend Platz für dort einzubringende Schrauben verbleiben muss [29].

Die Osteotomieformen entsprechen denen am proximalen Unterschenkel. Im Bereich des distalen Unterschenkels kommen überwiegend die Closed-Wedge-Techniken mit Korrektur einer Varus/Valgus- bzw. Ante/Rekurvationsfehlstellung zur Anwendung. Beim jüngeren Patienten kann auch eine Open-Wedge-Technik mit resultierender Beinverlängerung in Frage kommen [10, 27, 28, 29].

Häufig finden sich aufgrund der Voroperationen schlechte Hautweichteilverhältnisse im Bereich der geplanten Umstellung. Hierbei kann ein internes Fixateursystem mit einer hohen Primärsteifigkeit in Verbindung mit minimal invasiven OP-Techniken hilfreich sein ([12, 31], Abb. 3).

Ein externes Fixationssystem im Sinne eines Ringfixateurs kommt dann zur Anwendung, wenn z. B. eine Distraktionsosteotomie erforderlich ist [21, 27].

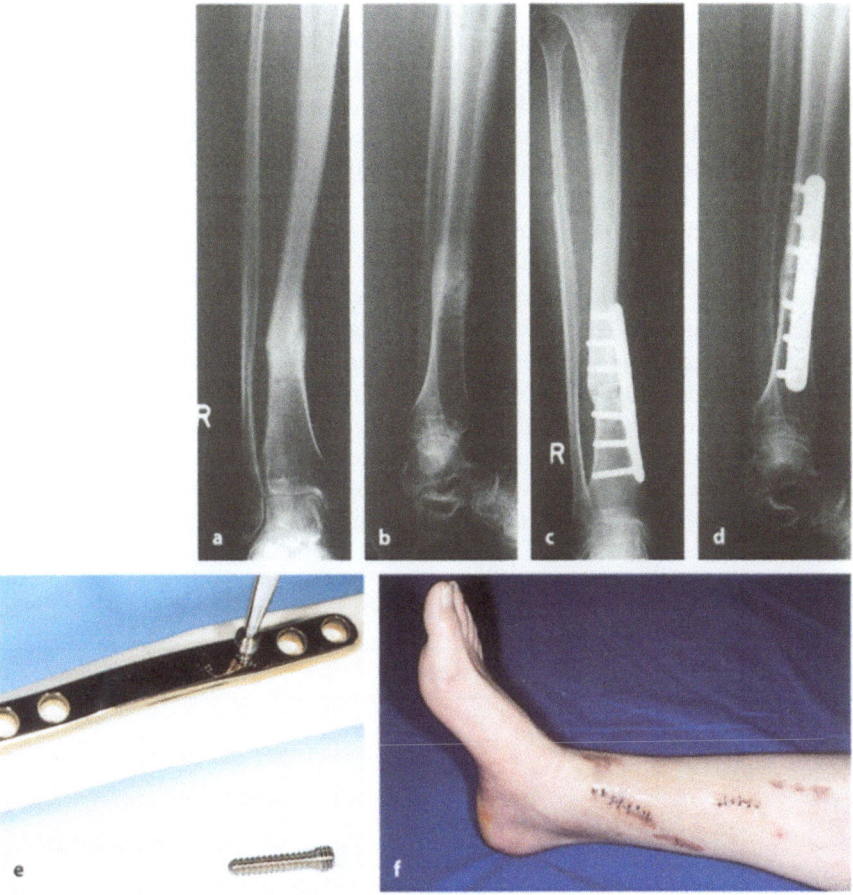

**Abb. 3a–f. a, b** 44-jähriger Patient mit 15°-Varusfehlstellung rechter Unterschenkel sowie 1 cm Beinverkürzung nach zweitgradig offener US-Fraktur und Fixateur-externe-Behandlung, **c, d** Korrektur i. S. eines „open wedge" mit kortikospongiösem Keil und Stabilisierung mit einem Fixateur interne in minimal invasiver OP-Technik, **e** Titanfixateur interne (TiFix), **f** klinisches Bild der minimal invasiven Zugänge am rechten Unterschenkel

Einfache Rotationsfehlstellungen bei liegendem Marknagel können durch Derotation und erneute Verriegelung behoben werden [29].

## Eigene Ergebnisse

Bei 87 Korrekturosteotomien im Bereich des Unterschenkels im Zeitraum vom 01.01.92 bis 30.04.99 finden sich überwiegend als Primärversorgung Platten- oder Marknagelosteosynthesen (s. auch [20]). Zusätzlich resultieren aus vorherigen Behandlungen mit einem Fixateur externe bei 21 Patienten sowie aus konservativen Gipsruhigstellungen in 14 Fällen die Fehlstellungen am Unterschenkel (Tabelle 1).
Aus den o.g. Primärbehandlungen ergeben sich bei der Plattenosteosynthese überwiegend Varus/Valgusfehlstellungen (n=19). Bei vorausgegangenen Marknagelosteo-

synthesen finden sich gehäuft Torsionsfehler (n=15). Bei der Vorbehandlung mit einem Fixateur externe können keine auffälligen Regelmäßigkeiten der Fehlstellungen festgestellt werden. Es lassen sich sowohl Torsionsfehler, Abweichungen in der Frontalebene als auch Verkürzungen der Extremität nachweisen.

Die Analyse der Fehlstellungen zeigt eine große Spannweite (Tabelle 2). Neben den gehäuften Fehlstellungen in der Frontalebene finden sich neben den Torsionsfehlern vermehrt Beinverkürzungen.

Im Rahmen der Korrekturosteotomien kommen alle gängigen Osteosyntheseverfahren zur Anwendung (Tabelle 3).

Aufgrund der Weichteilsituation und der zu korrigierenden Beinverkürzung setzen wir den Ringfixateur nach Ilisarow mit dem Hexapoden ein (Abb. 4a-h). Der Unterschied des Hexapoden gegenüber anderen Implantaten oder Fixateur-externe-Systemen besteht in der Möglichkeit, eine beliebige und exakt zu planende räumliche Bewegung sukzessive bei hoher Stabilität zu realisieren. Statt der parallelen Längsstangen der Standardmontage des Ringfixateurs werden zwei Ringe durch sechs an Kugelgelenken fixierte Distraktoren so verbunden, dass eine tragende Struktur aus zirkulär angeordneten Dreiecken entsteht. Durch Einstellung der sechs Distraktoren ist eine

**Tabelle 1.** Primäre Frakturversorgung der in Fehlstellung ausgeheilten Unterschenkelfrakturen (n=87)

| Frakturversorgung | Anzahl |
|---|---|
| Konservativ | 14 |
| Fixateur externe | 21 |
| Schrauben/Klammern/K-Drähte | 9 |
| Platte | 22 |
| Nagel | 18 |
| keine | 3 |

**Tabelle 2.** Analyse der Fehlstellungen am Unterschenkel (n=87)

| – | Anzahl | Mittelwert | Spannweite |
|---|---|---|---|
| Verkürzung | 12 | 4,5 cm | 1–9 cm |
| Valgus | 22 | 12,8° | 7–20° |
| Varus | 32 | 13,3° | 5–20° |
| Innenrotation | 10 | 20,75° | 4–30° |
| Außenrotation | 13 | 21,75° | 10–40° |
| Antekurvation | 4 | 17,5° | 10–25° |
| Rekurvation | 16 | 19,8° | 10–30° |

**Tabelle 3.** Osteosyntheseverfahren zur Fehlstellungskorrektur (n=87, 1/92–4/99)

| Verfahren | Anzahl |
|---|---|
| Fixateur externe | 41 |
| Intraligamentäre Umstellung | 3 |
| Nagel | 6 |
| Platte | 31 |
| Fixateur interne | 6 |

# Operative Korrekturmöglichkeiten am Unterschenkel

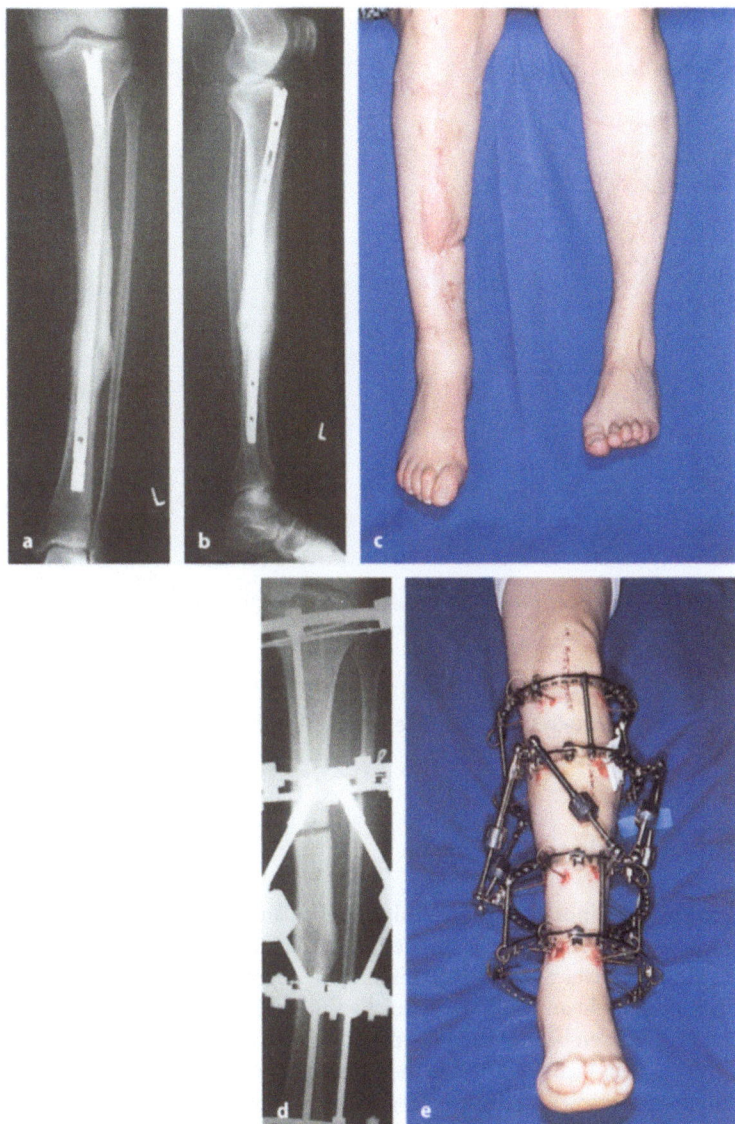

**Abb. 4a–e. a–c** 36-jährige Patientin mit verheilter Unterschenkelfraktur unter Verkürzung und Rotationsfehlstellung mit einliegendem Marknagel, **d, e** Korrektur im Ilisarow-Ringfixateur in Hexapod-Anordnung und sukzessive Korrektur nach Marknagelentfernung

definierte Korrektur/Reposition in jeder Richtung und um jede Achse des Raumes möglich [19].

Hierunter kann die meist multiplanare Fehlstellung, einschließlich einer Verkürzung sukzessive unter der Distraktionsosteogenese nach Ilisarow korrigiert werden.

Durch die Entwicklung von Fixateur-interne-Systemen können zunehmend auch supramalleoläre bzw. Schaftkorrekturen am Unterschenkel mit internen Plattensystemen vorgenommen werden. Minimal invasive OP-Zugänge stellen gerade bei schwie-

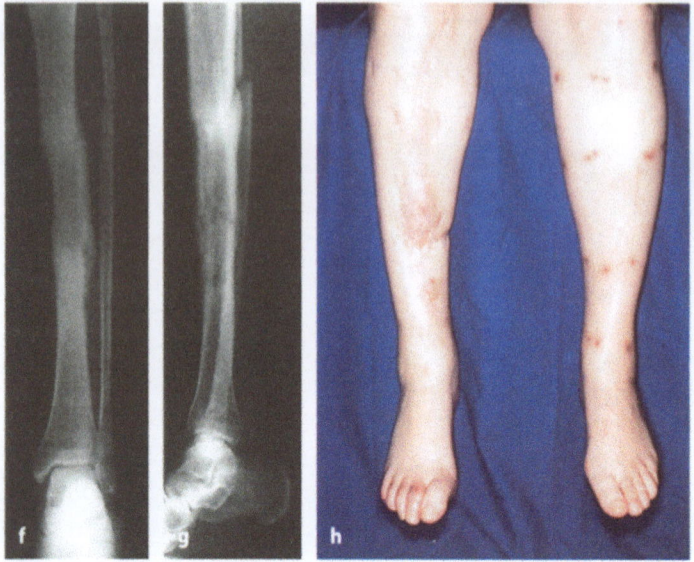

**Abb. 4. f–h** Achsengerechte Stellung und Ausheilung nach Abnahme des Fixateurs

rigen Weichteilsituationen einen zusätzlichen Vorteil dar. Weiterentwicklungen der Fixateur-interne-Systeme für gelenknahe Abschnitte erlauben auch gelenknahe Umstellungen [12, 31].

## Zusammenfassung

Die Korrektur postoperativer Fehlstellungen am Unterschenkel setzt eine umfassende Analyse der Beingeometrie mit der Kenntnis intraindividueller Toleranzen voraus.

Ein operatives Standardverfahren kann aufgrund der vielfältig bestehenden Fehlstellungen nicht aufgeführt werden. Es sind verschiedene operative Techniken mit guten Ergebnissen beschrieben worden.

An neuen Techniken haben sich Fixateur-interne-Systeme mit minimal invasiver Implantation sowie der computergesteuerte Hexapode bewährt.

Die individuelle Beurteilung der Fehlstellung unter Berücksichtigung der Knochen und Weichteilsituation bestimmt den Erfolg der Korrektur der Fehlstellung.

## Literatur

1. Börner M, Mockwitz J, Küper R (1984) Korrektur von posttraumatischen Längendifferenzen, Achsen- und Rotationsfehlstellungen am Ober- und Unterschenkel mit dem Verriegelungsnagel. Hefte Unfallheilkd 164: 743–747
2. Burri C (1976) Minimalinvasive Plattenosteosynthese am Unterschenkel. Persönliche Mitteilungen 1999
3. Dinkelaker F, Breyer HG, Rahmanzadeh R (1990) Die Korrekturosteotomie am Tibiakopf bei primärer und sekundärer Gonarthrose – eine gelenkerhaltende Operation. Act Traumatol 20: 124–128

4. Franzreb M, Strecker W, Kinzl L (1995) Wertigkeit der klinischen Untersuchung von Torsionswinkel- und Längenverhältnissen der unteren Extremität. Act Traumatol 25: 153–156
5. Friedebold G, Kreusch-Brinker R (1988) Korrekturosteotomie an Femur- und Tibiaschaft mit dem Verriegelungsnagel. Z Orthop 126: 326–333
6. Gotzen L, Baumgaertel F (1990) Distraktionsosteogenese nach Ilizarov mit dem Monofixateursystem und erste klinische Erfahrungen am traumatisierten Unterschenkel. Unfallchirurg 93: 237–243
7. Guichet JM (1997) Intramedullärer Verlängerungsnagel (Albizzia) Technik, Anwendung und Ergebnisse nach kontinuierlichen Verlängerungen von Femur und Tibia In: Strecker W, Keppler P, Kinzl L (Hrsg) Posttraumatische Beindeformitäten. Springer, Berlin Heidelberg New York Tokio, S 251–264
8. Hierholzer G, Hax PM (1984) Indikation zur Korrekturosteoteomie bei Fehlstellungen nach Frakturen. In: Hierholzer G, Müller KH (Hrsg) Korrekturosteotomien nach Traumen an der unteren Extremität. Springer, Berlin Heidelberg, New York Tokio, S 9–32
9. Hörster G (1984) Grundlagen der operativen Korrektur posttraumatischer Fehlstellungen der unteren Extremität. In: Hierholzer G, Müller KH (Hrsg) Korrekturosteotomien nach Traumen an der unteren Extremität. Springer, Berlin Heidelberg New York, S 63–66
10. Hörster G (1984) Korrekturosteotomien am Tibiaschaft.In: Hierholzer G, Müller KH (Hrsg) Korrekturosteotomien nach Traumen an der unteren Extremität . Springer, Berlin Heidelberg New York, S 135–149
11. Jannsen G, Dietschi C (1974) Die supramalleoläre Korrekturosteotomie nach Unterschenkelfrakturen. Z Orthop 112: 444–449
12. Kranz HW, Wolter D, Fuchs S, Reimers N (1999) Therapie von Pseudarthrosen, Fehlstellungen und Frakturen im Unterschenkelschaftbereich mit einem Titanfixateur interne. Trauma Berufskrankh 1 (4): 356–360
13. Kinzl L Strecker W (1998) Einseitige Korrekturosteotomie nach kniegelenksnahen Frakturen. Der Chirurg 69: 1161–1166
14. Krettek C, Schandelmaier P, Rudolf J, Tscherne H (1994) Aktueller Stand der operativen Technik für die unaufgebohrte Nagelung von Tibiaschaftfrakturen mit dem UTN Unfallchirurg 97: 575–599
15. Kreusch-Brinker R, Schwetlick G (1990) Korrekturosteotomien an Femur- und Tibiaschaft mit dem Verriegelungsnagel. Unfallchirurg 16: 236–243
16. Liener UC, Strecker W, Suger G, Kinzl L (1997) Die physiologischen Achsenverhältnisse der unteren Extremität.In: Strecker W, Keppler P, Kinzl L (Hrsg) Posttraumatische Beindeformitäten .Springer, Berlin Heidelberg New York Tokio, S. 71–74
17. Pfeil J (1997) Analyse der Fehlstellung. In: Stecker W, Keppler P, Kinzl L (Hrsg) Posttraumatische Beindeformitäten. Springer, Berlin Heidelberg New York Tokio, S 123–131
18. Puhl W, Günther KP (1997) Wahl geeigneter Operationsverfahren im Abhängigkeit von Art- und Lokalisation der Fehlstellung. In: Strecker W, Keppler P, Kinzl L (Hrsg) Posttraumatische Beindeformitäten .Springer, Berlin Heidelberg New York Tokio, S 132–140
19. Seide K, Wolter D (1996) Universelle dreidimensionale Korrektur und Reposition mit dem Ringfixateur unter Anwendung der Hexapod-Anordnung.Unfallchirurg 99: 422–424
20. Siebert CH, Kortmann H-R, Koch S, Niedhart C (1999) Posttraumatische Fehlstellung der unteren Extremität – Korrekturen im Bereich der langen Röhrenknochen. Z Orthop 137: 43–47
21. Suger G (1997) Korrektur komplexer Fehlstellungen mit dem Ringfixateur. In: Strecker W, Keppler W, Kinzl L (Hrsg) Posttraumatische Beindeformitäten. Springer, Berlin Heidelberg New York Tokio, S 294–303
22. Strecker W, Becker U, Hehl G, Keppler P, Kinzl L (1997) Einzeitige Korrekturosteotomien nach kniegelenknahen Frakturen. In: Strecker W, Keppler P, Kinzl L (Hrsg) Posttraumatische Beindeformitäten. Springer, Berlin Heidelberg New York Tokio, S 71–74
23. Strecker W, Hoellen I, Keppler P, Suger G, Kinzl L (1997) Torsionskorrekturen nach Marknagelosteosynthesen der unteren Extremität. Unfallchirurg 111: 29–38
24. Strecker W, Franzreb M, Kinzl L (1997) Die klinische Untersuchung der Beingeometrie.In: Strecker W, Keppler P, Kinzl L (Hrsg) Posttraumatische Beindeformitäten. Springer, Berlin Heidelberg New York Tokio, S 9–21
25. Strecker W, Keppler P, Franzreb M, Gebhard F, Keck S, Kinzl L (1997) Längen und Torsionen der unteren Extremitäten. In: Strecker W, Keppler P, Kinzl L (Hrsg) Posttraumatische Beindeformitäten. Springer, Berlin Heidelberg New York Tokio, S 75–86
26. Schoot can der DKE, Outer Den AJ, Bode PJ, Obermann WR, Vugt van AB (1996) Degenerative changes at the knee and ankle related to malunion of tibial Fractures. J Bone Joint Surgery 78B: 722–725
27. Verheyden P, Josten Ch (1998) Supramalleoläre Korrekturosteotomien. Chirurg 69: 1178–1187

28. Weber BG (1977) Zur Operationstechnik der supramalleolären valgisierenden Osteotomie beim Erwachsenen. Unfallheilkunde 80: 191–193
29. Weise K, Weller S (1997) Supramalleoläre Korrekturosteotomie. In: Strecker W, Keppler P, Kinzl L (Hrsg) Posttraumatische Beindeformitäten. Springer, Berlin Heidelberg New York Tokio, S 215–220
30. Wenda K, Degreif J, Runkel M, Ritter G (1994) Zur Technik der Plattenosteosynthese des Femurs. Unfallchirurg 97: 13–18
31. Wolter D, Schümann U, Seide K (1999) Universeller Titanfixateur interne – Entwicklungsgeschichte, Prinzip, Mechanik, Implantatgestaltung und operativer Einsatz. Trauma Berufskrankh 1 (4): 307–319

# Diskussion*

Zusammengefasst und redigiert von H.-R. Kortmann, B. Herbst und R. Kämmerling**

Bei Achsabweichungen an der unteren Extremität ist die Computertomographie in der Diagnostik und präoperativen Planung Standard (*Böhm*). Sie löst mittlerweile auch die konventionelle Übersichtsradiographie betreffend die Ganzbeinaufnahmen ab (*Laun*). Unter der Fragestellung der Beurteilung der Beinachsen, insbesondere der Rotationsabweichungen, ist das CT hinsichtlich seiner Genauigkeit durch das MRT zumindest zum jetzigen Zeitpunkt nicht zu ersetzen. Bei Patienten mit posttraumatischen Fehlstellungen bei liegenden Metallimplantaten – es sei denn, es handelt sich um Titanimplantate – scheidet die Diagnostik durch das MRT von vornherein aus.

In die Diagnostik und präoperative Planung einbezogen werden muss die Tatsache eines möglichen sekundären Korrekturverlustes, der bei den valgisierenden Umstellungsosteotomien am Tibiakopf durchschnittlich etwa 4 Grad beträgt (*Gerstmann*). Entsprechend wird hier eine „geplante Überkorrektur" erforderlich. Voraussetzung hierfür sind ausreichend gute Voraussetzungen betreffend die Kniebinnenverhältnisse mit weitgehend intakten Knorpelverhältnissen, die es erlauben, dem lateralen Kniegelenkskompartiment eine Mehrbelastung zuzumuten. In derartigen Fällen ist eine ergänzende präoperative Diagnostik entweder durch Arthroskopie oder Kernspintomographie angezeigt (*Böhm*).

Die Indikation zur Umstellungsosteotomie bleibt weiterhin problematisch. In den zurückliegenden zwei Jahrzehnten wurde als Diktum vorgegeben, dass bei einer Achsabweichung von 10–15 Grad im anteroposterioren bzw. seitlichen Strahlengang die Indikation zur Korrekturosteotomie gegeben ist (*Hansis*). Diese Vorgabe wurde von *Hörster* et al. Mitte der Achtzigerjahre in Duisburg im Wesentlichen erarbeitet. Eine aktuellere Publikation der Bochumer Arbeitsgruppe aus dem Jahre 1999 sieht als Richtwert beim Genu varus eine 8°-Achsabweichung und beim Genu valgus eine 10°-Achsabweichung als Operationsindikation an (*Laun*). Im amerikanischen Schrifttum ist nachzulesen, dass Korrekturosteotomien im Bereich des oberen Sprunggelenks bereits bei 5°-Achsabweichung im Sinne der Varusstellung durchgeführt werden (*Wolter*). In diesem Zusammenhang wird auf eine zusammenführende Arbeit von *Siebert* und *Kortmann* aus dem Jahre 1999 verwiesen.

Neben der reinen knöchernen Achsabweichung als objektivierbarem Maßstab für die Indikation zur Korrekturosteotomie ist das Beschwerdeausmaß der Patienten zu berücksichtigen. In Einzelfällen ist selbst bei geringer knöcherner Achsabweichung der Patienteneinschätzung Glauben zu schenken, wenn die Klagen vertrauenswürdig

---

\* Zu den Beiträgen von S. 3–40.
\*\* Teilnehmer: H.-J. Böhm, V. Bühren, K.-J. Gerstmann, M. Hansis, H.-R. Kortmann, R. Laun, O. Oest, G. Rompe, K. Weise und D. Wolter.

vorgebracht werden (*Wolter*). Es sollte dann das operative Ziel verfolgt werden, durch die Korrekturoperation eine im Seitenvergleich entsprechend anatomische Korrektur durchzuführen, um möglichst deutliche und dauerhafte Beschwerdeverringerung zu erreichen. Allerdings ist diesbezüglich anzumerken, dass die Wertigkeit von Korrekturosteotomien bei scheinbar geringen Fehlstellungen durch Langzeitergebnisse bislang nicht ausreichend dokumentiert ist (*Hansis, Bühren*) und die Ergebnisse entsprechend im Wesentlichen auf Einzelerfahrungen beruhen (*Wolter*). Kontrollierte Studien betreffend dieses Vorgehens bei geringen Achsabweichungen können aus der Diskussionsrunde nicht vorgebracht werden. Demgegenüber liegen ausreichend Studien über den positiven Effekt beispielsweise bei varisierender Umstellungsosteotomien bei primärer Gonarthrose vor. Noch nach 20–25 Jahren waren die Patienten erheblich beschwerdeärmer oder sogar beschwerdefrei verblieben. Auch sekundäre Schädigungen der angrenzenden Gelenke durch den operativen Eingriff waren nachweisbar ausgeblieben.

Neben der radiologisch nachweisbaren Achsabweichung, der Beschwerdesymptomatik sowie einer Vielzahl individueller Faktoren ist die funktionelle Abweichung bzw. die Kompensation einer funktionellen Abweichung bei der Indikationsstellung zu berücksichtigen (*Bühren*). Beispielsweise werden Torsionsabweichungen des Femur bei guter Drehbeweglichkeit des Hüftgelenkes gut kompensiert, dies umso mehr, je früher im Laufe des Lebens die Drehabweichung erworben wurde. Das heißt, dass bei der operativen Korrektur von Torsionsabweichungen grundsätzlich die Genese der Fehlstellung zu berücksichtigen ist, ob sich z. B. die Fehlstellung im Laufe des Lebens vom Kindes- zum Erwachsenenalter entwickelt hat oder aber ein Unfall akut die Fehlstellung verursacht hat. So ist bei lang bestehenden Fehlstellungen mit guter Kompensation eher Zurückhaltung bei der operativen Maßnahme geboten, ggf. sollte lediglich eine Teilkorrektur erfolgen (*Kortmann*).

Im Zusammenhang der funktionellen Beanspruchung bei Fehlstellung wird auf die unterschiedlichen radiologischen Veränderungen bei kompensiertem bzw. dekompensiertem Zustand verwiesen: Die Beanspruchung des Kniegelenks wird durch eine Resultierende gekennzeichnet, die innenseitig durch das Körpergewicht und außenseitig durch die Kraft des Tractus iliotibialis gekennzeichnet ist. Bei einer Varusfehlstellung hat entsprechend der Tractus iliotibialis die Kompensation zu übernehmen. Liegt nur eine leichte O-Bein-Deformität vor, so kann der Tractus die Fehlstellung kompensieren, entsprechend verläuft die Resultierende weiterhin durch die Mitte des Kniegelenkes. Radiologisch sind in diesen Fällen beide Gelenkanteile sowohl medial als auch lateral vermehrt sklerosiert. Erst die vermehrte Sklerose allein des innenseitigen Kompartiments bzw. dessen Zunahmen gegenüber dem lateralen Kompartiment zeigt die Dekompensation und weist auf die Indikation zum operativen Vorgehen hin (*Oest*).

Unter Vernachlässigung individueller Aspekte sowie funktioneller Kompensationsmechanismen verbleibt die Tatsache, dass in der Frontalebene bei einer Achsabweichung zwischen 10 und 15 Grad die Indikation zur Umstellungsosteotomie gegeben ist. Hierbei wird eine Valgusabweichung eher toleriert als eine Varusabweichung. Je näher die Abweichung bzw. der Achsknick zum Sprung- oder Kniegelenk heranreicht, umso dringlicher ist die Indikation zur Korrektur. Betreffend die Rotationsabweichungen muss allgemein festgehalten werden, dass die Innenrotationsabweichung weniger toleriert wird als die Außenrotationsabweichung. Die geringsten Abweichungen

# Diskussion

werden im Bereich des oberen Sprunggelenks betreffend eine Varusfehlstellung toleriert und kompensiert.

Die Korrektur minimaler Fehlstellungen stellt nicht nur ein Indikationsproblem, sondern vielmehr auch ein operationstechnisches Problem dar. Es wird bezweifelt, dass den heute vorgegebenen Möglichkeiten der Operationsplanung eine höhere Genauigkeit als 5° zu erzielen ist (*Rompe*). Diesbezüglich können möglicherweise zukünftig Navigationssysteme eine exaktere Planung bzw. Durchführung des operativen Eingriffs erlauben (*Kortmann*).

Bei den Umstellungsosteotomien an der unteren Extremität sind zunächst einmal die additiven von den subtraktiven Osteotomien zu unterscheiden. Die additiven Verfahren sind bezüglich der knöchernen Heilung deutlich problematischer, so dass in Abhängigkeit vom Alter primär die zusätzliche Spongiosaplastik eingeplant werden muss. Aus Gründen der besseren knöchernen Heilung sollte die Korrektur möglichst im metaphysären Bereich vorgenommen werden. Ansonsten gilt unverändert der Grundsatz, dass der korrigierende Eingriff am Ort der größten Fehlstellung durchgeführt wird (*Weise*).

Im Rahmen der Korrekturosteotomien kommen alle gängigen Osteosyntheseverfahren zur Anwendung. Hierbei sollte sich allerdings die Anwendung des Fixateur externe am Oberschenkel lediglich auf eine enge Indikation, beispielsweise bei stattgehabter Osteitis, reduzieren. Bei der Verlängerung des Femur sollte dem speziellen Marknagel Vorzug gegenüber dem Fixateur gegeben werden (*Weise*). Demgegenüber bietet der Ringfixateur nach Ilizarow mit dem Hexapoden die Möglichkeit der sukzessiven Korrektur und ist am Unterschenkel entsprechend zu bevorzugen (*Wolter*). Bei der Verlängerungsosteotomie ist zu berücksichtigen, dass eine Verkürzung von mehr als 3 cm nicht in einem Schritt durchgeführt werden sollte, um die arthrogenen Nervenschäden zu vermeiden (*Kortmann*).

Es wird abschließend darauf hingewiesen, dass durch die Entwicklung neuer Fixateur-interne-Systeme, die minimal invasiv am Unterschenkel appliziert werden können, auch bei schwierigen Weichteilsituationen ein korrektiver Eingriff unter Verwendung interner Metallimplantate möglich ist (*Wolter*).

# Einschätzung der MdE bei verbleibender Achsabweichung bzw. nach Korrekturoperationen im berufsgenossenschaftlichen Heilverfahren sowie in der privaten Unfallversicherung

P.-M. Hax

Bei der gutachtlichen Feststellung und Bewertung von Achsabweichungen gelten in der gesetzlichen Unfallversicherung andere Kriterien als in der privaten. Um die Unterschiede zu verdeutlichen, sollten zunächst einige Begriffsbestimmungen rekapituliert werden.

## Gesetzliche Unfallversicherung

Versichertes Rechtsgut in der gesetzlichen Unfallversicherung ist die Erwerbsfähigkeit auf dem allgemeinen Arbeitsmarkt. Im Versicherungsfall entschädigt wird die unfallbedingte Minderung der Erwerbsfähigkeit auf dem allgemeinen Arbeitsmarkt. Daraus folgt, dass die Minderung oder der Ausfall von Fähigkeiten, also von Körper- oder Gliedmaßenfunktionen den Maßstab für die Bewertung bildet, nicht etwa anatomische Defekte oder Schäden.

Die Bemessung der MdE erfolgt in 3 Stufen bzw. nach Beantwortung folgender 3 Fragen [1, 4]:

1. Welche Körperfunktionen, die für die Leistungsfähigkeit im Erwerbsleben bedeutsam sein können, sind durch die anerkannten Unfallfolgen beeinträchtigt und in welchem Ausmaß?
2. Welche Erwerbstätigkeiten kann der Versicherte dadurch nicht mehr ausüben?
3. Welchen Anteil haben diese Tätigkeiten am gesamten Erwerbsleben?

Die MdE ist nicht auf den Ausgleich eines konkreten wirtschaftlichen Schadens ausgerichtet, sondern auf die Einbuße an Erwerbsfähigkeit im gesamten Bereich des Erwerbslebens (abstrakte Schadensbemessung).

Beurteilt wird jeweils der *aktuelle* Zustand. Die MdE kann anfangs jederzeit, nach Gewährung einer Rente auf unbestimmte Zeit in jährlichen Abständen überprüft und den aktuellen Gegebenheiten angepasst werden. In der Zukunft zu erwartende Schäden sind daher nicht zu berücksichtigen. Konkret bedeutet dies für verbliebene Achsabweichungen, dass bei der Begutachtung im BG-lichen Heilverfahren jeweils nur die aktuell mit dem Achsenfehler verbundenen Funktionseinschränkungen zu bewerten sind und mögliche Folgeschäden unberücksichtigt bleiben müssen.

## Private Unfallversicherung

Die private Unfallversicherung ist eine Summen- und keine Schadenversicherung. Die Leistungen bemessen sich nach vertraglich vereinbarten Versicherungssummen. Sie bezwecken nicht den Ersatz eines konkreten Schadens. Versichertes Rechtsgut ist die Invalidität, das bedeutet nach AUB 61 die „*dauernde* Beeinträchtigung der Arbeitsfähigkeit", nach AUB 88 die „*dauernde* Beeinträchtigung der körperlichen und geistigen Leistungsfähigkeit". Bewertet und abgefunden wird also der eingetretene *Dauerschaden*. Dieser muss innerhalb eines Jahres vom Unfalltag an eingetreten sein. Innerhalb dreier weiterer Monate muss er ärztlich festgestellt und geltend gemacht sowie schließlich bis zum Ablauf des dritten Jahres nach dem Unfall endgültig eingeschätzt sein. Grund für diese Begrenzung ist, dass der Versichertengemeinschaft die Risiken schwer aufklärbarer und unübersehbarer Spätschäden unter Beibehaltung tragbarer Prämien nicht aufgebürdet werden können. Das Risiko muss bei der privaten Unfallversicherung als Summenversicherung zeitlich überschaubar sein [5].

Dauerschaden ist der Zustand, der nach ärztlicher Prognose mit einem hohen Grad an Wahrscheinlichkeit in Zukunft von Dauer sein wird. Der Gutachter hat bei seiner Beurteilung demnach zu unterstellen, was hinsichtlich der Entwicklung, Verschlechterung wie Besserung, auch über die Kurzzeit von 3 Jahren hinaus entsprechend den maßgeblichen Beweisregeln des Zivilrechts vorausgesagt werden kann. Die bloße Möglichkeit einer weiteren Veränderung ist allerdings nicht zu berücksichtigen. Spätere Anpassungen sind nicht vorgesehen. Ist die Prognose, die körperliche oder geistige Leistungsfähigkeit werde dauernd beeinträchtigt sein, nicht möglich, besteht kein Anspruch auf Invaliditätsleistung. Für die Begutachtung in der privaten Unfallversicherung hat dies bei einer verbliebenen Achsabweichung zur Konsequenz – und deshalb ist dieser Punkt auch etwas ausführlicher abgehandelt worden –, dass Spätschäden, soweit sie mit hoher Wahrscheinlichkeit zu erwarten sind, in die Bewertung des Dauerschadens einbezogen werden müssen. Andererseits dürfte eine prognostisch ungünstige Achsabweichung Anlass geben, die Indikation zur Korrekturosteotomie zu stellen. Nicht ohne Grund fragen die privaten Unfallversicherer im Gutachtenauftrag grundsätzlich danach, ob der Zustand durch weitere Heilmaßnahmen noch zu verbessern sei. Nach einer erfolgreichen Korrektur bleibt die vorbestehende Achsabweichung in der Beurteilung des Dauerschadens dann selbstverständlich unberücksichtigt.

Die Feststellung des Grades der Invalidität geschieht teils nach feststehenden Sätzen, teils nach einem allgemeinen Bewertungsmaßstab. Feststehende Sätze für Verlust oder Gebrauchs-/Funktionsunfähigkeit von Gliedmaßen nennt man Gliedertaxe.

## Invalidisierende Faktoren bei Achsabweichungen an der unteren Extremität

Eine Achsabweichung ist – nüchtern betrachtet – zunächst nur eine Veränderung der anatomischen Form, die nicht zwangsläufig mit einer Funktionseinschränkung einhergehen muss. Funktionelle Störungen ergeben sich primär aus der abnormen Statik, den geänderten Bewegungsabläufen der Gelenke sowie der muskulären Fehlbeanspruchung. Unmittelbar invalidisierende Faktoren bei einer posttraumatischen Achsabweichung an der unteren Extremität sind also beispielsweise eine Gehbehinderung durch funktionelle Beinverkürzung oder veränderte Fußstellung, eine Bewegungseinschränkung oder abnorme Gelenkbeweglichkeit in einer bestimmten Richtung oder durch eine Fehlbeanspruchung eines oder mehrerer Gelenke hervorgerufene Schmerzen. Bei rechtzeitiger Beseitigung der Achsabweichung durch eine Korrekturoperation sind diese funktionellen Beeinträchtigungen prinzipiell vollständig reversibel.

Mögliche Spätfolgen sind in erster Linie Arthrosen und Gelenkinstabilitäten, evtl. sogar an Wirbelsäule und kontralateralem Bein. Diese sind meist irreversibel. Die Entstehung und Entwicklung solcher Spätschäden möglichst exakt vorauszusagen, ist das Hauptproblem bei der Begutachtung von posttraumatischen Achsabweichungen in der privaten Unfallversicherung.

Zusammengefasst bezieht sich somit der aktuelle bzw. prospektive Morbiditätswert einer Achsabweichung auf die Provokation von Schmerzen und Funktionsstörungen bzw. die Entwicklung einer posttraumatischen Arthrose.

## Einschätzung der MdE bzw. der Invalidität

Unfallbegutachtung ist immer Funktionsbegutachtung, und deshalb wird dabei auch nicht eine Achsabweichung an sich bewertet, sondern die dadurch verursachte Funktionseinschränkung, ggf. auch noch deren konkrete Spätfolgen sowie – in der privaten Unfallversicherung – auch die zu erwartenden Folgen. Krankheitswert hat beispielsweise eine Streckhemmung des Kniegelenks, wobei es für die Einschätzung der MdE bzw. der Invalidität ohne Belang ist, ob diese Streckhemmung ihre Ursache in einer vermehrten Antekurvation des distalen Femurs oder einer narbigen Schrumpfung der dorsalen Gelenkkapsel hat.

Achsabweichungen als alleiniger invalidisierender Faktor tauchen in den gängigen Rententabellen so gut wie nicht auf, und wenn, dann sind die Empfehlungen sehr vage formuliert und enthalten häufig auch gleich einen Zusatz wie „mit entsprechenden Gelenkstörungen". Ohnehin kommen Achsabweichungen nach Frakturen selten isoliert vor. Viel häufiger sind sie kombiniert mit anderen invalidisierenden Faktoren, so dass eine Funktionseinschränkung nur noch den Befunden in ihrer Gesamtheit zugeordnet werden kann. Es gibt daher keine Standardrentensätze für bestimmte Achsabweichungen, und die vereinzelt in Tabellen dazu angegebenen Zahlen können nur grobe Orientierungspunkte sein. Rompe und Fitzek schlagen für einen „leichten Achsenfehler" eine MdE von 10% vor, für eine „erhebliche Fehlstellung" 30% [6]. Zur Gliedertaxe äußern sie sich nicht. Streck wiederum nimmt nicht zur MdE Stellung und empfiehlt für einen leichten Achsenfehler ohne manifeste Arthrose einen Beinwert von 0 und für eine erhebliche Fehlstellung einen von 2/5 [7]. Friedebold und Koppelmann machen sowohl zur MdE als auch zur Invalidität Angaben. Ein stärkeres X- oder O-Bein bzw. stärkeres Genu recurvatum soll je nach funktionellen Störungen bzw. Gelenkveränderungen mit 20–40% MdE bzw. 1/5 bis 2/5 Beinwert abgegolten werden [2]. Damit wird die Frage aufgeworfen, von welcher Achsabweichung an eine Deformität überhaupt – wie Morscher es ausdrückt – aktuellen oder prospektiven Morbiditätswert besitzt [3].

Die Unterschiede zwischen der Begutachtung in der gesetzlichen und der privaten Unfallversicherung soll ein Beispiel verdeutlichen: ein posttraumatisches Genu varum von 10° müsste bei freier Gelenkbeweglichkeit, stabilem Bandapparat, seitengleicher Bemuskelung und unauffälligem Gangbild zur erstmaligen Feststellung einer Rente auf unbestimmte Zeit mit einer MdE von unter 10% bewertet werden. Sollte der Versicherte die vorzuschlagende operative Achskorrektur nicht durchführen lassen und später eine mediale Gonarthrose auftreten, kann die MdE jederzeit höher eingeschätzt werden. In der privaten Unfallversicherung wäre für denselben Befund eine Invalidität von mindestens 1/7 Beinwert anzunehmen, da bei einem Varus diesen Ausmaßes die Spätfolgen absehbar sind. Wird nach der Regulierung durch die private Unfallversicherung eine valgisierende Osteotomie erfolgreich durchgeführt und der Sekundärschaden verhindert, ist eine Rückforderung der Versicherung ausgeschlossen. Umgekehrt müßte für einen posttraumatischen Varus von 20° mit entsprechenden Kniegelenkbeschwerden und einer bei dieser Ausprägung der Achsabweichung zu erwartenden Störung des Gangbildes im 1. Rentengutachten eine rentenberechtigende MdE eingeschätzt werden. Wird danach und noch vor Ablauf der 3-Jahresfrist erfolgreich eine Achskorrektur vorgenommen, kann die Bewertung der Invalidität für die private Unfallversicherung deutlich niedriger ausfallen, und bei einer Nachbegutachtung für die Berufsgenossenschaft würde die ursprünglich gewährte Rente dann wohl auch wieder entzogen.

## Spätschäden an entfernten Gelenken und an der Wirbelsäule

Als Gutachter wird man häufig mit der Frage konfrontiert, ob ein degenerativer Schaden an einem dem Ort der Achsabweichung nicht unmittelbar benachbarten Gelenk, teilweise sogar an einem Gelenk der kontralateralen Extremität, oder ein degenerativer Wirbelsäulenschaden in ursächlichem Zusammenhang mit einer Jahre, evtl. sogar Jahrzehnte zuvor festgestellten Achsabweichung steht. Für den medizinischen Laien gibt es daran meist keinen Zweifel, geht er doch davon aus, das gegenseitige Bein wegen der Verletzungsfolgen immer mehr beansprucht und die Wirbelsäule ungleichmäßig belastet zu haben. Der Gutachter hat es dagegen in solchen Fällen nicht immer leicht, überzeugende Argumente für einen ursächlichen Zusammenhang zu finden. Gelingt dies doch, so würde in der gesetzlichen Unfallversicherung die einfache Wahrscheinlichkeit genügen, um ggf. eine wesentliche Verschlimmerung der Unfallfolgen festzustellen, die dann eine Erhöhung der MdE zur Folge hätte. In der privaten Unfallversicherung müssen derartige unerwartete Spätschäden unberücksichtigt bleiben, weil nur die Folgeschäden bewertet werden können, die bei der Einschätzung der Invalidität zum Ablauf der Dreijahresfrist nach den Beweisregeln des Zivilrechts vorhersehbar waren.

## Posttraumatische Achsabweichungen im Wachstumsalter

Posttraumatische Achsabweichungen können im Wachstumsalter durch weiteres Wachstum sowohl korrigiert werden als auch noch weiter zunehmen, andererseits auch in weitem Umfang funktionell kompensiert werden. Die differenzierten morphologischen Wachstumsabläufe in den Epiphysenbereichen des kindlichen Skeletts reagieren empfindlich und nicht immer sicher vorausschaubar auf traumatische Einwirkungen (Abb. 1). In der gesetzlichen Unfallversicherung erfordert dies regelmäßige Nachuntersuchungen und ggf. MdE-Anpassungen bis zum Abschluss des Wachs-

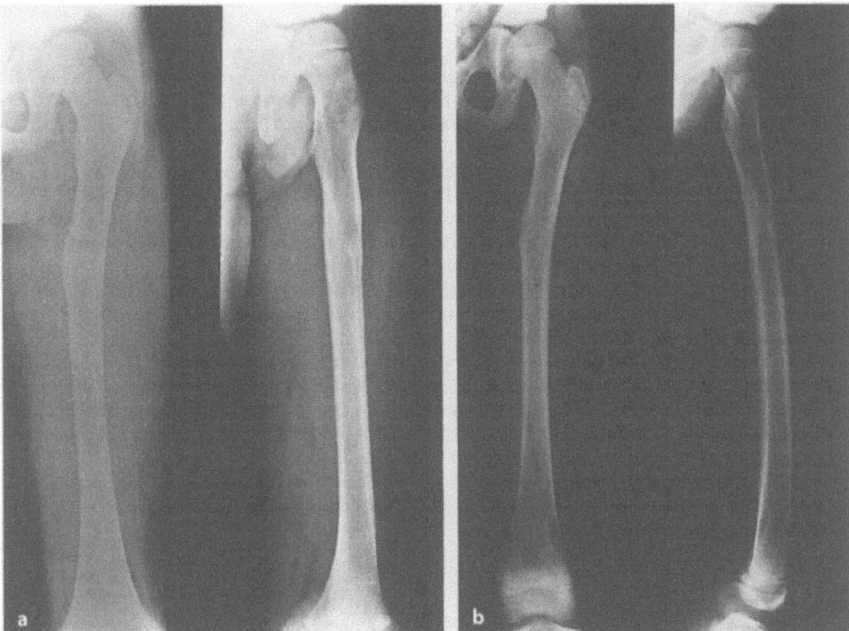

**Abb 1a,b.** Patient D. N., männlich * 07.12.1987. Im Alter von 6 Jahren proximale Oberschenkelfraktur links, konservative Behandlung auf Weber-Bock, Ausheilung in Verlängerung von 1,5 cm, 10° Außenrotation und Valgus. Begutachtungen **a** 4/95 und **b** 11/97: Außenrotation und Verlängerung unverändert, Valgus verringert, aber noch nicht vollständig korrigiert. Beschwerdefreiheit, funktionell derzeit keine Beeinträchtigung; endgültige Beurteilung muss bis zum Wachstumsabschluss zurückgestellt werden

tums. In der privaten Unfallversicherung steht die unsichere Prognose einer verlässlichen Bewertung des Dauerschadens innerhalb der Dreijahresfrist meist entgegen. In diesen Sonderfällen lassen die Versicherer eine Verlängerung der Regulierungsfrist bis auf 5 Jahre zu.

## Zusammenfassung

In der gesetzlichen Unfallversicherung ist die Begutachtung von posttraumatischen Achsabweichungen an der unteren Extremität unproblematisch. Bewertet wird jeweils die aktuelle Funktionseinschränkung, die sich aus der Abweichung von der anatomischen Form ergibt, nicht jedoch die Formveränderung an sich. Die Prognose ist bei der Begutachtung unerheblich, da die MdE später jederzeit angepasst werden kann. In der privaten Unfallversicherung ist die Begutachtung ungleich schwieriger, weil der Dauerschaden spätestens nach drei Jahren eingeschätzt werden muss und dabei die mit hoher Wahrscheinlichkeit eintretenden zukünftigen Änderungen der Unfallfolgen einzubeziehen sind.

## Literatur

1. Benz M (1987) Das versicherte Risiko in der gesetzlichen Unfallversicherung – Erwerbsunfähigkeit, Minderung der Erwerbsfähigkeit, Gesamt-MdE, Verschlimmerung – Versicherungsrechtliche Sicht. In: Hierholzer G, Ludolph E (Hrsg) Gutachtenkolloquium 2. Springer, Berlin Heidelberg New York, S 23–30
2. Friedebold G, Koppelmann J (1980) Begutachtung. In: Witt AN, Rettig H, Schlegel KF, Hackenbroch M, Hupfauer W (Hrsg) Orthopädie in Praxis und Klinik. Georg Thieme, Stuttgart New York
3. Morscher E (1984) Pathophysiologie posttraumatischer Fehlstellungen an der unteren Extremität. In: Hierholzer G, Müller KH (Hrsg) Korrekturosteotomien nach Traumen an der unteren Extremität. Springer, Berlin Heidelberg New York, S 3–8
4. Oehme J (1991) Grundsätze der MdE-Einschätzung in der gesetzlichen Unfallversicherung. In: Hierholzer G, Ludolph E, Hamacher E (Hrsg) Gutachtenkolloquium 6, S 3–10. Springer-Verlag Berlin Heidelberg New York Tokio, S 3–10
5. Reichenbach M (1991) Invalidität in der Privaten Unfallversicherung. In: Hierholzer G, Ludolph E, Hamacher E (Hrsg) Gutachtenkolloquium 6. Springer, Berlin Heidelberg New York Tokio, S 11–17
6. Rompe G, Fitzek JM (1992) Synopse der Bewertung von Leistungsbeeinträchtigungen in verschiedenen Sachgebieten. In: Rompe G, Erlenkämper A (Hrsg) Begutachtung der Haltungs- und Bewegungsorgane. Georg Thieme, Stuttgart New York, S 220–231
7. Streck W (1992) Die Bewertung von Unfallfolgen an den unteren Extremitäten. In: Hierholzer G, Ludolph E (Hrsg) Gutachtenkolloquium 7, S 89–105. Springer, Berlin Heidelberg New York Tokio, S 89–105

# Achsabweichungen oder Rotationsfehler nach Extremitätenfrakturen – Liegt ein Behandlungsfehler vor?

M. Hansis

## Einleitung

Ein Arzt hat im Rahmen einer medizinischen Behandlung zwei Pflichten – er muss seinen Patienten gut (nach den Regeln der ärztlichen Kunst) behandeln und er muss zuvor Einigkeit mit ihm über die Verfahrenswahl, die erwarteten Vorteile und die möglichen Risiken herstellen (Aufklärung). Verletzt er eine der beiden Pflichten, handelt er fehlerhaft – entweder falsch oder unerlaubt. Schadensersatzpflichtig wird er gegenüber dem Patienten dann, wenn sich aus der fehlerhaften Behandlung ein Schaden für den Patienten ergibt [2].

Kommt es im Rahmen einer medizinischen Behandlung zu einem unbefriedigenden Ergebnis, so können hieran drei Ursachen beteiligt gewesen sein:

- krankheitsimmanente Faktoren – im Rahmen der Behandlung von Frakturen mithin insbesondere durch den Unfall gegebene Bedingungen der Fraktur und der begleitenden Weichteilverletzung,
- behandlungsimmanente Nebenwirkungen und Komplikationen – d. h. diejenigen unerwünschten Ereignisse, welche auch „beim besten Bemühen" nicht immer zu vermeiden sind und
- die Behandlungsfehler, d. h. diejenigen unerwünschten Ereignisse, welche bei einer unzureichenden Mühewaltung entstehen.

Diese Grundsätze gelten auch in der Betrachtung von Achsabweichungen bzw. Rotationsfehlern, welche sich in der Folge der Behandlung von Frakturen einstellen. Auch hier muss differenziert werden, inwieweit es sich um behandlungsimmanente oder krankheitsimmanente Erscheinungen handelt oder inwieweit andererseits eine derartige unbefriedigende Ausrichtung der Extremität bei besserem Bemühen hätte mutmaßlich vermieden werden können. Über die krankheitsimmanenten bzw. behandlungsimmanenten Risiken muss im Übrigen der Patient vorher aufgeklärt gewesen sein.

Im Folgenden wird dargestellt, wann und unter welchen Bedingungen innerhalb von Verfahren der Gutachterkommission für ärztliche Behandlungsfehler bei der Ärztekammer Nordrhein Behandlungsfehler im Sinne von Achsabweichungen bzw. Rotationsfehlern im Rahmen von Frakturbehandlungen der unteren Extremität festgestellt wurden.

## Ergebnisse

Analysiert wurden aus den Jahren 1980 bis 1999 insgesamt 193 Fälle, bei denen seitens der Patienten (unter anderem) ein Behandlungsfehler wegen einer vermuteten Achsabweichung bzw. eines vermuteten Rotationsfehlers geltend gemacht wurde. Es handelte sich in 106 Fällen um korrigierende Osteotomien, welche nicht zur Zufriedenheit des Patienten ausgefallen sind und in 21 Fällen um Achsabweichungen im Rahmen von Endoprothesenimplantationen. Diese beiden Fallgruppen sollen im Folgenden nicht analysiert werden.

Der Analyse unterzogen werden 66 Fälle, bei denen es zu Feststellungen der unteren Extremität kam, diese verteilten sich zu gleichen Teilen auf den Unterschenkel und auf den Oberschenkel (Tabelle 1). In 26 der 66 Fälle (39%) wurde ein Behandlungsfehler angenommen.

Ursache dieses Fehlers war in 19 von 26 Fällen ein technisch unzureichendes Vorgehen – d. h. insbesondere bei der Stabilisierung in einer primären Achsabweichung oder eine Osteosynthese in nicht ausreichender Dimension bzw. Stabilität. In 7 Fällen wurde ein Fehler darin gesehen, dass (bei erkannter Achsabweichung) eine Korrektur nicht rechtzeitig durchgeführt wurde, in einem Fall darin, dass die Korrektur falsch vorgenommen wurde. Lediglich in zwei Fällen bestand der Fehler darin, dass man sich anläßlich der Osteosynthese nicht adäquat um die richtige Achsausrichtung bzw. Rotation bemüht habe.

Die Zusammenstellung derjenigen Achsabweichungen bzw. Rotationsabweichungen, die von den Gutachtern noch als akzeptabel (weil bei bestem Bemühen letztlich nicht vermeidbar) angesehen wurden, zeigt, dass hier in der Frontal- bzw. Sagittalebene (Varus, Valgus, Rekurvation) üblicherweise eine Grenze bei 10 bis maximal 15 Grad angenommen wird, eine Rotationsabweichung wird üblicherweise bis ca. 15 Grad toleriert:

### *Gutachterlich als letztlich nicht vermeidbar akzeptierte sowie nicht akzeptierte Achsabweichungen/Rotationsabweichungen*

- Akzeptierte Achsabweichungen: 10/10/10/10–15 Grad
- Akzeptierte Rotationsabweichungen: 5/10/12–14/10–20/20 Grad
- Nicht akzeptierte Rotationsabweichungen:
  10–15/10–15/15/20/20–25/25/25/30/35/40/40 Grad

**Tabelle 1.** Achsabweichungen und Rotationsfehler an der unteren Extremität – Inzidenz und Ursachen (n=66)

| Ursache | Inzidenz |
| --- | --- |
| Ort der Fehlstellung | |
| Proximaler Oberschenkel | 14 |
| Oberschenkelschaft | 18 |
| Unterschenkel | 34 |
| Anerkannter Fehler | 26/66 = 39% |
| Art des Fehlers (Mehrfachnennungen möglich) | |
| Inadäquate Operationstechnik | 19 |
| Zu spät korrigiert | 7 |
| Falsch korrigiert | 1 |
| Intraoperative Fehleinschätzung | 2 |

## Diskussion

Die richtige Einstellung einer Extremität hinsichtlich der Achse und hinsichtlich der Rotation kann – zumal bei komplexen Frakturen – schwierig sein. Ganz überwiegend muss sich hierbei der Operator auf den klinischen Eindruck verlassen; es ist ausreichend bekannt und oft beschrieben, dass zum Beispiel die intraoperative Röntgendurchleuchtung diesbezüglich erheblich täuschen kann. Serien von Computertomographien zeigen, dass auch bei scheinbar korrekten Rotationsverhältnissen zum Teil erhebliche Rotationsabweichungen festzustellen sind [5]. Hieraus ergibt sich, dass in der Tat den Operateuren ein gewisses Maß als Achsabweichung bzw. Rotationsfehler „auch bei bestem Bemühen" zugestanden werden muss [1, 3, 4, 6].

Diese allgemeine Kenntnis spiegelt sich in überraschend klarer Weise in der Spruchpraxis der Gutachterkommission für ärztliche Behandlungsfehler bei der Ärztekammer Nordrhein wieder: Nur in 2 von 26 Fällen, in denen ein Behandlungsfehler wegen einer Fehlstellung nach einer Fraktur an der unteren Extremität angenommen wurde, wurde dieser ausschließlich darin gesehen, dass der Operateur das zu konzedierende Limit einer bei bestem Bemühen nicht vermeidbaren Achsabweichung oder Rotationsfehlstellung überschritten habe. In allen übrigen Fällen bezog sich der Vorwurf überhaupt nicht auf diesen – eher schicksalshaften – Schätzfehler sondern viel mehr auf operationstechnische Fehler, welche (zum Beispiel wegen eines inadäquaten Implantats) – vorhersehbar zu einer Achsabweichung führen mussten. Dies belegt erneut, dass das „richtige Bemühen" in Kombination mit handwerklich richtigem Operieren offenkundig in nahezu den meisten Fällen nicht nur zu einem befriedigenden Ergebnis, sondern insbesondere auch zu einem behandlungsfehlerfreien Ergebnis zu führen in der Lage ist.

Ähnlich bedenklich muss die Erkenntnis stimmen, dass in 7 von 26 Fällen der Fehler vorrangig darin zu sehen war, dass ein erkannter Achs- bzw. Rotationsfehler nicht zeitgerecht korrigiert und dadurch dem Patienten eine vermeidbare Behandlungsverlängerung zugefügt wurde. In diesen Fällen wären – ganz offensichtlich – die Gutachter bereit gewesen, den (Achs-/Rotations-) Fehler an sich noch als schicksalshaft zu akzeptieren – nicht jedoch den Umstand, dass aus ihm keine zügigen Konsequenzen gezogen wurden.

Bemerkenswert ist die vergleichsweise große Homogenität, die die Gutachter – über einen Zeitraum von rund 20 Jahren – bezüglich der Toleranzgrenze an den Tag gelegt haben. Mit wenigen Ausnahmen wird hier eine Grenze bei einer Achsabweichung von ca. 10 Grad und einer Rotationsabweichung von ca. 15 Grad gesehen. Dies ist auch deswegen bemerkenswert, weil diese Grenzziehung während des gesamten Beobachtungszeitraums (1980–1999) unverändert war.

## Schlussfolgerung

Auch bezüglich einer Achsabweichung bzw. eines Rotationsfehlers liegt die Rate anerkannter Behandlungsfehler im selben Bereich wie für alle Behandlungsfehler in chirurgischen Disziplinen überhaupt (zwischen 35 und 40%). Im Vordergrund der Genese steht nicht etwa ein mehr oder weniger schicksalshafter „Schätzfehler" des Operateurs, sondern vielmehr operationstechnische Fehler – insbesondere inadäquat dimensionierte oder angewandte Implantate. Erkannte Rotations- bzw. Achsabweichungen sollten alsbald operativ korrigiert werden. Mit einiger Wahrscheinlichkeit kann erwartet werden, dass das Vorhandensein einer geringen Achsabweichung bzw. eines Rotationsfehlers an sich später nicht als Fehler bezeichnet werden wird – hingegen jedoch dessen verzögerte oder fehlende Beseitigung. Die von den Gutachtern gewährte Toleranzgrenze liegt für Achsabweichungen bei ca. 10 bis maximal 15, für Rotationsabweichungen bei ca. 15 bis maximal 20 Grad.

## Literatur

1. Deshmukh RG, Lou KK, Neo CB, Yew KS, Rozman I, George J (1998) A technique to obtain correct rotational alignment during closed locked intramedullary nailing of the femur. Injury 29: 207-210
2. Hansis ML, Hansis DE (1999) Der ärztliche Behandlungsfehler – verbessern statt streiten. Ecomed, Landsberg
3. Krettek Ch, Miclau T, Grun O, Schandelmaier P, Tscherne H (1998) Intraoperative control of axes, rotation and length in femoral and tibial fractures. Technical Note. Injury 29 (suppl) 3: 29-39
4. Strecker W, Suger G, Kinzl L (1996) Lokale Komplikationen der Marknagelung. Orthopäde 25: 274-291
5. Wissing H, Buddenbrock B (1993) Rotationsfehlerbestimmung am Femur durch axiale Computertomographie im Vergleich zu klinischer und konventioneller radiologischer Bestimmung. Unfallchirurgie 19: 145-157
6. Wolinsky PR, McCarty E, Shyr Y, Johnson K (1999) Reamed intramedullary nailing of the femur: 551 cases. J Trauma Infect Crit Care 46: 392-399

# Wann wird die Achsabweichung zum Behandlungsfehler, welche Faktoren entlasten den Chirurgen aus juristischer Sicht?

P. Rumler-Detzel

Das Stichwort Achsabweichung an der unteren Extremität wird man vergeblich in den Sachverzeichnissen suchen, wo mittlerweile in vielbändigen Arzthaftungssammlungen mit Entscheidungen aus den letzten 25 Jahren die Fülle des Stoffes gelistet ist. Dies ist auch konsequent, denn ein unglücklicher und/oder unerwünschter Ausgang einer ärztlichen Behandlung ist allein kein Grund, dem Arzt Vorwürfe zu machen. Weder Arzt noch Krankenhaus haben nach unserer Rechtsordnung den Erfolg oder die Schadensfreiheit einer Behandlung zu garantieren.

Bleibt der Erfolg aus, so muss grundsätzlich nicht der behandelnde Arzt sich entlasten, sondern der Patient darlegen und beweisen, dass ein Misserfolg auf Verstöße gegen die Regeln standardgemäßer und sorgfältiger Behandlung zurückgeht. Allerdings wird ein Misserfolg mit nicht achsgerechter Wiederherstellung einer unteren Extremität nach Verletzung oder chirurgischem Eingriff den Patienten veranlassen, nach Fehlern im Behandlungsablauf zu forschen. Jeder Operateur oder sonstige behandelnde Arzt ist gut beraten, Diagnostik, therapeutische Überlegungen und Ausführungsschritte, Operationsablauf und Nachsorge sowie die jeweilige rechtzeitige Risikoaufklärung so zu organisieren und zu dokumentieren, dass die Fehlervermutung leer läuft und Gründe für ein schuldloses Scheitern in dem Bemühen um vollständige Heilung sichtbar werden.

Aus diesem Grund sollen nachfolgend Ausgangslagen skizziert werden, die erfahrungsgemäß zu Misserfolgen führen können – auch zu der hier fokussierten Achsabweichung einer unteren Extremität – und bei denen Fehler vermieden werden sollten.

## Diagnostik

Hier gilt der Rechtsgrundsatz, dass die unzutreffende Diagnose dann nicht zum Behandlungsfehlervorwurf führt, wenn eine mehrdeutige Symptomatik falsch gedeutet wird. Ein Behandlungsfehler ist aber immer dann anzunehmen, wenn erforderliche Befunde nicht erhoben werden und deshalb Unklarheiten entstehen. Typischerweise werden beispielsweise bei mehrfach Unfallverletzten immer wieder einzelne Verletzungen übersehen und dann unter Umständen verspätet und nur noch mit eingeschränkter Heilungsaussicht behandelt.

Fehlerhaft ist es beispielsweise, wenn man sich mit unzulänglicher Röntgendiagnostik zufrieden gibt und deshalb Verletzungen nicht erkennt oder wenn man trotz einschlägiger Klagen des Patienten bestimmte Körperpartien überhaupt nicht röntgt oder dabei fehlerhafte Techniken anwendet. Welche be- und entlastenden Gesichtspunkte für die Behandlungsseite bei Unterlassung medizinisch gebotener Befunderhebung zu sehen sind, hat der für Schadensersatzansprüche wegen ärztlicher Behandlungsfehler zuständige 6. Zivilsenat des Bundesgerichtshofes eingehend und sorgfältig in einer Entscheidung vom 06.07.1999 dargelegt [1].

Die Klägerin war in diesem Falle am 26.11.1990 als Unfallverletzte in ein Klinikum eingeliefert worden, wo am selben Tage neben weiteren Verletzungen am linken Bein eine distale Unterschenkeltrümmerfraktur und eine Oberschenkelspiralfraktur festgestellt und operativ behandelt worden waren. Am 10.12.1990 wurde eine Etagenfraktur des rechten Wadenbeins festgestellt und versorgt, am 02.01.1991 – ebenfalls als Unfallfolge – eine nicht dislozierte Abrissfraktur der Bogenwurzel des zweiten Halswirbelkörpers und am 20.01.1991 ein Pleuraerguss, der zweimal punktiert wurde. Nach der Entlassung der Klägerin am 05.02.1991 wurde in der Folgezeit an ihrem linken Unterschenkel eine ausgeprägte Osteitis festgestellt, die erst im Sommer 1994 im Wesentlichen ausgeheilt war.

Der Bundesgerichtshof billigt die Auffassung der Vorinstanz, dass die Infektion wie die Wahl der Operationszeitpunkte nicht nachweisbar behandlungsfehlerhaft erfolgt seien, jedoch verlangt er noch nachzuprüfen, ob die Unterlassung der Entnahme eines Wundabstrichs nach dem 27.12.1990, als eine nässende Wunde am linken Unterschenkel in den Behandlungsunterlagen dokumentiert worden war, als schwerwiegende Unterlassung der Erhebung eines Kontrollbefundes zu werten sei. Im selben Sinne müsse die Unterlassung einer früheren Röntgenaufnahme des Halswirbelbereichs noch sachverständig überprüft werden, weil ebenfalls aus den Krankenunterlagen hervorgehe, dass die Patientin bereits am 02.12.1990 über erhebliche Schmerzen dort geklagt habe.

## Behandlungsmaßnahmen und Komplikationen

Bei der Behandlung wird jeweils durch Sachverständige zu prüfen sein, ob die Operation gängigem Standard entsprochen hat oder ob vertretbare Gründe vorhanden waren, hiervon abzuweichen. Entsprechend wird die Nachsorge in der Klinikbehandlung zu kontrollieren sein, insbesondere die Indikation zur Reoperation bei Dislokationen, Bruch von Platten oder sonstigem Osteosynthesematerial.

Ein umfangreiches Kapitel und in der oben zitierten Entscheidung auch schon angeklungen, sind die postoperativen Infekte, welche den Erfolg einer Osteosynthese gefährden oder zunichte machen können. Hier gilt in aller Regel der Eintritt der Infektion wegen der Ubiquität bedrohlicher Keime als unvermeidlich und demnach entschuldbar. Jedoch werden verspätete Diagnostik, ungenügende und häufig inkonsequente Therapie einschließlich der verspäteten operativen Revision als Behandlungsfehler unter Umständen mit der Folge eines unbefriedigenden Operationsergebnisses gewertet. Dabei kann in manchen Fällen sogar ein so genannter grober Behandlungsfehler angenommen werden, der zur Umkehr der Beweislast führt, d. h., dass der Chirurg beweisen muss, dass das schlechte Ergebnis nicht auf seine Behandlungsfehler zurückgeht. Dies kann beispielsweise dann der Fall sein, wenn – wie vom Oberlandesgericht Düsseldorf in einem Urteil vom 23.03.1995 entschieden worden ist, kurz nach der Operation einer Sprunggelenkverletzung starke Temperaturerhöhungen auftreten, die auf den Beginn einer tiefen bakteriellen Wundinfektion schließen lassen. Der Verdacht auf eine solche Infektion sei durch Ausschöpfung aller möglichen diagnostischen Mittel zu erhärten oder zu entkräften. Dies gelte insbesondere bei dem Verzicht auf eine frühe chirurgische Wundrevision. Das Unterlassen des gebotenen konsequenten Vorgehens sei ein grober Behandlungsfehler [2].

Zur Problematik der postoperativen Infektion findet sich eine ausführliche Darstellung bei [3], wo sich unter Auswertung von 261 gutachtlichen Bescheiden der Gutachterkommission für ärztliche Behandlungsfehler bei der Ärztekammer Nordrhein umfassend und übersichtlich die Ergebnisse dargestellt finden.

## Nachbehandlung

Zur Nachbehandlung einer chirurgischen Behandlung einer Verletzung oder sonstigen Erkrankung einer unteren Extremität gehört in der Regel auch, eine korrekte Überleitung des Patienten in die ambulante oder stationäre Rehabilitation oder sonstige Nachsorge zu organisieren. Hier gilt es, in der heute stark arbeitsteiligen Medizin Defizite zu vermeiden und nicht den Patienten mit den häufig erst nach der Krankenhausentlassung auftretenden Schwierigkeiten alleine zu lassen. Lässt sich während des Krankenhausaufenthaltes die Kostenübernahme nicht klären, so ist der Operateur seiner Hinweispflicht nicht enthoben, denn häufig weiß der Patient nicht, dass und ggf. welche Mittel der Physiotherapie oder sonstigen ambulanten Behandlung ihm über seine Schwierigkeiten noch hinweg helfen können.

## Aufklärung

Dass bei einem operativen Eingriff eine ordnungsmäßige Risikoaufklärung erforderlich ist, wenn der Patient aufnahme- und einwilligungsfähig ist – Ausnahme der mehrfach Unfallverletzte, der jedenfalls durch starke Schmerzen oder Bewusstseinstrübungen unter Umständen gar nicht oder kaum ansprechbar ist – bedarf wohl keiner Erwähnung mehr. Zu dieser Aufklärung gehört insbesondere auch die Darstellung der Risiken, wenn eine konservative oder operative Behandlung zur Wahl stehen.

In den letzten Jahren sind in Schadensersatzprozessen die Aufklärungspflichten über sogenannte Behandlungsalternativen von Anwälten immer wieder sehr stark thematisiert worden, insbesondere dann, wenn sich ein Behandlungsfehler bei der Überprüfung der Behandlung nicht abgezeichnet hatte. Die Rechtsprechung hat allerdings mit dem Satz, die Wahl der Behandlungsmethode ist in der Regel Sache des Arztes, die Diskussion von Lehrbuchinhalten mit den Patienten in Grenzen gehalten. Ebenso wenig kann ein Arzt unter dem Gesichtspunkt mangelnder Aufklärung zum Schadensersatz verpflichtet werden, wenn er in entschuldigter Fehldeutung einer mehrdeutigen Symptomatik den abweichenden Behandlungsweg gar nicht erkannt hat. Die Privilegierung des einfachen Diagnoseirrtums – also nicht des Irrtums wegen ungenügender Befunderhebung – würde wieder aufgehoben, wenn auf dem Umweg über eine Aufklärungspflicht bezüglich einer nicht erkannten Behandlungsalternative doch eine Haftung wegen des ungenügenden Heilungsergebnisses einträte [4].

## Literatur

1. VersR 99, 1282 – 1284
2. AHRS II KZ 1873/107 u. KZ 6562/120
3. Arens S, Müller L, Hansis M (1998) Vorgeworfene Behandlungsfehler nach postoperativen Infekten im Bewegungsapparat. Chirurg 69: 1263–1269
4. OLG Köln, Urt. v. 4.12.1996, AZ 5U 68/96; Rev. v. BGH nicht angenommen

# Diskussion*

Zusammengefasst und redigiert von H.-J. Böhm**

Die Feststellung einer posttraumatischen Achsenabweichung impliziert die Fragen nach den therapeutischen Konsequenzen in Hinsicht auf die Notwendigkeit einer evtl. Korrekturoperation und insbesondere auf Fragen bezüglich der Fehlerhaftigkeit der vorangegangenen Behandlung. Die Ableitung der Indikation zur Korrekturoperation einzig auf der Basis eines Messwertes ist nicht möglich. Vielmehr wird eindeutig festgehalten, dass die Entscheidung über das weitere Vorgehen an Hand der Betrachtung der individuellen Gegebenheiten des einzelnen Patienten zu treffen ist. Als Faktoren, die hierbei Berücksichtigung finden müssen, werden besonders aufgeführt Alter und Aktivitätslevel des Patienten, Lokalisation der Achsenabweichung (gelenknah oder diaphysär), Arthroseausmaß an den benachbarten Gelenken sowie die speziellen lokalen Gegebenheiten in der ehemaligen Bruchzone. Das Vorliegen einer Pseudarthrose oder einer Infektion hat Konsequenzen für die Auswahl der zu wählenden Operationstechnik (*Wentzensen, Muhr, Bühren*).

Grundsätzlich bestehen in der Indikation zur Korrekturosteotomie keine Unterschiede abhängig davon, ob es sich um eine Operation handelt, die unter prophylaktischem Gesichtspunkt durchgeführt wird oder ob der Eingriff auf Grund einer posttraumatischen Achsenabweichung erfolgt. Einen zentralen Gesichtspunkt stellt immer die Arthrose der Nachbargelenke dar. Ist eine Arthroseauslösung wahrscheinlich oder die Weiterentwicklung der Arthrose abzusehen, so sollte der Eingriff frühzeitig vorgeschlagen werden. Zumindest sind diese Gesichtspunkte im Rahmen eines Aufklärungsgespräches mit dem Patienten zu diskutieren und auch zu dokumentieren (*Schröter, Wentzensen*).

Als diagnostisch am schwierigsten zu erfassen werden die Rotationsabweichungen am Oberschenkel dargestellt. Auch hier lässt sich die Indikation zur Durchführung einer Korrektur nicht einfach an Hand des Ausmaßes der Rotation festmachen. Vielmehr gelten die gleichen Kriterien, wie sie eingangs aufgeführt wurden (*Wentzensen*). Aus der Tatsache, dass sich die Indikation zur Durchführung einer Korrekturoperation nicht nur aus geometrischen Daten herleiten lässt, sondern vielmehr einer multifaktoriellen Analyse bedarf, leitet sich die Frage ab, unter welchen Rahmenbedingungen eine vorausgegangene Behandlung überhaupt als fehlerhaft bezeichnet werden darf (*Oest, Roesgen, Kortmann*). In diesem Zusammenhang wird nochmals ausgeführt, dass es sich bei der Darstellung der Ergebnisse aus dem Bereich der Gutachterkommission für ärztliche Behandlungsfehler bei der Ärztekammer Nordrhein um

---

\* Zu den Beiträgen von S. 45–58.
\*\* Teilnehmer: V. Bühren, M. Hansis, H.-R. Kortmann, G. Muhr, O. Oest, M. Roesgen, G. Rompe, P. Rumler-Detzel, F. Schröter und A. Wentzensen

eine retrospektive Analyse unter Auswertung der Toleranzwerte handelte, die der jeweilige Gutachter im Einzelfall zu Grunde legte. Eine richtlinienartige Vorgabe ist hieraus nicht abzuleiten, wenngleich die zu Grunde gelegten Toleranzwerte der Gutachter in den letzten 20 Jahren konstant waren. Entscheidend ist die Wahrung der Sorgfalt.

Beim Verdacht auf das Vorliegen einer Achsenabweichung sollten alle diagnostischen Möglichkeiten ausgeschöpft und mit dem Patienten besprochen werden. Letzteres muss in nachvollziehbarer Form dokumentiert sein (*Hansis, Rumler-Detzel*).

Vor dem Erfahrungshintergrund der Entscheidungen bei der Gutachterkommission für ärztliche Behandlungsfehler Nordrhein ist festzuhalten, dass ein Übernahmeverschulden bei der Versorgung komplexer Frakturen in kleineren Häusern bisher nicht abgeleitet worden ist. Dies ist insofern nicht erstaunlich, als Beurteilungsgrundlage entsprechend höchstrichterlichen Entscheidungen der Facharztstatus als Bedingung herangezogen wird (*Hansis, Rompe*).

Als weitergehende Problematik wird die Reaktionsmöglichkeit der Schlichtungsstellen bei einer Häufung erkennbar fehlerhafter Behandlungen in einzelnen Fachabteilungen angesprochen. Dies muss Anlass zur Entwicklung von Präventionsstrategien sein (*Schröter*). Die bisherige tägliche Praxis der Schlichtungsstellen beinhaltet jedoch nur die retrospektive Beurteilung des Einzelfalles. Die Düsseldorfer Gutachterkommission hat inzwischen den zweiten Schritt vollzogen, nämlich die Entwicklung themenbezogener Präventionsstrategien, basierend auf der retrospektiven, anonymisierten Analyse ihrer Fälle. Der dritte Schritt, die Entwicklung individueller klinikbezogener Präventionsstrategien in Zusammenarbeit mit der jeweiligen Fachabteilung, steht noch aus (*Hansis*). Hierbei sind insbesondere die jeweiligen organisatorischen Gegebenheiten und Möglichkeiten des Hauses in die Überlegungen mit einzubeziehen, was am Beispiel der technischen Verfahrensweise in Hinsicht auf die röntgenologischen Kontrollen nach einer Verriegelungsnagelung dargestellt wird (*Muhr, Hansis*).

**Teil II**
# Begutachtung im Rahmen der Haftpflicht

## Teil II

# Begutachtung im Rahmen der Haftpflicht

# Juristische Grundlagen zur Begutachtung im Rahmen der Haftpflicht: Verursachung und Entschädigung

J. Ongert

## Verursachung

Ansprüche aus unerlaubter Handlung (= Delikt) bilden die Reaktion auf widerrechtliches Verhalten einer Person gegenüber einer anderen. Allen Tatbeständen des Deliktsrechts, die sich nicht nur im BGB (§§ 823 ff.), sondern darüber hinaus in zahlreichen anderen Gesetzen finden, ist gemeinsam, dass sie eine widerrechtliche („unerlaubte") Handlung voraussetzen.

Die typische Rechtsfolge der unerlaubten Handlung ist die Schadensersatzpflicht. Haftung bedeutet die Verpflichtung zum Schadensersatz.

- Sie entsteht, wenn durch ein Verschuldungen ein Dritter geschädigt wird.
- Eine schuldhaft verursachte Verletzung einer Person kann als Folge die Verpflichtung zum Schadensersatz auslösen.

§ 823 Abs. 1 BGB lautet:

> Wer vorsätzlich oder fahrlässig das Leben, den Körper, die Gesundheit, die Freiheit, das Eigentum oder ein sonstiges Recht eines anderen widerrechtlich verletzt, ist dem anderen zum Ersatz des daraus entstehenden Schadens verpflichtet.

Es handelt sich hierbei um eine sog. gesetzliche Haftpflicht.

In unserem modernen Lebensstandard werden die Abhängigkeiten immer größer und die Verkehrskreise immer dichter. Unser Tun erzeugt Wellen. Jeder von uns kann geschädigt werden und jeder von uns kann andere durch sein Verhalten schädigen und sich dadurch u. U. schadensersatzpflichtig machen. Dieses Risiko kann dem Schädiger durch den Abschluss einer Haftpflichtversicherung unter bestimmten Voraussetzungen von einem Versicherer abgenommen werden. Dabei entsteht dann – anders als beispielsweise in der Unfallversicherung oder Sachversicherung – ein Haftpflichtdreieck (Abb. 1). Eines der wesentlichsten Tatbestandsmerkmale im Haftpflichtverhältnis zwischen Versicherungsnehmer und Anspruchsteller ist das Verschulden (= also Vorsatz oder Fahrlässigkeit).

Ein über die Verletzungsfolgen eines Anspruchstellers ausgearbeitetes Gutachten dient der Klärung bestimmter Aspekte im Haftpflichtverhältnis zwischen *Versicherungsnehmer und Anspruchsteller*.

Dies betrifft:

- Ursächlichkeit,
- unfallunabhängige Erkrankungen,

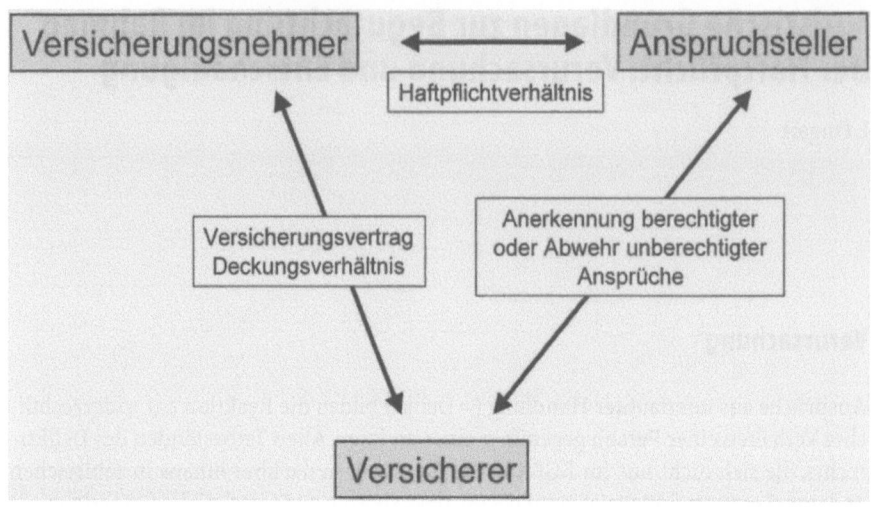

**Abb. 1.** Das Haftpflichtdreieck

- Art und Umfang der Verletzung,
- Dauer der Behandlung
- konkrete Auswirkungen der Verletzung.

Die Perspektive des Gutachters, aus der er seine Ausführungen macht, schließt den Schädiger mit ein: Welche Verletzung hat sich aus der schädigenden Handlung des Verursachers (Versicherungsnehmer) ergeben?

Im Zusammenhang mit der Begutachtung einer Verletzungsfolge gibt uns das Gutachten somit Aufschluss über bestimmte Tatbestandsvoraussetzungen der deliktsrechtlichen Anspruchsnorm § 823 BGB (Tab. 1).

Bezüglich der Frage nach der Kausalität ist für den Versicherungsnehmer (und für den Versicherer) von Bedeutung, ob ggf. Vorerkrankungen das Ausmaß der Verletzungsfolgen beeinflussen.

Im Bereich der Begutachtung eines ärztlichen Behandlungsfehlers gewinnen die Merkmale „Schaden" und „Kausalität" besondere Bedeutung. Schwierig ist die Kausalität festzustellen bei Krankheitsbildern mit einer höheren Misserfolgsquote bezüglich der Behandlung.

Die Arzt-Haftpflichtfälle sollen hier jedoch nicht weiter vertieft werden, zumal in solchen Fällen häufig durch die Schlichtungsstellen für Arzthaftpflichtfragen ein Gutachten erstellt wird.

**Tabelle 1.** Haftungsvoraussetzungen nach § 823 BGB

| | |
|---|---|
| Schädigung | Tatsächlicher Schaden durch die Handlung |
| Rechtsgut | Eines der genannten Rechtsgüter muss verletzt sein |
| Adäquate Kausalität | Ursächlicher Zusammenhang zwischen der Handlung des Schädigers und dem Schaden |
| Verschulden | Vorsatz, grobe oder leichte Fahrlässigkeit |
| Widerrechtlichkeit | Rechtswidriger Eingriff |

## Entschädigung

Der Inhalt des Schadenersatzanspruchs wird in anderen Vorschriften des BGB näher erläutert. Nach der Grundsatznorm des § 249 Abs. 1 BGB hat der zum Schadensersatz Verpflichtete grundsätzlich den Zustand wieder herzustellen, der jetzt, d. h. im Zeitpunkt der Beurteilung bestehen würde, wenn die unerlaubte Handlung nicht begangen worden wäre.

Bei Personenschäden kann statt Naturalrestitution Geldersatz verlangt werden. Der durch die Verletzung des Körpers oder der Gesundheit entstandene Schaden umfasst in erster Linie die Kosten der – versuchten – Heilung und Pflege, sowie in zweiter Linie Vermögensnachteile, die durch Vermehrung der Bedürfnisse des Verletzten eintreten. Darüber hinaus kann der Verletzte wegen seines immateriellen Schadens (= Beeinträchtigungen des körperlichen und seelischen Wohlbefindens) ein sog. Schmerzensgeld verlangen.

### Beispiel aus der Praxis des Haftpflichtversicherers

Durch Verunreinigung im Herstellungsprozess eines Arzneimittels ist es zu einem größeren Arzneimittelschaden gekommen, bei dem zahlreiche Geschädigte – überwiegend Frauen – an EMS erkrankten. Bei dieser Erkrankung treten schwerste Muskelschmerzen auf. Ob eine vollständige Wiederherstellung der Gesundheit eintreten wird, ist letztlich nicht in allen Fällen absehbar. Dieser Schadenkomplex wurde u. a. im Hinblick auf die Berechnung des Haushaltsführungsschadens sehr bedeutsam.

Ist die den Haushalt führende Ehefrau infolge eines vom Verursacher zu verantwortenden Schadenereignisses vorübergehend oder auf Dauer ganz oder teilweise zur Haushaltsführung nicht in der Lage, kann sie den Verursacher wegen dieses Ausfalles aus § 843 Abs. 1 BGB auf Schadensersatz in Anspruch nehmen. Die Haushaltsführung umfasst die eigene Versorgung und die Betreuung und Versorgung der übrigen Familienmitglieder. Während der Ausfall bei der eigenen Versorgung in die Schadengruppe der vermehrten Bedürfnisse gehört, gilt der Ausfall bei der Versorgung und Betreuung der übrigen Familienmitglieder als Erwerbausfallschaden.

Beim Haushaltsführungsschaden hat sich die Rechtsprechung von einer an sich notwendig konkreten Schadensberechnung weitgehend gelöst. Der Haushaltsführungsschaden wird fiktiv abgerechnet. Wird keine bezahlte Ersatzkraft beschäftigt, richtet sich der Ersatzanspruch danach, ob und in welchem Umfang der Haushaltsführende ausgefallen ist und was eine zum Ausgleich dieses Ausfalls beschäftigte bezahlte Ersatzkraft – wäre sie eingestellt worden – gekostet hätte.

Für die Bearbeitung dieser Schadenfälle sind wir auf die medizinischen Gutachten in besonderer Weise angewiesen. Die Angaben im Gutachten zur abstrakten Minderung der Erwerbsfähigkeit reichen für die Berechnung des Haushaltsführungsschadens nicht aus. Vielmehr geht es um das Ausmaß der konkreten Behinderung bei der Haushaltsführung.

Beispiel: Die haushaltsführende Ehefrau und Mutter erleidet eine niedrige Querschnittslähmung, sie ist an den Rollstuhl gefesselt, Arme und Oberkörper sind noch frei beweglich. Obwohl die Minderung der Erwerbsfähigkeit in der Regel 100% beträgt, ist die Fähigkeit, den Haushalt zu führen, in der Regel nicht zu 100% aufgehoben.

Zur Ermittlung des Ausmaßes der Behinderung im Haushalt muss zunächst das Ausmaß der körperlichen Beeinträchtigung (Unfallverletzung, Heilungsverlauf, eingetretener Dauerschaden) ermittelt werden. Das Ausmaß der körperlichen Beeinträchtigung wird in der Regel für verschiedene Zeiträume unterschiedlich sein. Dann muss auch der Haushaltsführungsschaden für die entsprechenden Zeiträume jeweils gesondert ermittelt werden.

Für die Berechnung des Haushaltsführungsschadens muss sodann das Ausmaß der konkreten Beeinträchtigung bei der Haushaltsführung durch die jeweilige körperliche Beeinträchtigung ermittelt werden. Für die oben beschriebene Querschnittslähmung ergeben sich z. B. danach in verschiedenen Tätigkeitsbereichen jeweils unterschiedliche Behinderungen: Beim Einkaufen z. B. 90%, bei der Haushaltsplanung 20%, bei der Gartenarbeit 100% usw. Im Ergebnis muss auf diesem Wege durch Schätzung die prozentuale Beschränkung in der Haushaltsführung festgelegt werden, bei unterschiedlicher Beschränkung jeweils gesondert für die entsprechenden Zeitabschnitte. Dafür sind konkrete Angaben im Gutachten von entscheidender Bedeutung.

# Besonderheiten der Begutachtung aus ärztlicher Sicht im Rahmen der Haftpflichtversicherung

R. Klose und H.-R. Kortmann

Gutachten sind Bestandteil der ärztlichen Tätigkeit und ihre korrekte Anfertigung unter Wissen der entsprechenden Beurteilungskriterien hat aufgrund der damit verbundenen finanziellen Auswirkungen oft erheblichen Einfluss auf die Lebensqualität der Patienten.

Die Haftpflichtversicherung als Teilgebiet der privaten oder öffentlich-rechtlichen Versicherungsgesellschaften ist nicht Teil der gesetzlichen Sozialversicherung. Sie hat sich aus dem auch heute noch gültigen Reichshaftpflichtgesetz aus dem Jahre 1871 entwickelt und ist damit wesentlich älter als die gesetzlichen Sozialversicherungen. Daraus resultieren auch die unterschiedlichen Bewertungskriterien.

Besonderheiten in der Begutachtung von Haftpflichtschäden ergeben sich zum einen bezüglich der Bewertung des Kausalzusammenhanges zwischen Schadensereignis und den resultierenden Folgen, zum anderen in der Bemessung der Schadenshöhe. Nicht zuletzt steht die Frage des Verschuldens zur Debatte, wobei die Begriffe „fahrlässig" und „grob fahrlässig" eine entscheidende Bedeutung haben. Nachgewiesene Fahrlässigkeit berechtigt den Geschädigten ein Schmerzensgeld einzufordern. Im Arzthaftungsverfahren kann bei Fahrlässigkeit die dann anzuwendende Beweislastumkehr entscheidenden Einfluss auf die abschließende Beurteilung haben.

## Definition der Haftpflicht

Per Definition versteht man unter Haftpflicht die gesetzliche Verpflichtung, den einem anderen zugefügten Schaden wieder gutzumachen. In den entsprechenden Gutachten werden überwiegend Personenschäden nach Unfällen und hier weit im Vordergrund nach Verkehrsunfällen untersucht. In letzter Zeit immer mehr zunehmend sind Haftpflichtansprüche, die sich aus fehlerhafter ärztlicher Behandlung ergeben.

## Begutachtung bei Haftpflichtschäden

Für die Regulierung von Schadensersatzansprüchen sind ärztliche Gutachten unerläßlich. Insbesondere durch die zunehmende Motorisierung in unserer Gesellschaft steigt die Anzahl der Begutachtungen wegen Personenschäden im Straßenverkehr ständig an. Bei Auseinandersetzungen der gegnerischen Parteien vor Gericht ist das angeforderte medizinische Gutachten mit Dokumentation der verbliebenen Unfallfolgen oft ausschlaggebendes Element in der abschließenden Beurteilung. Da das Gericht nicht über den erforderlichen Sachverstand verfügt, muss es sich durch einen sachverständigen Gutachter hinsichtlich der verbliebenen Schäden beraten lassen. Die definitive Schadenshöhe wird dann durch das Gericht bzw. die Versicherungsgesellschaft festgelegt.

## Kausalzusammenhang

Ganz im Vordergrund bei der Klärung von Haftpflichtansprüchen steht die Antwort auf die Frage des Kausalzusammenhangs. Hier zeigt sich bereits ein erheblicher Unterschied zum procedere in der gesetzlichen Unfallversicherung. Während in der gesetzlichen Unfallversicherung ein adäquates Trauma bei der Beurteilung von Folgeschäden vorgelegen haben muss, ist bei Begutachtung eines Haftpflichtschadens das Verhältnis von Art und Ausmaß des Schadensereignisses zu den Schadensfolgen ohne Bedeutung [2].

Der Begriff der Gelegenheitsursache ist dementsprechend nicht anwendbar. Auch kann unter diesen Bedingungen nicht geltend gemacht werden, dass das Schadensereignis nur auslösend bezüglich einer klinisch stummen Schadensanlage gewirkt habe.

Beispielhaft seien hier die in der GUV so häufigen Begutachtungen nach Schulterprellungen und nachfolgend festgestellter Rotatorenmanschettenruptur mit daraus resultierender bleibender Bewegungseinschränkung des Schultergelenks genannt. Während in diesen Fällen oft ein ursächlicher Zusammenhang unter dem Hinweis eines bestehenden degenerativen Vorschadens und dem Begriff der Gelegenheitsursache abgelehnt wird, ist im Falle des Haftpflichtschadens die unter gleichen Bedingungen resultierende Bewegungseinschränkung des Schultergelenks entschädigungspflichtig.

Liegt jedoch bereits zum Zeitpunkt des Schadensereignisses eine klinisch bedeutsame unfallunabhängige Beeinträchtigung vor, so ist diese entsprechend dem Grade der Arbeitsunfähigkeit von den nach dem Unfall bestehenden Einschränkungen abzuziehen. Dabei ist also nicht wie in anderen Begutachtungsfällen häufig auftretend, die Verschlimmerung eines vorbestehenden Leidens, sondern eine vorbestehende klinisch manifeste Krankheit oder ein Gebrechen gemeint, welches bei der Schätzung der Schadensfolgen mit zu berücksichtigen ist. Schreitet dagegen ein vorher bestehendes Krankheitsbild aufgrund des Haftpflichtschadens weiter fort, so ist eine sich daraus ergebene Erwerbsminderung schadensersatzpflichtig. Im Vergleich zum Strafrecht, wo jede Bedingung, welche nicht außer Acht gelassen werden kann, ohne dass der Erfolg – d. h. hier ein Unfallschaden – entfiele, als *Ursache* zu gelten hat, muss im Zivilrecht weiter geprüft werden, ob der Schaden nach allgemeiner Lebenserfahrung durch das Ereignis adäquat verursacht wurde.

Zur Verdeutlichung sei das Beispiel eines Bluters genannt, welcher infolge einer an sich völlig harmlosen Verletzung, welche ihm zugefügt wurde, verstirbt. Vom naturwissenschaftlichen Aspekt her ist der Zusammenhang eindeutig zu bejahen. Ohne die harmlose Verletzung wäre der Schaden nicht eingetreten. Als adäquate Bedingung i. S. des Zivilrechts kann die Verletzung jedoch nicht angesehen werden.

Dementsprechend kommt dem Gutachter die schwere Aufgabe zu, darüber zu entscheiden, inwieweit die vorbestehende Krankheit auch ohne das Schadensereignis sich fortentwickelt hätte und welche Leistungsminderung daraus resultieren würde.

Zum Thema der überholenden Kausalität ist zu bemerken, dass in der gesetzlichen Unfallversicherung ein einmal festgestellter Schaden, z. B. Speichennervlähmung nach

Oberarmschaftbruch, auch nach erneutem nicht berufsgenossenschaftlich versichertem Unfallereignis, welches dieselbe Extremität betrifft und den ersten Schaden überdeckt, z. B. Unterarmamputation, unverändert entschädigungspflichtig ist. Anders ist dies im Zivilrecht, also im Gutachten für die Haftpflichtversicherung. Erreicht hier eine unfallfremde Erkrankung oder neues Unfallereignis einen Schweregrad, der den Gebrauch der betroffenen Extremität auch ohne den ersten Unfallschaden ausschließt, besteht kein unfallbedingter Schaden mehr, welcher entschädigungspflichtig wäre.

## Minderung der Erwerbsfähigkeit, Berufsunfähigkeit, Erwerbsunfähigkeit

Eine weitere Besonderheit in der Begutachtung von Haftpflichtschäden ist die Tatsache, dass die Begriffe der MdE, Berufsunfähigkeit oder Erwerbsunfähigkeit, auch wenn danach in einigen Gutachtenaufträgen immer wieder gefragt wird, keine Relevanz besitzen. Hier geht um eine tatsächlich vorhandene Erwerbsminderung, die einen individuellen Schadensersatz begründet, da der Geschädigte dadurch einen konkreten Verdienstausfall erfahren hat oder in Zukunft behalten wird. Prozentuale Angaben über die Erwerbsminderung sind dahingehend unzulässig, da trotz nachweisbarer Unfallfolgen durchaus je nach Einzelfall ein konkreter Schaden mit Verdienstausfall nicht besteht [3]. Da dem ärztlichen Gutachter nicht zuzumuten ist, auf alle diese Eventualitäten konkret einzugehen, sollte daher im Gutachten nur die konkrete Beeinträchtigung der körperlichen und geistigen Fähigkeiten erläutert werden. Dabei kann durchaus darauf eingegangen werden, welche körperlichen Tätigkeiten aufgrund der Verletzungsfolgen nicht mehr möglich sind und ggf. auch in Zukunft nicht mehr möglich sein werden. Es obliegt dann dem zuständigen Versicherungsträger oder dem in Anspruch genommenen Gericht den daraus resultierenden Schadensersatz zu beurteilen. Bei dauernder Erwerbsminderung kommt nach § 823 BGB die Gewährung einer Geldrente als Schadensersatz in Betracht. Liegt gleichzeitig eine vorsätzliche oder fahrlässige Handlung vor, ist nach § 847 BGB zusätzlich ein Schmerzensgeld zu entrichten.

Die Problematik der Fahrlässigkeit oder sogar der groben Fahrlässigkeit leitet über zu den Besonderheiten der Begutachtungen in Arzt-Haftpflichtverfahren.

## Arzthaftpflichtverfahren

Im Gegensatz zu den oben genannten Verfahren mit Schadensersatzansprüchen steht die Beurteilung eines ggf. vorliegenden ärztlichen Behandlungsfehlers häufig im Rampenlicht der Medien. Oft werden die daraus folgenden Prozesse als „Kunstfehlerprozesse" tituliert, obwohl der Begriff des Kunstfehlers im Gesetz nicht definiert ist und somit keine eindeutige Interpretation zulässt. Ärztliche, dabei im Vordergrund stehend chirurgische Misserfolge werden nur noch mit Vorbehalt oder überhaupt nicht als schicksalhaft hingenommen. Fest steht, dass nach Angaben der Gutachterkommissionen die Zahl der vorgebrachten Vorwürfe eines ärztlichen Behandlungsfehlers ständig steigt und auch die Zahl der anerkannten Fälle in den chirurgischen Fächern bei ca. 30–35% liegt und keinesfalls rückläufig ist [1].

Dies ist u. a. in der Tatsache begründet, dass in der Regel Aufklärungs- und Dokumentationsmängel als Ursache einer Beweislastumkehr vorliegen und damit erheblich schlechtere Voraussetzungen für den Arzt bestehen. An die Notwendigkeit einer guten Dokumentation von Entscheidungsprozessen und ärztlichen Tätigkeiten soll deshalb hier noch einmal erinnert werden.

## Voraussetzungen

Vor der Erstellung eines Gutachtens im Arzt-Haftungsverfahren ist zunächst einmal zu überprüfen, inwieweit die eigene Sachkenntnis eine Beurteilung des zu entscheidenden Falles zulässt. Ist die zur Debatte stehende Behandlungsmethode ausreichend bekannt bzw. selbst angewendet worden?

Das ärztliche Gutachten dient zur Objektivierung der Sachzusammenhänge und zur Wahrheitsfindung. Dies erfordert neben einer entsprechenden Sachkenntnis ein hohes Maß an Objektivität. Das Gutachten muss so kausal aufgebaut sein, dass es dem gelegentlich geäußerten Vorwurf, medizinische Sachverständige neigten dazu Behandlungsfehler nur mit Zurückhaltung auszusprechen, da dies schließlich jedem einmal passieren könne, sicher standhalten kann.

Die Ermittlung und Aufbereitung des Behandlungsverlaufs ist von entscheidender Bedeutung. Die Relevanz von vorhandenen Befunden muss gewichtet werden; nach ggf. entscheidenden Befunden, welche nicht der Akte beiliegen (z. B. Histologiebefunde) muss explizit nachgeforscht werden.

Unter diesen Bedingungen mit unter idealen Voraussetzungen lückenlosem Beschaffen des Tatsachenmaterials kann zunächst einmal die Darstellung des Sachverhaltes erfolgen.

Die Frage der vorhandenen *Sorgfalt*, welche sowohl räumliche, technische und personelle Voraussetzungen betreffen kann, ist zu klären. Entspricht das Tun oder Unterlassen des Arztes der durchschnittlichen Sorgfaltspflicht? Eine Vernachlässigung entspräche einer Fahrlässigkeit. Dennoch sollte man an den betroffenen Arzt keine überzogenen Anforderungen an die Sorgfaltspflicht stellen, d. h. überdurchschnittliches Können und Wissen verlangen. Den gerechten Maßstab zu finden ist hier sicher nicht leicht.

Die Beurteilung der angewandten Operationsmethode im Sinne der *Therapiefreiheit*, d. h. ob es sich dabei um eine allgemein anerkannte Behandlung handelt oder ob eine Außenseitermethode gewählt wurde [4]. Das Gutachten ist jedoch kein Forum für die Fortsetzung des in der Fachliteratur vorliegenden Methodenstreites bezüglich des einen oder anderen operativen Verfahrens.

Ein *Organisationsverschulden* kann z. B. vorliegen, wenn für eine Operation mit offensichtlich hohem Schwierigkeitsgrad ein Berufsanfänger eingeteilt wurde, welcher die Komplexität des Eingriffes noch nicht in vollem Umfang überblicken konnte.

Nicht zuletzt wird, wie bereits erwähnt die Überprüfung der erfolgten *Aufklärung* bezüglich Art und Umfang als wesentliches Kriterium mit in die Beurteilung einfließen.

## Kausalität und konkurrierende Ursachen

Nach Klärung des Sachverhaltes und Festlegen des eingetretenen Schadens ist der Kausalzusammenhang zu überprüfen. Dabei sind zum einen der zeitliche Zusammenhang z. B. zwischen Eingriff und eingetretenem Infekt zu berücksichtigen, als auch mögliche konkurrierende Ursachen auszuschließen.

Interpretationen oder Schlussfolgerungen bei tatsächlich nicht vorhandenen Befunden oder nicht dokumentierten Ereignissen sind nur im besonderen Fall zulässig und müssen mit größter Vorsicht angewendet werden. Gegebenenfalls muss im Gutachten darauf hingewiesen werden, dass unter den bestehenden Bedingungen zum einen oder anderen Teilaspekt nicht definitiv Stellung genommen werden kann. Die reine Möglichkeit geschilderter Zusammenhänge ist in jedem Fall rechtlich unzureichend.

## Die Schuldfrage

Ist der Kausalzusammenhang zwischen der erfolgten Behandlung und einem festgestellten Schaden bewiesen, wird abschließend die Frage des Verschuldens zu beantworten sein. Nicht jeder Misserfolg oder Therapieschaden ist ein Behandlungsfehler. Im Falle der Anerkennung eines Behandlungsfehlers muss ein konkreter Verstoß gegen die Regeln der ärztlichen Kunst nachgewiesen werden. Dabei ist es erforderlich, sich strikt an die Schilderung von Tatsachen zu halten. Bemerkungen wie „offensichtlich überfordert" oder „dilettantisch" lassen Zweifel an der Unbefangenheit des Gutachters aufkommen. Die angelegte Messlatte bei der Beurteilung hängt sicher auch vom wissenschaftlichen Standpunkt und Erfahrungsschatz des Gutachters ab. So ist der mit den typischen Risiken der Plattenosteosynthese aus eigener Erfahrung vertraute Gutachter vielleicht eher geneigt typische Risiken einer Marknagelung nicht mehr als schicksalhaft anzusehen.

Die Frage der Fahrlässigkeit ist sicher am schwierigsten zu beantworten. Hierbei muss nicht nur die allgemeine Sorgfaltspflicht herangezogen werden, sondern auch die einzelne auf den speziellen Patienten unter Berücksichtigung der Begleitumstände erforderliche Sorgfaltspflicht. Zwei Patienten mit nahezu identischer Schenkelhalsfraktur können durchaus erheblich unterschiedliche Anforderungen an die erforderliche Sorgfalt stellen.

## Zusammenfassung

Unter diesen Voraussetzungen sollte es möglich sein durch das erstellte Gutachten sowohl dem Versicherungsträger als auch einem Gericht ein Entscheidungskriterium an die Hand zu geben, welches zu einem möglichst gerechten und zufriedenstellendem Ergebnis führt. Aus ärztlicher Sicht wäre es wünschenswert eine regelmäßige Rückmeldung aus den erstatteten Gutachten zu erhalten, um eine eigene Qualitätskontrolle zu ermöglichen.

## Literatur

1. Berner B (1999) Gutachterkommissionen und Schlichtungsstellen: Rechtsfrieden durch eine gütliche Einigung sichern. Dtsch Ärztebl 34/35: A-2134
2. Fitzek JM (1992) Begutachtung in der privaten Unfallversicherung. In: Rompe G, Erlenkämper A (Hrsg) Begutachtung der Haltungs-und Bewegungsorgane. Georg Thieme, Stuttgart, S 292–303
3. Fritze E (1994) Die ärztliche Begutachtung. Steinkopff, Darmstadt, S 154–157
4. Weissauer W (1989) Therapiefreiheit und Behandlungsfehler. In: Hierholzer G, Ludolph E, Hamacher E (Hrsg) Gutachtenkolloquium 5, Duisburg

# Ein Unfall – verschiedene Versicherungsträger. Vorschläge für koordinierte Abwicklung aus ärztlicher Sicht

M. Meyer-Clement

## Einleitung

Jährlich werden in der Bundesrepublik Deutschland ca. 8,5 Mio Menschen bei Unfällen verletzt, mehr als die Hälfte davon im Hausbereich und in der Freizeit. Die Berufsgenossenschaften haben sich um etwa 1,4 Mio Verletzte zu kümmern [1].

Im Jahre 1997 kamen 501 094 Menschen bei Verkehrsunfällen zu Schaden. Hiervon entfielen 179 734 auf die Berufsgenossenschaften. 1998 fielen für den Bereich der Berufsgenossenschaften 184 310 Verletzte an, die Gesamtstatistik der deutschen Versicherungswirtschaft war noch nicht veröffentlicht [4].

441 000 der Verkehrsopfer machten Ansprüche gegen eine Haftpflichtversicherung geltend. Die Kosten steigen jährlich etwa um 1 Milliarde, 1997 fielen für die Versicherungswirtschaft 10,5 Milliarden Kosten an [4].

Bei ca. 158 000 der Verletzten sind nach einer Schätzung sowohl eine Berufsgenossenschaft als auch eine Haftpflichtversicherung involviert.

Wenn wir über eine Verbesserung der Koordination der Versicherungsträger bei der Abwicklung von Unfallfolgen reden müssen, dann nicht zuletzt deshalb, weil hier aus ärztlicher Sicht einiges im Argen liegt.

Insbesondere die Abwicklung der Unfälle mit Fremdverschulden läuft nicht immer konfliktfrei ab. In erster Linie muss man dabei an Unfälle denken, bei denen sowohl Ansprüche an eine Berufsgenossenschaft als auch an eine Haftpflichtversicherung geltend gemacht werden.

## Aufgabenverteilung im „Sozialen Netz"

Mit den Folgen eines Verkehrsunfalles befassen sich nicht nur Berufsgenossenschaft und Haftpflichtversicherung, sondern in unserem sozialen Netz sind weitere Versicherungen und Institutionen involviert. Gewisse Maschen dieses sozialen Netzes sind durch private Vorsorge noch etwas enger gewoben (Abb. 1).

Das Ziel insbesondere des gesetzlichen Leistungsträgers ist es, das Unfallopfer so rasch wie möglich umfassend medizinisch und gegebenenfalls beruflich zu rehabilitieren, d. h. für seine Wiedereingliederung in die Gesellschaft, insbesondere in Arbeit und Beruf Sorge zu tragen. Bei gesetzlich versicherten Unfällen nimmt die Berufsgenossenschaft diese Aufgaben umfassend wahr.

Bei Privatunfällen ist die gesetzliche Krankenversicherung für die medizinische Rehabilitation zuständig, die gesetzliche Rentenversicherung für weitergehende medizinische Rehabilitationsmaßnahmen, wenn eine Gefährdung der Erwerbsfähigkeit

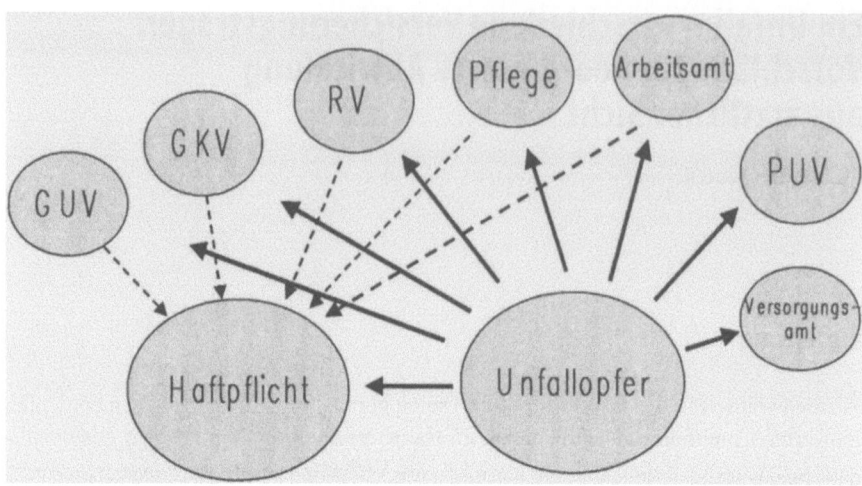

**Abb. 1.** Das soziale Netz

droht. Für berufliche Rehabilitationsmaßnahmen ist die gesetzliche Rentenversicherung zuständig, wenn eine Versicherungszeit von 15 Jahren besteht oder eine Rente wegen verminderter Erwerbsfähigkeit bezogen wird oder sich die Berufsförderung an eine medizinische Rehabilitation anschließt. In allen anderen Fällen ist die Arbeitsverwaltung zuständig. Bei bleibenden Schäden gewähren die Berufsgenossenschaften eine Rente, gegebenenfalls die gesetzliche Rentenversicherung eine Berufsunfähigkeits- oder Erwerbsunfähigkeitsrente. Bei Pflegefällen tritt zusätzlich die Pflegeversicherung ein. Die Versorgungsämter stellen gegebenenfalls den Grad der Behinderung fest, wobei Schwerbehinderte mit einem GdB ab 50 gewisse Vergünstigungen, wie Steuererleichterung, höheren Urlaubsanspruch, früheren Rentenanspruch etc. als Nachteilsausgleich erhalten. Die privaten Versicherungen entschädigen nach den allgemeinen Unfallbestimmungen, entweder nach der sogenannten Gliedertaxe oder nach dem Verlust der allgemeinen Leistungsfähigkeit.

Welche Rolle spielt der Haftpflichtversicherer? Außer den Versorgungsämtern und der privaten Unfallversicherung hält sich jeder bei der Haftpflichtversicherung schadlos, dies ist gesetzlich geregelt.

In der Regel nimmt der Haftpflichtversicherer keinen Einfluß auf Therapie und berufliche Rehabilitation, sondern begleicht lediglich die anfallenden Kosten der gesetzlichen Leistungsträger.

Das funktioniert in der Regel gut, wenn die Berufsgenossenschaft involviert ist, das funktioniert auch in vielen Fällen bei leichten und mittelschweren Verletzungen mit komplikationslosem Heilverlauf gut, wenn die anderen gesetzlichen Leistungsträger tätig geworden sind, in vielen Fällen funktioniert es aber nicht.

## Koordinationsmangel der Kostenträger?

Gibt es eine Zusammenarbeit von Berufsgenossenschaft und Haftpflichtversicherung in der medizinischen Rehabilitation, in der beruflichen Rehabilitation, bei der Begutachtung? Oder interessieren sich nur die Regressabteilungen der Berufsgenossenschaften dafür, wie sie ihr Geld von der Haftpflichtversicherung wieder bekommen? Das Letztere ist in der Regel der Fall. Bisher sind nur sporadische Ansätze einer Kooperation zwischen Berufsgenossenschaft und Haftpflichtversicherung erkennbar.

Während der Phase der medizinischen und beruflichen Rehabilitation hält sich der Haftpflichtversicherer in der Regel im Hintergrund, wenn die Berufsgenossenschaft involviert ist, aber wie häufig erleben wir, dass bei späteren Entschädigungsverfahren der Haftpflichtversicherer eigene Wege geht, wie oft haben wir uns schon darüber geärgert, dass bei gleichem medizinischen Sachverhalt durch unterschiedliche Gutachter völlig gegensätzliche Interpretationen vertreten werden, was durchaus in frustranen, jahrelangen Rechtsstreitereien enden kann.

Eine „koordinierte Abwicklung" ist erforderlich:

- bei der Rehabilitation Schwerverletzter,
- bei leicht Verletzten mit erhöhten Ansprüchen,
- bei Unfallbeteiligten ohne Verletzung mit Ansprüchen.

Diese drei Fallkonstellationen stellen hohe Anforderungen an das Management der Versicherungen und die therapeutischen und gutachtlichen Fähigkeiten der Mediziner.

Eine Kooperation von Haftpflichtversicherung und Berufsgenossenschaft bei der Rehabilitation Schwerverletzter gibt es praktisch nicht. Dies liegt sicherlich auch darin begründet, dass das berufsgenossenschaftliche System der umfassenden Rehabilitation das best vorstellbare Modell ist. Die Zuständigkeit der Berufsgenossenschaft setzt bei der Erstversorgung nach dem Unfall ein und endet, wenn der Verletzte dauerhaft beruflich wieder eingegliedert ist, wobei dauerhaft bedeutet, daß die Probezeit, zum Beispiel im neuen Beruf, abgelaufen sein muss.

Auch das beste System hat Lücken und Mängel. Diese liegen zum Teil in den gesetzlichen Vorgaben begründet. So kann die Berufsgenossenschaft bei einem 55-jährigen Arbeiter maximal 2 Jahre eine bis maximal 80% vom Tariflohn gestaffelte Eingliederungshilfe einem möglichen Arbeitgeber anbieten. Viele Arbeitgeber dürften trotzdem das Risiko scheuen, einen 55-Jährigen einzustellen. Der private Versicherer kann hier flexibler handeln und „Eingliederungshilfen" auch z. B. bis zum 60. Lebensjahr anbieten, was sich durchaus rechnen kann, da er ansonsten unter Umständen den Nettolohn dem Geschädigten bis zum Ausscheiden aus dem Erwerbsleben zahlen müsste.

Das Management der beruflichen Rehabilitationsmaßnahmen in Händen der Berufsgenossenschaft lässt auch Defizite erkennen, was an einer gewissen Schwerfälligkeit des Verwaltungsapparates liegen mag, andererseits daran, dass Berufshelfer häufig aus der Sachbearbeitung kommen und unzureichend als Berufsberater oder Berufskundler geschult sind. Dies kann dazu führen, dass berufliche Rehabilitationsmaßnahmen gelegentlich mehr verwaltet als aktiv gestaltet werden.

Während der Berufshelfer das Mitgliedsunternehmen noch unter einen gewissen moralischen Druck setzen kann, an der Wiedereingliederung des Unfallopfers mitzuwirken, scheitert die Reintegration an einem neuen Arbeitsplatz doch angesichts einer angespannten Arbeitsmarktlage häufiger.

Genau dieses Problem erkennen mehr und mehr die Haftpflichtversicherer. Es gibt zur Zeit bereits einige Einrichtungen, hauptsächlich von den Rückversicherern ins Leben gerufen, die sich zum Ziel gesetzt haben, die berufliche Reintegration Schwerverletzter professionell zu managen [2].

## Kosten- und Zeitersparnis durch Flexibilität

Der Haftpflichtversicherer handelt da sicherlich nicht uneigennützig, er hat erkannt, dass eine verzögerte oder ungenügende Rehabilitation letztendlich die Kosten in die Höhe treibt.

So früh wie möglich muss daher ein Rehabilitationskonzept erstellt und dieses im Sinne eines individuellen Fallmanagements umgesetzt werden. Hierzu ist es erforderlich, dass geeignete Sachverständige Funktionsdefizite im medizinischen, psychologischen und beruflichen Bereich aufdecken.

Ich sehe am Horizont Chancen, einer koordinierten Abwicklung der Rehabilitation Schwerverletzter zwischen Berufsgenossenschaften und Haftpflichtversicherung, wobei die Stärke der Berufsgenossenschaft es ist, über das beste vorstellbare System zu verfügen, die Stärke des privaten Versicherers darin besteht, flexibler reagieren und das Fallmanagement unbürokratischer gestalten zu können.

Das große Sorgenkind der Haftpflichtversicherung ist aber nicht die Rehabilitation der bei Arbeitsunfällen Verletzten, sondern die Rehabilitation der Verletzten außerhalb des Zuständigkeitsbereiches der gesetzlichen Unfallversicherung.

Die Mängel in unserem Gesundheitssystem sind unübersehbar.

Das stationäre Heilverfahren der Verletzten ist nicht entsprechend überwacht. Es trägt niemand Sorge dafür, dass die Einrichtung, in der der Verletzte behandelt wird, auch geeignet ist für Schwerverletzte, die ambulante Nachbehandlung liegt häufig in Händen von Ärzten, die nicht geschult sind in der Therapie Schwerverletzter. Die Verletzungsfolgen werden nicht selten nur verwaltet, statt sinnvoll behandelt. Die Überwachungsmöglichkeiten der medizinischen Dienste der Krankenkasse sind begrenzt, die Einrichtungen sind häufig überfordert. Die berufliche Rehabilitation wird überlastungsbedingt verzögert oder sogar verschleppt, weil Zuständigkeiten z. B. zwischen Arbeitsverwaltung und gesetzlicher Rentenversicherung zu klären sind. Der Fall endet nicht selten in der Langzeitarbeitslosigkeit.

Hier sehe ich eine große Zukunft für die privat organisierten Einrichtungen oder Gesellschaften, die in Zusammenarbeit mit der gesetzlichen Krankenversicherung, Rentenversicherung und der Arbeitsverwaltung die Führung der Rehabilitation der Verletzten in die eigene Hand nehmen und begleiten bis zur dauerhaften Reintegration.

An dieser Stelle muss ernsthaft die Frage aufgeworfen werden, warum der Haftpflichtversicherer, der schließlich die Kosten zu übernehmen hat, nicht größeren Einfluss auf das Heilverfahren erhält.

## Anspruchsverhalten des Versicherten

Während es die vornehmste und eigentliche Aufgabe des Arztes ist, den Reintegrationsprozess des Verletzten aktiv und Weichen stellend zu begleiten, müssen wir, die wir ausschließlich gutachtlich tätig sind, uns mehr und mehr in den Niederungen der Streitigkeiten zwischen Anspruchsteller und Versicherung herumschlagen.

Wir sehen uns einem wachsenden Anspruchsdenken gegenüber mit zum Teil grotesk überzogenen Forderungen, aber auch durchaus hier und da übertriebenen Abwehrreaktionen der Versicherer.

Während das Abwehren von angeblichen Ansprüchen in Presse, Funk und Fernsehen einen breiten Raum einnimmt und reißerisch aufgearbeitet wird, ist das „Sichbedienen" bei einer Versicherung gesellschaftlich akzeptiert.

Bei leichten und mittelschweren Verletzungen besteht die Gefahr der Entgleisung des Heilverfahrens, insbesondere wenn überzogene Ansprüche des Geschädigten sich mit einem nicht konsequent geführten Heilverfahren kombinieren. Den Sachbearbeitern muss bewusst sein, daß Verzögerungen im Heilverfahren durchaus auch im nicht medizinischen Bereich begründet liegen können, sondern ein Anspruchsbegehren des Geschädigten dahinter stecken kann. Dieses kann durch Anwälte, aber auch durch Hausärzte, die für die Haftpflichtversicherung Gefälligkeitsatteste ausstellen, geschürt werden. Wir haben auch schon Fälle erlebt, dass ein behandelnder Arzt unterschiedliche Aussagen zur Minderung der Erwerbsfähigkeit gegenüber der Berufsgenossenschaft und dem Haftpflichtversicherer macht. Während der Berufsgenossenschaft gegenüber nach Abschluss des Heilverfahrens bei einer harmlosen Nackenzerrung eine MdE von unter 10% angegeben wird, stellt der gleiche Arzt der Haftpflichtversicherung ein Attest aus, dass ein Dauerschaden von z. B. 30% verblieben ist.

Derartige Fälle werden nicht selten zufällig aufgedeckt, wenn man z. B. die Akte der Berufsgenossenschaft als Beratungsarzt kennt, und für eine Haftpflichtversicherung mit einer Begutachtung beauftragt wird. Dass beim gleichen medizinischen Sachverhalt von verschiedenen Gutachtern äußerst divergierende Aussagen gemacht werden, ist die tägliche Erfahrung.

Hierzu ein Beispiel: Bei einem Motorradunfall erleidet ein 33-jähriger Dachdecker eine unverschobene Fraktur eines Fersenbeins außerhalb der Gelenkflächen, sowie einen Großzehentrümmerbruch. Das Heilverfahren ist lang, die Großzehe wird operativ versteift. Der behandelnde Chirurg erstattet Gutachten für die private Unfallversicherung und die Haftpflichtversicherung, er bewertet die Einschränkung der Gebrauchsfähigkeit des rechten Beins mit 2/10 entsprechend 14% der Versicherungssumme, er hält den Geschädigten für dauerhaft berufsunfähig.

Die Haftpflichtversicherung gibt ein weiteres Gutachten in Auftrag. Hierbei stellt sich heraus, dass die Fersenbeinfraktur folgenlos verheilt ist, die Großzehe ist im Endgelenk versteift. Die Minderung der Erwerbsfähigkeit wird auf unter 10% geschätzt. Berufliche Rehamaßnahmen werden abgelehnt, der Anspruchsteller begehrte eine Umschulung, bzw. die dauerhafte Weiterzahlung seines Nettolohnes.

Auch die private Versicherung lässt erneut begutachten. Konsequenterweise wurde eine Bewertung nach der Gliedertaxe von 3/10 Großzehe, entsprechend 3% Versicherungssumme vorgeschlagen.

Es laufen Klageverfahren.

Ein anderes Beispiel, in Kürze dargestellt: Eine 49-jährige Frau erleidet bei einem Auffahrunfall als Beifahrerin vermutlich eine Prellung des Gesichtsschädels rechts, als sie bei einem schrägen Auffahren eines Omnibusses auf ihren Geländewagen vermutlich gegen die Scheibe schlug. Das Heilverfahren entgleiste, die Frau wird nicht mehr arbeitsfähig. Über ein halbes Dutzend Begutachtungen für die private Unfallversicherung, die Berufsgenossenschaft und die Haftpflichtversicherung decken keinerlei strukturelle Schäden auf. In einem Sozialgerichtsverfahren wird die Behauptung aufgestellt, die Frau habe eine Verletzung der Ligamenta alaria, also der Flügelbänder, erlitten, der Gutachter sah auf einem Röntgenbild eine Asymmetrie der Stellung des

Zahnes des 2. Halswirbelkörpers. Die Berufsgenossenschaft verglich sich und entschädigt mit einer MdE von 30%. Hiermit wurde sie bei der Haftpflichtversicherung vorstellig, diese lehnte Entschädigungen ab. Die BfA wurde verurteilt, eine Erwerbsunfähigkeitsrente zu zahlen, Hintergrund war ebenfalls das Gutachten im Sozialgerichtsverfahren gegen die Berufsgenossenschaft. Ein neurologischer Gerichtsgutachter im Verfahren gegen die private Unfallversicherung kam zu der Bewertung einer 100%igen dauerhaften Invalidität wegen unfallbedingter Kopfschmerzen, Schwindelerscheinungen und Konzentrationsstörungen.

Im Verfahren gegen die Haftpflichtversicherung wurde der Sachverhalt durch sorgfältig arbeitende neuroradiologische und unfallchirurgische Gutachter aufgedeckt, es konnte nachgewiesen werden, dass zu keinem Zeitpunkt irgendwelche strukturellen Verletzungen der Geschädigten zur Diskussion standen. Nach einem Verhandlungsmarathon, in dem die Geschädigte ihren behandelnden Arzt als Parteisachverständigen mitbrachte und die Haftpflichtversicherung ebenfalls einen Sachverständigen stellte, einigte man sich auf die Zahlung einer vergleichsweise niedrigen Summe, aber nur vor dem Hintergrund, dass das Verfahren bereits 9 Jahre gedauert hatte. Die Richter erklärten der Frau, daß sie wenig Chance habe, den Prozess zu gewinnen. Berufsgenossenschaft und BfA blieben letztendlich auf ihren Kosten sitzen.

Zum Teil noch schwieriger sind die Fälle zu lösen, in denen Ansprüche nach einem Verkehrsunfall gestellt werden, jedoch gar keine Verletzung eingetreten sein kann.

Es gehört heute vielfach schon zum „guten Ton", bei einem Blechschaden auch Schmerzensgeld zu fordern. Eine derartige Entwicklung wird durch die Medien geschürt. So hatte vor einiger Zeit ein ADAC-Verbraucherberater geraten, bei Verkehrsunfällen aus einem A-Unfall einen Unfall mit Verletzten zu machen, indem man beim Eintreffen der Polizei eine Verletzung vorschützt. Ein Schleudertrauma beispielsweise sei nur schwer nachzuweisen und würde auf jeden Fall DM 800,00 Schmerzensgeld bedeuten [5].

Auch ein Polizeioberrat gab in der Auto-Bild 1994 den Lesern den Tip : „Bei kleineren Blechschäden lege ich mich einfach neben mein Auto und bin eben verletzt" [5].

Viele angeblich Verletzte wollen nach einem harmlosen Verkehrsunfall vielleicht auch nur eine „Auszeit" nehmen, weil sie chronisch überfordert sind und am Rande ihrer Leistungsfähigkeit stehen. Die Schwelle zum psychophysischen Erschöpfungszustand mit Dekompensation wird häufig dann überschritten, wenn ein Ereignis von außen kommt. Für das anschließende „Sichfallenlassen" gibt es ja dann einen Grund, nämlich einen Verursacher.

Dem Anspruchsteller wird es vielfach einfach gemacht. Seine behandelnden Ärzte statten ihn mit den notwendigen Bescheinigungen und Attesten sowie Gutachten aus, mit Hilfe derer er seine Forderungen zu verwirklichen sucht.

Ein 29-jähriger Angestellter bremste seinen Pkw ab, als vor ihm ein Auto ins Schleudern geriet. Das gegnerische Fahrzeug fuhr in den Graben, unser Anspruchsteller kam problemlos zum Halten. Er suchte am nachfolgenden Tag ein Krankenhaus auf, er klagte über Nacken- und Rückenschmerzen. Mit der Diagnose „Wirbelsäulendistorsion" wurde er 10 Tage lang stationär behandelt. Die private Unfallversicherung ließ ein Formulargutachten erstellen, hierin heißt es, daß der Unfall zu dauerhaften Folgen geführt habe, es käme zu wiederkehrenden Blockierungen in einzelnen Abschnitten der Hals- und Brustwirbelsäule. Die dauerhafte Invalidität wurde mit 10% angegeben. Die private Unfallversicherung bezahlte anstandslos. Die Berufsgenossenschaft ließ ein

# Ein Unfall – verschiedene Versicherungsträger

Zusammenhangsgutachten erstellen, sie lehnte den Zusammenhang ab. Die Haftpflichtversicherung lehnte ebenfalls Entschädigungsansprüche ab, im Klageverfahren sahen wir einen etwas körperbetonten, übergewichtigen jungen Mann mit funktionellen Beschwerden im Bereich der gesamten Wirbelsäule auf dem Boden eines muskulären Ungleichgewichtes und einer Fehlhaltung.

Noch krasser ist das folgende Beispiel: Auf den Mercedes einer 52-jährigen Frau fuhr ein Golf auf. Schäden an den Fahrzeugen entstanden nicht. Mehrere Ärzte, Orthopäden und Neurologen waren involviert. Die Frau war 1 1/2 Jahre arbeitsunfähig, die Berufsgenossenschaft akzeptierte dies. Der Haftpflichtversicherer lehnte alle Entschädigungsansprüche ab, es wurde über zwei Instanzen geklagt. Eine technische Kollisionsanalyse erbrachte eine Geschwindigkeitsänderung des angestoßenen Mercedes von etwa 5 km/h. Unter Hinweis des Richters (außerhalb des Protokolls) auf das lange Klageverfahren und die Tatsache, dass die Berufsgenossenschaft die Anspruchstellerin ja schließlich in dem Glauben gelassen habe, verletzt worden zu sein, wurde in einem Vergleich ein Schmerzensgeld von DM 4.000,00 erstritten.

Nach Abschluß der Zivilverfahren stellte die Anspruchstellerin 4 Jahre nach Unfall Entschädigungsansprüche gegen die Berufsgenossenschaft. Bei der Begutachtung führte die Anspruchstellerin wörtlich aus: „Ein Golf ist auf meinen Mercedes aufgefahren. Es klang in meinen Ohren wie ein Donnergeröll. Ich bin in den Gurt gefallen, ich spüre immer noch den Gurt. Wir haben gemeinsam die Autos angeguckt, ein Schaden wurde nicht sichtbar. Der Unfall hat mich tief getroffen."

Welche Konsequenzen können wir aus diesen Fällen ziehen?

Wenn Ansprüche nicht gerechtfertigt sind, müssen Entscheidungen der Versicherer rasch getroffen werden, um Kosten und Verwaltungsaufwand zu reduzieren, eine Chronifizierung und z. B. ein sogenanntes iatrogenes Schleudertrauma zu verhindern, um einen Rechtsstreit zu vermeiden, da bei niedrigem Streitwert der Gang zum Gericht sich für die Anwälte häufig nicht rechnet.

## Interdisziplinäre Begutachtung

Wir haben in Hamburg in Zusammenarbeit mit der DEKRA bei Bagatell-Verkehrsunfällen ein Gutachtenmodell entwickelt, es werden sowohl ein medizinischer Sachverständiger als auch ein technischer Sachverständiger tätig. Der aktenkundige medizinische Sachverhalt wird ausgewertet, es wird eine Kollisionsanalyse erstellt. Wir geben eine interdisziplinäre medizinisch-technische Beurteilung ab. Die Kosten derartiger Gutachten konnten wir sehr niedrig halten, so dass es sich für die Haftpflichtversicherung rechnete, uns gerade auch die Bagatellfälle, die normalerweise mit einem Schmerzensgeld von DM 800,00 bis 1.000,00 abgegolten wurden, zur Beurteilung vorzulegen. Wir haben bisher 1700 dieser Gutachten erstellt. In über 75% der Fälle hatten wir es mit Geschwindigkeitsänderungen zu tun, die im sogenannten Harmlosigkeitsbereich lagen, mit Geschwindigkeitsänderungen bis 8 km/h und Beschleunigungsbelastungen bis 2 g. Wenn in ärztlichen Attesten ausschließlich Diagnosen genannt wurden oder lediglich subjektive Beschwerdebilder angegeben wurden, haben wir die Adäquanz der Ereignisse für ein derartiges Beschwerdebild nicht gesehen.

Bei einer Gefährdungsrelevanz aus technischer Sicht, also mit Beschleunigungsbelastungen über 3 g, bzw. Geschwindigkeitsänderungen über 11 km/h, [3] bei grenzwertiger Gefährdung jedoch ausgeprägten Beschwerdebildern, bei verletzungstypischen Befunden unabhängig von der technischen Analyse, bei ausgeprägten Vorschäden auch bei niedrigen Beschleunigungsparametern haben wir Empfehlungen ausgesprochen, in der Regel weitere Ermittlungen durchzuführen.

In lediglich einem Fall mussten die Techniker die Beschleunigungsparameter nach einer aufwendigen nachträglich erstellten Kollisionsanalyse in einem Gerichtsverfahren geringfügig nach oben korrigieren, ohne dass an der medizinischen Aussage sich etwas änderte. Bisher ist uns kein Fall bekannt geworden, dass wir in Gerichtsverfahren nicht bestätigt wurden.

In den Fällen, in denen auch Berufsgenossenschaften involviert waren, haben wir Empfehlungen an die Berufsgenossenschaft ausgesprochen.

Wir haben es in vielen Fällen jedoch erlebt, dass die Berufsgenossenschaften nur sehr zögerlich das Angebot einer frühen Sachaufklärung angenommen haben. In einigen Fällen wurden wir auch von Berufsgenossenschaften attackiert, wir würden am grünen Tisch entscheiden, während doch die so hervorragend ausgebildeten Durchgangsärzte durch Untersuchung einwandfrei bei den Versicherten ein Schleudertrauma festgestellt hätten. Bei diesen Fällen handelte es sich um absolute Bagatellen aus technischer Sicht, ohne jegliche Gefährdungsrelevanz.

Wir haben die Erfahrung gemacht, dass durch frühe Entscheidungen der Versicherer nicht nur Kosten gespart werden, sondern die rasche Entscheidung auch für den Anspruchsteller durchaus nützlich sein kann. So wie die rasche Rehabilitation des Schwerverletzten nicht nur der Versicherung sondern auch dem Geschädigten nützt, so beugt eine rasche Entscheidung bei nicht gerechtfertigten Ansprüchen einer Chronifizierung und einem langen „Leidensverlauf" vor. Ein Rechtsstreit wird durch frühzeitige Entscheidung der Versicherer eher vermieden.

Eine koordinierte Abwicklung der Verfahren tut aus ärztlicher Sicht not.

Jeder Versicherer, sei es Berufsgenossenschaft, sei es Haftpflicht, sei es private Unfallversicherung, sollte sehr frühzeitig von dem Versicherten oder dem Ansprüche stellenden Betroffenen eine Auskunftsermächtigung und Schweigepflichtentbindungserklärung einholen, damit Daten so früh wie möglich ausgetauscht werden können. Dies führt letztendlich nicht nur dazu, Kosten zu sparen, sondern kann durchaus auch dem „Geschädigten" zum Wohle gereichen und hilft den Rechtsfrieden zu wahren.

## Literatur

1. Übersicht über die wichtigsten Zahlen der gewerblichen Berufsgenossenschaften seit 1960. BG 8: 99
2. Hinterstrasser-Irmer S, Wandl, U (1999) ReIntra – Ein Modell zur Wiedereingliederung schwer(st)verletzter Unfallopfer. Versicherungsmedizin 51: 4
3. Meyer S. et al. (1998) Unfall- und Verletzungsmechanismus aus technischer und medizinischer Sicht. In: Castro et al. (Hrsg) Das „Schleudertrauma" der Halswirbelsäule. Enke, Stuttgart
4. Mitteilung des Gesamtverbandes der Deutschen Versicherungswirtschaft, Berlin
5. Weber, M (1995) Das vorgetäuschte HWS-Trauma. In: Die Aufklärung des Kfz-Versicherungsbetruges, Schriftenreihe Unfallrekonstruktion. Münster 1995

# Der Regress des Sozialversicherungsträgers gemäß § 116 SGB X

D. Dahm

## Allgemeines

Die Regressvorschrift des § 116 SGB X ist auf eine Entlastung der Solidargemeinschaft gerichtet, soweit die Gewährung einer Sozialleistung durch schädigendes Handeln Dritter notwendig geworden ist. Diese Entlastung wird dadurch bewirkt, dass gemäß § 116 Abs. 1 SGB X ein auf anderen gesetzlichen Vorschriften beruhender Anspruch auf Ersatz eines Schadens (z. B. gesetzliche Ansprüche gemäß § 823 ff. BGB oder gemäß §§ 7, 18 StVG) auf den Sozialversicherungsträger übergeht, soweit dieser aufgrund des Schadensereignisses Sozialleistungen zu erbringen hat, die der Behebung eines Schadens der gleichen Art dienen und sich auf denselben Zeitraum wie der vom Schädiger zu leistende Schadensersatz beziehen. Weil Sozialleistungen in der Regel unabhängig vom Nachweis der konkreten Bedürftigkeit des Versicherten gewährt werden, soll das Regressrecht sowohl eine Doppelleistung beim Verletzten als auch eine Begünstigung des Schädigers vermeiden [1].

§ 116 SGB X regelt den Regress der gesetzlichen Renten-, Pflege-, Kranken- und Unfallversicherungsträger; auch für den Bereich der Arbeitsförderung gilt § 116 SGB X. Daneben sind in das System des gesetzlichen Forderungsüberganges die Träger der Sozialhilfe – auf sie soll hier aber nicht weiter eingegangen werden – einbezogen worden.

Der Forderungsübergang nach § 116 SGB X vollzieht sich im Augenblick des schadenstiftenden Ereignisses (sog. juristische Sekunde), wenn zumindest die Möglichkeit besteht, dass ein Leistungsträger dem Geschädigten zur Leistung dem Grunde nach verpflichtet ist; auf den Zeitpunkt, wann die Leistungen bewilligt oder gewährt werden, kommt es nicht an [2]. Dies hat zur Folge, dass Rechtshandlungen und Rechtsgeschäfte des Verletzten (z. B. Vergleich, Verzicht, Einziehung der Forderung) den Übergang des Anspruchs nicht mehr beeinflussen können.

Der Anspruch geht dem Grunde und der Höhe nach auf den Leistungsträger nur insoweit über, als Sozialleistung einerseits und Schadensersatzanspruch andererseits in sachlicher sowie zeitlicher Hinsicht deckungsgleich sind. Die Sozialleistung muss also der Behebung eines artgleichen Schadens dienen – sachliche Kongruenz – und sich auf denselben Zeitpunkt – zeitliche Kongruenz – beziehen, für den auch eine Schadensersatzpflicht besteht. Werden keine einander entsprechenden Leistungen erbracht, tritt insoweit auch kein Forderungsübergang ein.

## Zur sachlichen und zeitlichen Kongruenz im Einzelnen

Dieser Beitrag soll und kann – schon allein wegen der Komplexität des gesetzlichen Forderungsüberganges – nur einen Teil der mit § 116 SGB X zusammenhängenden Probleme wiedergeben. Zu ihnen gehört zweifellos die Voraussetzung der Kongruenz der Ansprüche (Einheit des Leistungsgrundes), die verlangt, dass der Leistung des Versicherungsträgers ein entsprechender Schadensersatzanspruch des Geschädigten gegenübersteht. Mit dieser Aussage kann bereits der Übergang des Schmerzensgeldanspruches verneint werden; das Schmerzensgeld ist mit keinerlei Leistung eines Sozialversicherungsträgers kongruent [3]. Sachschäden lösen grundsätzlich ebenfalls keinen Forderungsübergang aus, weil es – abgesehen von einigen Ausnahmen, wie z. B. Hilfsmittel gemäß § 8 Abs. 3 SGB VII – keine äquivalente Sozialleistung gibt.

Zur Erleichterung der Feststellung der Kongruenz ist der Schadensersatzanspruch des Geschädigten in der Praxis in Schadensgruppen aufgeteilt, zu denen – abgesehen von den hier nicht weiter anzusprechenden Sachschäden – Heilungskosten, Erwerbsschaden, vermehrte Bedürfnisse, Unterhaltsschaden und Beerdigungskosten gehören [4].

Die Heilungskosten – sie sind deckungsgleich mit der zivilrechtlichen Schadensersatzverpflichtung des Schädigers – umfassen insbesondere ärztliche Behandlung, Arzneimittel und die Krankenpflege. Im Hinblick auf die Krankenhauskosten ist allerdings zu berücksichtigen, dass diese auch Unterkunft und Verpflegung – neben den echten Heilungskosten – abdecken. Weil der Geschädigte auch ohne die Verletzung für die (häusliche) Verpflegung hätte aufkommen müssen, erwächst ihm ein Schaden durch die Unterbringung im Krankenhaus nur in Höhe des Mehraufwandes für die Krankenhausverpflegung, und nur in Höhe dieses Mehraufwandes kann eine Forderung auf den Sozialversicherungsträger übergehen [5]. In der Praxis werden Abzüge für eine Eigenersparnis an Verpflegungskosten im Normalfall mit DM 15–20 täglich berechnet [6].

Interessant ist auch die Entscheidung des Bundesgerichtshofs vom 22. November 1988, durch die der mit Krankenhausbesuchen naher Angehöriger verbundene Verdienstausfall und Fahrtaufwand den kongruenten Heilungskosten zugeordnet werden, weil durch derartige Krankenhausbesuche der Heilerfolg gefördert wird [7]. Auf dem Boden dieser Rechtsprechung hat der Bundesgerichtshof in einem Urteil vom 24. Oktober 1989 ausgeführt, dass Aufwendungen für einen Babysitter während des Besuchs des Ehepartners im Krankenhaus ersatzfähig sind; in diesem Zusammenhang entstehende Babysitterkosten sind in gleicher Weise den Heilungskosten zuzurechnen wie der durch den Krankenhausbesuch eines nahen Angehörigen bedingte Verdienstausfall oder die Fahrtkosten [8].

Ein Erwerbsschaden liegt vor, wenn dem Geschädigten infolge des Schadensereignisses ein Einkommensverlust entsteht. Dabei ist von einem – nach Abzug von Beiträgen zur Sozialversicherung und Steuern – Nettoerwerbsschaden auszugehen. Zu den hierzu sachlich kongruenten Leistungen – aus dem Bereich der gesetzlichen Unfallversicherung – gehören u. a. Verletzten- (§§ 45 ff. SGB VII) und Übergangsgeld (§ 49 SGB VII) und Verletztenrenten (§§ 56 ff. SGB VII). Durch das Rentenreformgesetz 1992 (BGBl. 1989 I S. 2261) ist § 116 Abs. 1 Satz 2 SGB X eingefügt worden. Mit dieser Regelung wird klargestellt, dass Beiträge, die von Sozialleistungen zu zahlen sind, zu den sachlich kongruenten Sozialleistungen gehören und damit dem Forderungsübergang unterliegen.

Bei der Festsetzung des Schadens sind die Grundsätze der Vorteilsausgleichung zu berücksichtigen. Sie beruhen auf dem Gedanken, dass sich der Geschädigte die Vorteile anrechnen lassen muss, die mit dem Schadensereignis korrespondieren. Der Schädiger kann aber z. B. von ihm zu ersetzende Kosten einer beruflichen Umschulung des Verletzten nicht im Wege der Vorteilsausgleichung um den Mehrverdienst kürzen, den der Verletzte in seinem neuen Beruf erzielt. Diese Aussage hat der Bundesgerichtshof in einer Entscheidung vom 2. Juni 1987 gemacht und betont, dass die Einkommensverbesserung – es war eine Umschulung vom Kfz-Mechaniker zum Zahntechniker durchgeführt worden – durch besonderen persönlichen Einsatz verdient werde, leistungsbezogen sei und deshalb bei der Frage einer Vorteilsausgleichung außer Betracht zu bleiben habe [9].

Vermehrte Bedürfnisse – als weitere Schadensgruppe – setzen voraus, dass sie unfallbedingt ständig entstehen; ein vorübergehender oder einmaliger Mehrbedarf erfüllt diese Voraussetzung nicht [10].

Dem Schadensersatzanspruch des Geschädigten wegen vermehrter Bedürfnisse können gegenüberstehen Ansprüche des Versicherten gegen den Leistungsträger auf Pflegegeld (in der gesetzlichen Unfallversicherung gemäß § 44 SGB VII), Wohnungshilfe für Behinderte, Umbauten wegen Behinderung sowie Beschaffung und Ausstattung eines Kraftfahrzeuges (§§ 40, 41 SGB VII); insoweit besteht Kongruenz und Übergangsfähigkeit [11].

Dem zivilrechtlichen Unterhaltsschaden entsprechen die Rentenleistungen an Hinterbliebene (z. B. §§ 63 ff. SGB VII), die dazu bestimmt sind, durch den Tod des Versicherten entstehende Unterhaltseinbußen seiner Familienangehörigen auszugleichen. Eine Kongruenz besteht jedoch nicht zur Witwen-, Witwer- und Waisenbeihilfe nach § 71 SGB VII. Dass es sich bei der Beihilfe nicht um eine Leistung aufgrund des Schadensereignisses handeln kann und damit kein Übergang nach § 116 SGB X gegeben ist [12], folgt schon aus dem Ziel des Gesetzgebers: Gesetzeszweck der (laufenden) Beihilfe ist der Ausgleich des bei dem Hinterbliebenen durch den Versicherungsfall mittelbar verursachten Schadens, soweit er ihm insbesondere dadurch entstanden ist, dass die Folgen des Versicherungsfalles – z. B. wegen einer langdauernden hochgradigen Minderung der Erwerbsfähigkeit – den Verletzten gehindert haben, weiter Beiträge zur Rentenversicherung zu entrichten und damit auch die spätere Rente des Hinterbliebenen entsprechend zu erhöhen [13].

Dem Anspruch des Geschädigten auf Ersatz der Beerdigungskosten – als letzte der eingangs erwähnten Schadensgruppen – stehen in der gesetzlichen Unfallversicherung die Sterbegeldleistungen und die Erstattung von Überführungskosten gemäß § 64 SGB VII gegenüber.

Der Regress des Sozialversicherungsträgers ist über das Kriterium der sachlichen Kongruenz hinaus auch an das einer zeitlichen Kongruenz gebunden (vgl. § 116 Abs. 1 Satz 1 SGB X). Der Sozialversicherungsträger kann deshalb eigene Leistungen nur für den Zeitraum dem Schädiger gegenüber geltend machen, für den der Schädiger eine Ersatzpflicht trifft. Ist z. B. ein Verdienstausfall, der Folge eines Arbeitsunfalles ist, vom Schädiger für die Dauer von sechs Wochen auszugleichen, die Berufsgenossenschaft zahlt aber zwei Monate lang eine Unfallrente, so kann sie nur für den auf sechs Wochen entfallenden Anteil der Rentenleistung Regress nehmen [14].

Der Schadensersatzanspruch wegen Verdienstausfalles und die zweckgleichen Leistungen des Sozialversicherungsträgers haben zudem die voraussichtliche Dauer der Erwerbstätigkeit des Verletzten, wie sie sich ohne den Unfall gestaltet hätte, zu berücksichtigen, d. h. bei einem nicht selbständig Tätigen ist die Vollendung des 65. Lebensjahres zu beachten [15].

Bei Hinterbliebenenrenten ist auf die mutmaßliche Dauer der Unterhaltsverpflichtung abzustellen, die dem Getöteten dem Rentenempfänger gegenüber oblegen hätte [16].

## Mitwirkendes Verschulden oder mitwirkende Verantwortlichkeit des Geschädigten

Der Sozialversicherungsträger, auf den Schadensersatzansprüche übergegangen sind, muss sich ein Mitverschulden oder eine Mitverantwortlichkeit des Geschädigten entgegenhalten lassen. Mitverantwortlichkeit bedeutet, dass kein schuldhaftes Verhalten, sondern bloße Mitverursachung genügt, sofern der Geschädigte für die Sach- oder Betriebsgefahr einzustehen hat; gemeint sind hiermit die typischen Gefährdungstatbestände. Trifft den Verletzten ein Mitverschulden am Unfall, verringert sich dementsprechend sein zivilrechtlicher Ersatzanspruch, z. B. bei eigenem Mitverschulden von 40% auf 60% seines unfallbedingten Verdienstausfalles. Mehr kann dann auch der Sozialversicherungsträger im Wege des Regresses nicht für sich beanspruchen. Der Schadensersatzanspruch des Geschädigten geht in den Fällen des Mitverschuldens oder der Mitverantwortung nicht in voller Höhe der erbrachten bzw. zu erbringenden Leistungen auf den Sozialversicherungsträger über. Vielmehr trifft sowohl den Geschädigten als auch den Sozialversicherungsträger der Nachteil einer quotenmäßigen Beschränkung des Ersatzanspruchs. Von dem bei unbegrenzter Haftung übergehenden Ersatzanspruch geht auf den Sozialversicherungsträger nur der Anteil über, der dem Vomhundertsatz entspricht, für den der Schädiger ersatzpflichtig ist (§ 116 Abs. 3 Satz 1 SGB X). Der Rückgriffsanspruch des Sozialversicherungsträgers gegenüber dem Schädiger beschränkt sich damit auf den Prozentsatz der von ihm erbrachten Sozialleistung, der der Haftungsquote des Schädigers entspricht [17].

Nicht nur das Mitverschulden des Geschädigten, sondern auch das Verhalten des Sozialversicherungsträgers kann den Ersatzanspruch aus übergegangenem Recht beeinflussen. Diese Feststellung hat der Bundesgerichtshof in einem Urteil vom 16. Dezember 1980 getroffen [18]. Nach dem der Streitsache zugrunde liegenden Sachverhalt wurde der bei der Klägerin sozialversicherte Bergmann durch alleiniges Verschulden des Beklagten angefahren. Der Versicherte erlitt einen Oberschenkelspiralbruch, der durch einen Marknagel (sog. Küntscher-Nagelung) stabilisiert wurde. Nach Eintritt der Arbeitsfähigkeit konnte der Versicherte jedoch nicht – wie vor dem Unfall – wieder als Hauer tätig werden und erzielte insoweit einen geringeren Lohn. Die Klägerin gewährte daraufhin eine Bergmannsrente wegen verminderter bergmännischer Berufsfähigkeit. Dem klageweise geltend gemachten Rückgriffsanspruch wegen der Rentenzahlungen hat der Beklagte entgegengehalten, die Klägerin habe dadurch, dass sie weder die Entfernung des Marknagels veranlasst noch anderweitige berufsfördernde oder umschulende Maßnahmen ergriffen habe, gegen die ihr obliegende Schadensminderungspflicht verstoßen.

Ausgehend von diesem Vorbringen stellt der Bundesgerichtshof zunächst heraus, dass eine Schadensminderungspflicht nur dem Geschädigten selbst, nicht aber dem

Zessionar obliegt, und dies auch dann nicht, wenn er kraft Gesetzes (hier Forderungsübergang gemäß § 1542 RVO a.F.) in die Gläubigerstellung eingerückt ist [19]. Gleichwohl hat das Revisionsgericht den Rückgriffsanspruch der Klägerin verneint, und zwar wegen eines Verstoßes gegen den allgemeinen Grundsatz von Treu und Glauben. Der Klägerin habe als Sozialversicherungsträger – so der Bundesgerichtshof – die Pflicht oblegen, dem in seiner Erwerbsfähigkeit beeinträchtigten Versicherungsnehmer die erforderliche Hilfe zur Rehabilitation zu gewähren, wenn die Erwerbsfähigkeit voraussichtlich wiederhergestellt werden konnte [20]. Diese dem Verletzten gegenüber bestehende Pflicht habe die Klägerin aus Nachlässigkeit nicht erfüllt, weil die Entfernung des Nagels anderthalb bis zwei Jahre nach dessen Einsetzung aus medizinischer Sicht geboten gewesen sei und aller Voraussicht nach zur vollständigen Wiederherstellung der Arbeitsfähigkeit des Verletzten geführt hätte. Deshalb könne – so die höchstrichterliche Entscheidung abschließend – die Klägerin billigerweise den auf sie übergegangenen Ersatzanspruch nicht geltend machen, als er darauf beruht, dass sie selbst eine in ihre Zuständigkeit fallende, mögliche Maßnahme der Schadensminderung versäumt habe [21]. Aus dem Umstand, dass die Klägerin mit dieser Schadensminderung zugleich ihrer öffentlich-rechtlichen Pflicht gegenüber dem Verletzten nachgekommen wäre, leitet der Bundesgerichtshof zudem ab, dass diese Schadensminderung nicht unzumutbar war [22].

## Regress und Familienprivileg

In § 116 Abs. 6 Satz 1 SGB X ist bestimmt, dass der Übergang des Schadensersatzanspruches auf den Versicherungsträger ausgeschlossen ist, wenn es sich um nicht vorsätzliche Schädigungen durch Familienangehörige handelt, die im Zeitpunkt des Schadensereignisses mit dem Geschädigten oder seinen Hinterbliebenen in häuslicher Gemeinschaft leben. Die privilegierende Konstellation dieser Norm – in Rechtsprechung und Literatur allgemein als Familienprivileg bezeichnet [23] – entspricht sowohl dem Interesse an einer Erhaltung des häuslichen Familienfriedens und damit dem Schutz der Familiengemeinschaft als auch dem Zweck der Sozialleistungen, denn die in häuslicher Gemeinschaft zusammen lebenden Familienangehörigen bilden meistens eine wirtschaftliche Einheit [24]. Bei einem Forderungsübergang müsste der Geschädigte anderenfalls im Ergebnis das, was er mit der einen Hand erhalten hat, mit der anderen wieder herausgeben [25].

Der Gesetzgeber hat den Begriff des Familienangehörigen nicht definiert. Nach einer Entscheidung des Bundesgerichtshofs vom 15. Januar 1980 fallen unter Familienangehörige alle Personen, die miteinander verwandt, verschwägert oder verheiratet sind, ohne dass auf den Grad der Verwandtschaft (Schwägerschaft) abzustellen ist [26]. Nicht zu den Familienangehörigen im Sinne des § 116 Abs. 6 SGB X sollen dagegen Verlobte und Personen gehören, die in eheähnlicher Gemeinschaft leben; gerade Letzteren ist nach der Rechtsprechung wiederholt das Familienprivileg versagt worden [27].

Dabei ist durchaus erkannt worden, dass die eheähnliche Lebensgemeinschaft in letzter Zeit zu einem häufig diskutierten Problem geworden ist [28]; es wird auch zunehmend gesehen, dass die nichteheliche Lebensgemeinschaft in der Rechtswirklichkeit an Bedeutung gewonnen hat [29]. Es bleibt abzuwarten, welche Rückschlüsse höchstrichterlich bzw. vom Gesetzgeber aus der sich offensichtlich ändernden Rechtsauffassung – auch unter Berücksichtigung der weiter zunehmenden Bedeutung von nichtehelichen Lebensgemeinschaften – gezogen werden [30]. Nehmen eheähnliche Lebensgemeinschaften am Familienprivileg teil, so dürfte sich hierdurch eine – möglicherweise nicht unerhebliche – finanzielle Auswirkung ergeben, weil der Schutzzweck des § 116 Abs. 6 Satz 1 SGB X einen Forderungsübergang ausschließt. Ein Ersatzanspruch kann im Übrigen dann nicht geltend gemacht werden, wenn der Schädiger mit dem Geschädigten oder einem Hinterbliebenen nach Eintritt des Schadensereignisses die Ehe geschlossen hat und in häuslicher Gemeinschaft lebt (§ 116 Abs. 6 Satz 2 SGB X). Auch dieser Regelung liegt der Gedanke zugrunde, dass ein Regress des Sozialversicherungsträgers die Erhaltung des Familienfriedens gefährden und im Widerspruch zum Zweck der Sozialleistung stehen würde.

## Vereinfachte Schadensregulierung durch Teilungsabkommen

Zur Abwicklung der Ersatzansprüche sind Vereinbarungen von Pauschalierungen zulässig (§ 116 Abs. 9 SGB X). Zu diesem Zweck werden sog. Teilungsabkommen zwischen einzelnen Sozialversicherungsträgern und Versicherungsgesellschaften abgeschlossen. Diese Abkommen sind Rahmenvergleiche, die zwischen Haftpflichtversicherern und Sozialversicherungsträgern im Vorhinein geschlossen werden, um für alle in Zukunft auftretenden Haftpflichtfälle eine Quote festzulegen, nach der die Aufwendungen für einen Schadensfall aufgeteilt werden; erfasst werden Schadensfälle, bei denen der Verletzte aufgrund seines Sozialversicherungsverhältnisses einen Anspruch auf bestimmte Leistungen der Sozialversicherung hat und der Schädiger bei einem Versicherer (z. B. wegen der Haftung des Fahrzeughalters gemäß § 7 StVG) haftpflichtversichert ist. Vorrangiges Ziel von Teilungsabkommen ist die Einsparung von Verwaltungskosten. Hierzu gehören auch diejenigen Kosten, die in zweifelhaften Fällen durch eine gerichtliche Auseinandersetzung entstehen [31]. Diese Ersparnis wird insbesondere dadurch erreicht, dass mit der Anwendung des Teilungsabkommens die Prüfung der Haftungsfrage ausgeschlossen wird. Insoweit ist im Abkommenstext festgehalten, dass der Haftpflichtversicherer unter Verzicht auf die Prüfung der Haftung seines Versicherten sich an den Aufwendungen des Sozialversicherungsträgers in Höhe von z. B. 50 v.H. beteiligt (die Höhe des Prozentsatzes ist im Teilungsabkommen festgeschrieben und jeweils das Ergebnis von vorausgegangenen Vertragsverhandlungen).

Ein Verzicht auf die Prüfung der Haftungsfrage gehört zu dem traditionellen Vertragsinhalt der zwischen Sozial- und Haftpflichtversicherern geschlossenen Teilungsabkommen. Derartige Klauseln bringen nach herkömmlicher Auffassung zum Ausdruck, dass bei der abkommensgemäßen Regulierung von der Feststellung, ob und in welchem Umfang die Haftpflichtversicherten im konkreten Einzelfall schadensersatzpflichtig geworden sind, abzusehen ist; die Verpflichtung der Haftpflichtversicherer zur Zahlung der festgelegten Erstattungsquote wird damit grundsätzlich auch für die Fälle begründet, in denen eine gerichtliche Nachprüfung der Sach- und Rechtslage zu dem Ergebnis führen würde, dass das Schadensereignis keine Schadensersatzpflicht des Haftpflichtversicherers ausgelöst hat [32]. Andererseits führt der vereinbarte Verzicht auf die Prüfung der Haftungsfrage auch dazu, dass der Haftpflichtversicherer in den Fällen, in denen sein Versicherter nach dem Gesetz zum vollen Ausgleich des entstandenen Schadens verpflichtet wäre, lediglich den vereinbarten Prozentsatz der dem Sozialversicherungsträger entstandenen Aufwendungen ersetzen muss [33]. Haftungsvorteile oder -nachteile im Einzelfall gleichen sich daher bei längerer Anwendung des Teilungsabkommens aus [34].

In den Abkommenstexten ist (offensichtlich wohl der Regelfall) als Voraussetzung für die Anwendbarkeit des Teilungsabkommens festgehalten, dass das den Versicherten des Sozialversicherungsträgers verletzende Schadensereignis in einem Kausalzusammenhang mit dem bei dem Haftpflichtversicherer versicherten Risiko stehen muss. In aller Regel reicht dafür aus, dass der versicherte Haftpflichtbereich nach der Lebenserfahrung zu einer Gefahr führen kann, die den konkreten Schadensfall ausgelöst hat [35].

Trotz vorhandenem Zusammenhang zwischen Schadensfall und versichertem Haftpflicht-Gefahrenbereich verstößt die Geltendmachung von Ansprüchen aus einem Teilungsabkommen gegen Treu und Glauben, wenn es schon aufgrund des unstreitigen Sachverhaltes unzweifelhaft und offensichtlich ist, dass eine Schadensersatzpflicht des Haftpflichtversicherers gar nicht in Frage kommt [36].

Es handelt sich hierbei um den sog. Groteskfall, in dem ohne Bestehen des Teilungsabkommens niemand daran denken würde, den Haftpflichtversicherer in Anspruch zu nehmen, weil seine Haftung eben von vornherein ausgeschlossen erscheint [37]. Man mag sich dies an folgendem Beispiel veranschaulichen: Ein Arbeitnehmer, der sich zu Fuß auf dem Weg zur Arbeit befindet, stolpert und stürzt auf ein am Straßenrand geparktes Fahrzeug, wobei er sich verletzt. Es besteht ein ursächlicher Zusammenhang zwischen dem Schadensereignis und dem versicherten Haftpflicht-Gefahrenbereich. Gleichwohl greift ein zwischen dem Sozialversicherungsträger des Verletzten und dem Haftpflichtversicherer des Fahrzeughalters vereinbartes Teilungsabkommen nicht ein, weil nach dem unstreitigen Sachverhalt eine Schadensersatzverpflichtung des Haftpflichtversicherten (Fahrzeughalters) unzweifelhaft und offensichtlich nicht in Betracht kommt [38].

In der Praxis ist teilweise festzustellen, dass KfZ-Haftpflichtversicherer die abkommensgemäße Regulierung von gemäß § 116 SGB X übergegangenen Regressansprüchen ablehnen, die auf ein vom Versicherten bei einem Auffahrunfall erlittenes HWS-Schleudertrauma zurückgeführt werden. Es geht hier um solche Unfälle, bei denen einerseits objektive Nachweise für ein HWS-Schleudertrauma nicht geführt werden können (etwa durch Röntgenaufnahmen), andererseits die Auffahrgeschwindigkeit und damit die Beschleunigung des angestoßenen Fahrzeuges äußerst gering ist [39].

Der Argumentation, in solchen Fällen sei der Nachweis für die Verursachung eines Gesundheitsschadens durch den Auffahrunfall nicht geführt, ist entgegenzuhalten, dass eine Prüfung der Haftungsfrage eben durch das Teilungsabkommen ausgeschlossen wird und selbst dann reguliert werden muss, wenn nach der Rechtslage der geltend gemachte Anspruch unbegründet ist [40]. Die Annahme eines Groteskfalles in diesen Fällen ist schon deshalb nicht gerechtfertigt, weil aus Anlass dieser Unfälle immer wieder Schadensersatzprozesse geführt werden und damit nicht unzweifelhaft und offensichtlich ist, dass eine Schadensersatzpflicht des Haftpflichtversicherers gar nicht in Frage kommt [41].

## Literatur und Anmerkungen

1. BGH vom 30.10.1986 – III ZR 151/85. NJW 1987: 1697
2. Gemeinsames Rundschreiben der Spitzenverbände der Sozialleistungsträger vom 10./11.03.1983, DOK 1984, S 472
3. Plagemann in SGB 1993, S. 199
4. Wussow (1996) Unfallhaftpflichtrecht, 14. Aufl. S 1106; Bereiter/Hahn/Schieke § 116 SGB X Anm. 6
5. BGH vom 03.04.1984 – VI ZR 253/82. VersR 1984: 584
6. Wussow (1996) Unfallhaftpflichtrecht, 14. Aufl. S 1110
7. Az.: VI ZR 126/88. VersR 1989: 188
8. Az.: VI ZR 263/88. VersR 1989: 1309
9. Az.: VI ZR 198/86. BG 1988: 62
10. Wussow (1996) Unfallhaftpflichtrecht, 14. Aufl. S. 1109
11. Pickel § 116 SGB X Anm. 36
12. Einhellige Meinung im Schrifttum: Wussow (1996) Unfallhaftpflichtrecht, 14. Aufl. S 1109; Hauck/Haines § 116 SGB X Anm. 18; Bereiter/Hahn/Schieke § 116 SGB X Anm. 6.3d
13. Vgl. im Einzelnen Dahm in ZfS 1995: 36 ff.
14. So auch BGH vom 13.03.1973 – VI ZR 129/71. VersR 1973: 436
15. BGH vom 30.05.1989 – VI ZR 193/88. VersR 1989: 856f.
16. Hauck-Haines § 116 SGB X Anm. 21
17. So der BGH in seinem Urteil vom 14.02.1989 – VI ZR 2. VersR 1989: 648
18. Az.: VI ZR 92/79. NJW 1981: 1099 ff.; zur Mitverantwortung eines Unfallversicherungsträgers allgemein vgl. Dahm in ZfS 1995: 135/136.
19. BGH vom 16.12.1980 a.a.O., S. 1100
20. BGH vom 16.12.1980 a.a.O., S. 1100
21. BGH vom 16.12.1980 a.a.O., S. 1100
22. BGH vom 16.12.1980 a.a.O., S. 1100
23. Vgl. statt vieler Hauck-Haines § 116 SGB X Anm. 44 und BGH vom 01.12.1987 – VI ZR 50/87 – in NJW 1988, S. 1091
24. Dahm in BG 1998: 422
25. Immer wiederkehrende Begründung für Sinn und Zweck des Familienprivilegs, vgl. Pickel § 116 SGB X Anm. 57; Bereiter/Hahn/Schieke § 116 SGB X Anm. 17 m.w.Nw.
26. Az.: VI ZR 270/78. DSozVers 1980: 188 ff.
27. Vgl. u.a. BGH vom 01.12.1987 s. Anm. 24 in NJW 1987: 1091
28. BGH vom 01.12.1987 a.a.O., S. 1092
29. Vgl. OLG Frankfurt vom 22.09.1995–2 U 210/94. VersR 1997: 561
30. Dahm in BG 1998: 424
31. BGH vom 06.07.1977 – VI ZR 147/76. VersR 1977: 854f.
32. BGH vom 23.09.1963 – II ZR 118/60. NJW 1964: 102
33. BGH vom 06.07.1977. VersR 1977: 855
34. OLG München vom 25.07.1986 – 10U 2847/86. VersR 1988: 125f.
35. Hauck-Haines § 116 SGB X Anm. 60 m.w.Nw.
36. Wussow in NJW 1961: 1858
37. Vgl. hierzu im einzelnen Dahm in BG 1996: 64 ff.
38. Dahm in BG 1996: 65
39. Hinweis in Wussow-Informationen WI 1999:111
40. WI 1999: 122
41. WI 1999: 112; Dahm in BG 1996: 65

# Diskussion*

Zusammengefasst und redigiert von H.-R. Kortmann, B. Herbst und R. Kämmerling**

## Anmerkungen zur Einschätzung eines Haushaltsführungsschadens

Es wird eingehend die prozentuale Einschätzung eines Haushaltsführungsschadens erörtert, bei der die Einschätzung einer abstrakten Minderung der Erwerbsfähigkeit nicht ausreicht (*Schmit-Neuerburg*). Für die Beurteilung des Ausmaßes einer konkreten Behinderung bei der Haushaltsführung liegen zwei Standardwerke vor, das sog. Münchener Modell sowie die Tabelle nach Schulze/Bork/Hoffmann. In beiden Werken werden minutiös und sehr detailliert Behinderungen beschrieben und der jeweiligen Arbeit im Haushalt zugeordnet. Berücksichtigung finden weiterhin Größe und Zuschnitt des Haushaltes sowie die Anzahl der im Haushalt lebenden Personen. Schließlich wird differenziert, ob es sich bei den im Haushalt lebenden Kindern um Minderjährige oder Erwachsene handelt. Letztendlich lässt sich tabellarisch das prozentuale Ausmaß der konkreten Behinderung in der Haushaltsführung errechnen, es wird abschließend dann ein Grundgehalt beispielsweise nach BAT VIII für Basisberechnung herangezogen, dann der Wert entsprechend der konkreten Haushaltsführungsminderung anteilig heruntergerechnet (*Ongert*).

## Anmerkungen zur Übernahme von Heilbehandlungskosten

Bei allen Heilbehandlungsmaßnahmen ist grundsätzlich zunächst einmal zu klären, ob die Therapie kausal mit den Unfallfolgen, die auf das Schadensereignis zurückgeführt werden können, zu begründen ist (*Erlinghagen*). Weiterhin ist zu überprüfen, ob die angewandte Therapie adäquat ist (*Gerstmann, Giers*). Wenn die therapeutischen Maßnahmen letztendlich mit dem eigentlichen Schadensereignis nach wissenschaftlichen Gesichtspunkten nicht zu begründen sind, so sind die anfallenden Kosten vom Schädiger nicht zu tragen, entsprechend wird der Haftpflichtversicherer keine Kosten übernehmen (*Ongert*). Die gleichen Kausalitätsüberlegungen gelten für die gesetzlichen Unfallversicherungen. Auch hier ist entscheidend, ob objektiv ein innerer Zusammenhang zwischen der durchgeführten Heilbehandlung und dem eingetretenen Schaden besteht. Ist dieser Zusammenhang nicht nachweisbar, so entfällt die Verpflichtung der Übernahme der Therapiekosten (*Erlinghagen*).

---

\* Zu den Beiträgen von S. 63–88.
\*\* Teilnehmer: D. Bindemann, S. Brandenburg, D. Dahm, N. Erlinghagen, M. Fabra, K.-J. Gerstmann, R. Giers, V. Grosser, P.-M. Hax, H.-R. Kortmann, M. Meyer-Clement, J. Ongert, D. Peters, G. Rompe, K.-P. Schmit-Neuerburg, F. Schröter, V. Weskott

## Anmerkungen zur Kausalitätsbeurteilung bei der Gesetzlichen Unfallversicherung bzw. privaten Haftpflicht

Bei der Begutachtung eines Haftpflichtschadens haben Art und Ausmaß des Schadensereignisses zu den Schadensfolgen keine Bedeutung, so dass der Begriff der Gelegenheitsursache hier nicht anwendbar ist (*Peters*). Entsprechend kann nicht geltend gemacht werden, dass das Schadensereignis nur auslösend bezüglich einer klinisch stummen Schadensanlage gewirkt habe. In diesem Zusammenhang wird unter dem Aspekt einer erschwerten Beweislast zu Lasten des Schädigers auf die Bedeutung der Kenntnis vorbestehender Schäden hingewiesen. Dies gilt insbesondere unter dem Aspekt der überholenden Kausalität, die sich im Zivilrecht, also im Gutachten für die Haftpflichtversicherung, wesentlich von der berufsgenossenschaftlichen Begutachtung unterscheidet (*Grosser*).

## Anmerkungen zur Zusammenarbeit von Gesetzlicher Unfallversicherung und privater Haftpflichtversicherung

Aus Gründen der Rechtssystematik und auch des Datenschutzes sind einer postulierten Zusammenarbeit von privater Haftpflicht und Gesetzlicher Unfallversicherung enge Grenzen gesetzt. Wohl kann die Gesetzliche Unfallversicherung auf dem Wege des Urkundsbeweises Daten verwenden, die im Bereich der privaten Versicherung erstellt wurden oder aber der Versicherte auf dem Wege der Akteneinsicht erworbene Daten, die bei der Gesetzlichen Unfallversicherung erfasst wurden, der privaten Haftpflicht zur Verfügung stellen, jedoch stellt dies keine solide Basis für ein gemeinsames Vorgehen dar (*Brandenburg*). Entsprechend sind Ansätze zur Kooperation von GUV und privater Haftpflicht kaum sichtbar. Dennoch bestehen Bemühungen vonseiten der Gesetzlichen Unfallversicherung, Kooperationen aufzunehmen, die insbesondere die Zusammenarbeit auf dem Gebiet der berufshelferischen Tätigkeiten betreffen (*Peters*). An dieser Zusammenarbeit ist die Haftpflichtversicherung in hohem Masse interessiert (*Hax*). Auch hier spielt die berufliche sowie die medizinische und soziale Rehabilitation eine enorme Rolle, um einerseits einen Schadenfall in vernünftigen Grenzen zu halten und andererseits dem Geschädigten die Möglichkeit zu geben, möglichst frühzeitig an seinem Berufsleben wieder teilzunehmen, im weiteren Sinne sozial anerkannt zu bleiben. Ein wesentliches Problem in der Zusammenarbeit mit der Berufsgenossenschaft stellt für den Haftpflichtversicherer die Tatsache dar, dass hierfür die Einwilligung des Geschädigten erforderlich ist und dies wiederum vonseiten des Geschädigten nicht selten keine Zustimmung findet (*Ongert*). Dies bedarf entsprechend des behutsamen Vorgehens und weiterer Überzeugungsarbeit, um dem Geschädigten darzulegen, dass die Zusammenarbeit zwischen GUV und Haftpflichtversicherer allein dem Ziel der entsprechend bestmöglichen Rehabilitation dient und nicht einer Diminuierung von Haftpflichtansprüchen (*Kortmann*).

Klar unterschieden werden muss zwischen der privaten Haftpflichtversicherung und der privaten Unfallversicherung. Während aufgrund der ähnlichen Interessenslagen von Haftpflichtversicherung und gesetzlicher Unfallversicherung diese beiden Partner bemüht sind, im Rahmen der optimalen Rehabilitation aufeinander zuzugehen, sind vonseiten der privaten Unfallversicherung bisher keine Ansätze zu erkennen.

Allerdings bedient sich die private Unfallversicherung gerne der berufsgenossenschaftlichen Berufshelfer, die im Rahmen von Nebentätigkeiten dort angeworben werden. Eine Gegenleistung der privaten Unfallversicherung wird von der GUV bisher vermisst (*Bindemann*).

Unabhängig von einer möglichen Zusammenarbeit der verschiedenen Versicherer wird klar festgehalten, dass die medizinische und berufliche Rehabilitation des Unfallverletzten in die Hand der Gesetzlichen Unfallversicherung gehört (*Weskott*). Auch wenn aus ärztlicher Sicht diese Rehabilitation manchmal etwas zäh erscheint, wird gerade aus ärztlicher Sicht deutlich, dass das berufsgenossenschaftliche Heilverfahren das bestmögliche System überhaupt darstellt, welches die Unfallverletzten von der Erstversorgung bis zur späteren beruflichen und sozialen Reintegration begleitet (*Meyer-Clement*). Dabei sind früher zutage getretene Defizite im Bereich berufshelferischer Maßnahmen zunehmend kompensiert worden. Die heutigen Berufshelfer der Gesetzlichen Unfallversicherung verfügen über ausreichende berufskundliche Fähigkeiten sowie arbeitsmarktpolitische Kenntnisse. Zum Teil wirken sie als Koordinatoren, die qualifizierten Rat und Hilfe durch verschiedenste Institutionen einholen, beispielsweise bei den Berufsförderungswerken oder aber bei Arbeitsämtern bzw. privaten Anbietern. Insofern kann dem Vorwurf widersprochen werden, dass aus der Sachbearbeitung Abdelegierte sich als Berufshelfer betätigen. Natürlich sind den berufshelferischen Maßnahmen insofern Grenzen gesetzt, als der Arbeitsmarkt nur in einem begrenzten Rahmen die berufliche Reintegration erlaubt (*Erlinghagen*).

## Anmerkungen zum Bagatellunfall im Zusammenhang mit chronischem Krankheitsverlauf und erhöhtem Entschädigungsbegehren

Berufliche Bagatellunfälle mit protrahierten Krankheitsverläufen und letztlich langjähriger Chronifizierung stellen unter den Patienten, die im Rahmen einer berufsgenossenschaftlichen stationären Weiterbehandlung weiter diagnostiziert und therapiert werden, keine Seltenheit dar (*Kortmann*). Dabei ist anzumerken, dass viele dieser Patienten bereits vor dem Unfall an der Schwelle zum psychophysischen Erschöpfungszustand mit Dekompensation standen (*Meyer-Clement*). Auch wenn von chirurgischem Standpunkt eine Kausalität der angegebenen Symptome zum Unfall angezweifelt wird, zumal trotz Ausschöpfung aller bildgebenden Verfahren, internistischer, neurologischer, HNO-ärztlicher oder augenärztlicher Zusatzbegutachtungen keine Traumafolgen nachweisbar sind, erfolgt vor Abschluss des Heilverfahrens oder spätestens im Rahmen der Begutachtung zunehmend die Vorstellung beim Psychiater. Hier gilt es, die Frage zu klären, ob eine somatoforme Störung vorliegt, die als Unfallfolge zu gelten hat. Von psychiatrischer Seite (*Fabra*) stellt sich die Situation so dar, dass es sich nur im geringeren Teil um Simulanten oder Anspruchstellern aus Boshaftigkeit, Entschädigungsbegehren etc. handelt. Mehrheitlich sind es Patienten, die echte seelische Krankheiten aufweisen. Ursächlich hierfür ist die Tatsache, dass viele Menschen unserer Gesellschaft grenzkompensiert sind und ein Unfall, also fremdverschuldetes Ereignis, eine Art Regressionsangebot darstellt, welches einen Grund liefert, sich einerseits fallen zu lassen und andererseits eine Anspruchsberechtigung erworben zu haben (*Fabra*). Vielfach wird der Psychologe oder Psychiater zu spät in die Behandlung einbezogen, häufig erst im Rahmen der abschließenden Begutachtung. Letztere gestaltet sich im Rahmen der Gesetzlichen Unfallversicherung relativ leicht. Hier ist eine seelische Erkrankung nach der Kausalität meist unschwer einzuschätzen, während bei der Kraftfahrzeughaftpflichtversicherung nach der Adäquanztheorie große Probleme auftreten können.

## Anmerkungen zur Verjährung des Regresses gemäß § 116 SGB X

Die Regressvorschrift des § 116 SGB X ist auf eine Entlastung der Solidargemeinschaft gerichtet soweit ein schwerwiegendes Handeln eines Dritten die Gewährung einer Sozialleistung erforderte. Für den § 116 ist von Bedeutung, welcher Anspruch des Geschädigten gegenüber dem Schädiger bestanden hat. In der Regel handelt es sich um sogenannte deliktische Ansprüche, die einer Verjährungsfrist von 3 Jahren unterliegen. Entsprechend kann ein Versicherter nach Ablauf der Anspruchsübergangszeit keinen Regress mehr geltend machen (*Dahm*). Unabhängig davon verbleibt sein Anspruch gegenüber dem Unfallversicherungsträger, beispielsweise wenn es sich um eine Verschlimmerung handelt. Auch die gesetzlichen Krankenkassen sind weiter verpflichtet, therapeutische Maßnahmen, die auf eine frühere Schädigung zurückzuführen sind, in späteren Jahren zu ihren Lasten durchführen zu lassen (*Rompe*).

# Teil III
# Begutachtung und Datenschutz

# Anforderungen an den Datenschutz unter besonderer Berücksichtigung moderner Telekommunikationsverfahren

M. Giel

## Einleitung

In der Medizin fallen in großem Umfang Text- und Bilddokumente ganz unterschiedlicher Charakteristik an. Ein wesentlicher Ansatzpunkt zum Einsatz der elektronischen Datenübertragung und Kommunikation besteht darin, hier Einsparungen umzusetzen, und dies sowohl betreffend den zeitlichen Aufwand als auch die Kosten.

Pro Jahr werden etwa 1 Mrd. Befunde erhoben und in schriftlicher Form dokumentiert. Es werden ca. 3 Mio. Überweisungen ausgestellt und mittels bildgebender Verfahren ca. 30 Mio. Aufnahmen angefertigt. Unterstellt, dass jeder zehnte der beschriebenen 1 Mrd. Befunde mit der Post verschickt wird und das Porto hierfür DM 1,10 beträgt, werden allein hierfür DM 1,1 Mrd. aufgewendet.

Untrennbar mit dem Einsatz der elektronischen Datenübertragung sind Fragen verbunden, die sowohl die Bereiche des Datenschutzes als auch der Datensicherheit betreffen.

## Datenschutz

Im Gesundheitswesen fallen in großem Umfang Daten an, die im unmittelbaren oder mittelbaren Zusammenhang mit der Behandlung stehen. An erster Stelle sind zu nennen Informationen über diagnostische und therapeutische Maßnahmen, darüber hinaus jedoch auch Daten, die der Leistungserfassung und der Dokumentation des zuständigen Kostenträgers dienen.

Der Sinn der elektronischen Datenverarbeitung in der Medizin liegt nicht nur darin, eine reine Erfassung zu betreiben, vielmehr äußert sich der Vorteil vor allem in der Form, dass die einmal zur Verfügung stehenden Daten weitergeleitet werden können und somit anderen Personen zur Verfügung stehen. Insofern ergibt sich sofort die Frage, wem solche Daten eigentlich gehören. Hieraus leitet sich unmittelbar das Mitspracherecht des Patienten ab. Dieser muss über die elektronische Erfassung seiner Daten informiert sein und über die Weiterverwendung dieser Daten entscheiden. Die weitere Nutzung dieser Daten ist selbstverständlich auf die erforderlichen Bereiche einzuschränken. Es müssen weiterhin Mechanismen implementiert sein, die einen unerlaubten Zugriff auf die Informationen über den Patienten verwehren.

## Datensicherheit

Diese Thematik ist durch vielfältige, teils sehr unterschiedliche Teilaspekte charakterisiert. Zunächst einmal ist die Vertraulichkeit zu nennen. Patientendaten dürfen nur demjenigen zugänglich sein, der hierzu im Rahmen der Behandlung, Leistungserfassung oder vonseiten des zuständigen Kostenträgers autorisiert ist. Abhängig von seiner konkreten Funktion kann es erforderlich sein, den Datenzugriff auf bestimmte Segmente einzuschränken.

Dem Dokument muss klar zu entnehmen sein, wer es zu welchem Zeitpunkt erzeugt hat. Es ist sicherzustellen, dass die Informationen bei einer Datenübertragung unverändert und vollständig angekommen sind, zudem sollte nachvollziehbar sein, dass die Übertragung auch wirklich stattgefunden hat. Wünschenswert ist außerdem, dass die Daten jederzeit – also auch im Bereitschaftsdienst und am Wochenende – verfügbar sind.

Eine wichtige Problematik ergibt sich in Hinsicht auf die Langzeitarchivierung. In der Medizin gibt es z. T. Aufbewahrungsfristen von 30 Jahren, ein Zeitintervall, das durch viele elektronische Medien heute nicht sicherzustellen ist. Lösungsansätze ergeben sich hier durch den Einsatz der CD- und DVD-Technologie.

## Kryptologie

Durch entsprechende Einschränkungen der Zugriffsrechte innerhalb eines geschlossenen Praxis- oder Krankenhausnetzwerkes lässt sich die zu fordernde Vertraulichkeit der Daten in aller Regel gewährleisten. Problematisch wird die Situation in dem Moment, wenn Datenbestände aus diesem ursprünglichen Umfeld nach außen übertragen werden müssen, z. B. über das Internet. Werden hier keine Einschränkungen implementiert, werden Klartextdaten ohne Sicherungsmaßnahmen verschickt. In dieser Situation wäre ein unautorisierter Zugriff nicht zu verhindern. Voraussetzung für einen sicheren Datentransfer ist somit die Verwendung von Verschlüsselungstechniken. Eine Verschlüsselung beinhaltet mathematische Verfahren, die das bearbeitete Dokument für Außenstehende unlesbar machen, gleichzeitig jedoch ermöglichen, dass im Idealfall lediglich der adressierte Empfänger das Dokument entschlüsseln kann. Hierdurch ist sicherzustellen, dass die Vertraulichkeit gewahrt bleibt.

Ureigener und ältester Einsatzbereich für kryptographische Verfahren ist nach wie vor das Militär. Insbesondere gilt dies für die USA, und es ist aus dieser Sicht nachvollziehbar, weshalb für die modernsten kryptologischen Techniken Einschränkungen in Hinsicht auf die zivile Nutzung – also auch auf die medizinische Nutzung – bestehen.

Man unterscheidet grundsätzlich zwischen symmetrischen und asymmetrischen Verschlüsselungsverfahren. Die Länge eines Schlüssels wird in Bit angegeben. Als grobe Richtlinie lässt sich festhalten, dass sich mit der Verlängerung der Schlüssellänge um 1 Bit der Aufwand des nichtautorisierten Entschlüsselns verdoppelt.

Beim konventionellen oder symmetrischen Verschlüsselungsverfahren verfügen Absender und Empfänger über den gleichen Schlüssel. Voraussetzung für das Funktionieren dieser Technik ist naturgemäß, dass der entsprechende Schlüssel zuvor definiert und auch ausgetauscht wurde. Die Vertraulichkeit in Hinsicht auf die Informationen über den Schlüssel muss sichergestellt sein. Verständliche Probleme ergeben sich naturgemäß zu dem Zeitpunkt, wenn an verschiedene, u. U. auch eine größere Gruppe, Empfängerdaten versandt werden müssen. Hier müsste dann jeweils im Einzelfall eine Vereinbarung über den zu verwendenden Schlüssel getroffen werden.

Der britische Geheimdienst entwickelte bereits in den 60er-/70er-Jahren sog. asymmetrische Verschlüsselungsverfahren. Hierbei kommen zwei unterschiedliche Schlüssel zur Anwendung, zum einen ein sog. öffentlicher Schlüssel, zum anderen ein privater Schlüssel. Die sich so ergebende Situation lässt sich mit dem Einwerfen eines Briefes in den Postkasten vergleichen. Viele verfügen hierbei über die Möglichkeit, einen Brief in den Postkasten einzuwerfen, jedoch nur derjenige, für den der Brief bestimmt ist, besitzt den Schlüssel, der erforderlich ist, den Postkasten zu öffnen und zu entleeren. Mit anderen Worten ist das Entschlüsseln nur demjenigen möglich, der über den passenden privaten Schlüssel verfügt; jedermann, der über den öffentlichen Schlüssel verfügt, kann Daten verschlüsseln, aber nicht zurück entschlüsseln. Der Vorteil dieser Verfahrensweise ist offensichtlich. Nachrichten können ausgetauscht werden, ohne dass vorher eine Sicherheitsabsprache getroffen wird. Es ist also kein Schlüsselaustausch erforderlich und trotzdem kann der Versand über öffentliche Leitungen durchgeführt werden.

## Digitale Signatur

Sichergestellt werden muss zudem, dass der Inhalt des Dokumentes während Verschlüsselung, Transfer und nach der Entschlüsselung nicht verändert wurde. In Form der digitalen Unterschrift steht dem Empfänger die Möglichkeit zur Verfügung, die eingegangenen Daten sowohl auf Ursprung als auch auf Vollständigkeit zu überprüfen. Besonderer Nachdruck ist hierbei auf die Möglichkeit des Urheberschaftsnachweises zu legen, der in manchem Zusammenhang ebenso wichtig sein kann wie die Vertraulichkeit eines Dokumentes. Die Verwendung des privaten Schlüssels für die digitale Signatur erfüllt diese Aufgabe.

Technisch ist dieser Vorgang so umgesetzt, dass der ursprüngliche Text unter Einsatz des Privatschlüssels des Autors mit der Unterschrift versehen wird. Lässt sich diese beim Empfänger mit dessen öffentlichem Schlüssel korrekt darstellen, ist die Authentizität des Textes gegeben. Die symmetrische Verschlüsselung des Textes selber und anschließende asymmetrische Verschlüsselung dieses symmetrischen Sitzungsschlüssels mit dem öffentlichen Schlüssel des Empfängers kann zusätzlich erfolgen. Kombinierte Systeme beider Anwendung werden kommerziell angeboten.

## Hardware-Lösungen

Wie zuvor beschrieben, stellen elektronische Schlüssel unterschiedlich lange Digitalsequenzen dar. Grundsätzlich müssen diese an irgendeiner Stelle im System zur Verfügung stehen, sie können z. B. auf dem PC gespeichert sein, oder sie müssen bei jedem Verschlüsselungsvorgang neu eingegeben werden. Eine Alternative hierzu bietet sich in der Form der Anwendung von Chipkarten an. Hierbei sind die Schlüssel nicht mehr unmittelbar im System vorhanden, sie sind auch nicht vonseiten des Systems passiv auslesbar. Die Chipkarten verfügen über einen eigenen Prozessor, der im Bedarfsfall die erforderlichen Informationen zur Verfügung stellt. Hierdurch ist ein hohes Maß an Datensicherheit vorhanden. Zusätzlich lässt sich eine solche Chipkarte analog zu einem Handy oder einer Scheckkarte durch einen extern einzugebenden PIN-Code sichern.

In Form der sog. Global Healthcare Security Mail bietet die Deutsche Telekom ein Produkt an, bei dem alle vorgenannten Charakteristika erfüllt sind und somit ein gefahrloser Transfer von sensiblen Patientendaten über öffentliche Leitungen möglich ist. Langfristig ist hierin ein Fortschritt für die therapeutischen Möglichkeiten zu sehen. Die Befundübertragung lässt sich beschleunigen, Datenverluste können minimiert werden, und zusammengefasst ist das System somit in der Lage, dazu beizutragen, Zeit und Kosten einzusparen.

# Gutachtenauftrag und Datenschutz aus Sicht der Verwaltung

S. Brandenburg und J. Schudmann

## Einleitung

Den gesetzgeberischen Aktivitäten der letzten 5 Jahre auf dem Gebiet des Sozialdatenschutzes entsprechend waren datenschutzrechtliche Themen Gegenstand der jüngeren Duisburger Gutachtenkolloquien. So wurden 1996 das zweite SGB-Änderungsgesetz vom 13.06.1994 (BGBl. I S. 2330) vorgestellt [1] und die Auswirkungen des Ersterhebungsgrundsatzes nach § 67a Abs. 2 Satz 1 SGB X auf Befunderhebung und Gutachtenerstattung durch den ärztlichen Sachverständigen [2] erörtert. Auf dem Kolloquium 1997 wurden ausführlich die datenschutzrechtlichen Neuerungen des Unfallversicherungs-Einordnungsgesetzes vom 07.08.1996 (Sozialgesetzbuch VII), behandelt, das unter anderem darauf abzielte, die für die gesetzliche Unfallversicherung geltenden Verfahrensvorschriften, auch im Bereich des Datenschutzes, an die Regelungen in den übrigen Büchern des Sozialgesetzbuchs anzupassen [3]. Insoweit sei auf die umfassenden Darstellungen von Schwerdtfeger et al. [4] zum Gutachterauswahlverfahren nach § 200 Abs. 2 SGB VII sowie zum Datenschutz im berufsgenossenschaftlichen Ermittlungsverfahren verwiesen.

Der Bedeutung und Aktualität des Datenschutzrechtes insbesondere im Zusammenhang mit Begutachtungsfragen trägt das diesjährige Gutachtenkolloquium Rechnung, indem mit gutem Grund dieses Thema trotz der Erörterungen in den Vorjahren erneut in das Programm aufgenommen worden ist. Dies gibt die Gelegenheit, ein erstes Zwischenfazit zu ziehen und zu aktuellen Fragen, die z. B. im 17. Tätigkeitsbericht des Bundesdatenschutzbeauftragten aufgegriffen sind [5], Stellung zu nehmen.

## Datenerhebung beim Versicherten und Dritten

### Beschränkung von Auskunftsverlangen an Krankenkassen und Ärzte

Der Umfang der Sachverhaltsermittlungen durch die Verwaltung, die dem Gutachtenauftrag vorausgehen, sowie durch den Sachverständigen bei der Anamnese- und Befunderhebung im Rahmen der Begutachtung wird begrenzt durch den Erforderlichkeitsgrundsatz der §§ 67a Abs. 1 SGB X, 199 Abs. 1 SGB VII [6]. Danach ist die Erhebung von Sozialdaten nur insoweit zulässig, als ihre Kenntnis zur Aufgabenerfüllung erforderlich ist. Die Ermittlung von Vorerkrankungen des Versicherten zur Abgrenzung versicherter von unversicherten Gesundheitsschäden entspricht diesem Erforderlichkeitsgrundsatz, wobei § 188 Satz 1 für Auskunftsverlangen an Krankenkassen und die §§ 201 und 203 Abs. 1 Satz 1 SGB VII für solche an Ärzte diesen Grundsatz ausdrücklich bestätigen. Schwierigkeiten für die Praxis bringen nach wie vor die Einschränkungen der §§ 188 Satz 2 und 203 Abs. 1 Satz 2 SGB VII mit sich, wonach die Auskunftsverlangen an Krankenkassen und an die Ärzte, die nicht an einer berufsgenossenschaftlichen Behandlung des Versicherten beteiligt sind oder waren, auf solche Erkrankungen oder solche Bereiche von Erkrankungen beschränkt werden sollen, die mit dem Versicherungsfall in einem ursächlichen Zusammenhang stehen können.

Diese erst nach den Beratungen im Ausschuss für Arbeit und Sozialordnung in das UVEG aufgenommenen Bestimmungen sollen das Merkmal der Erforderlichkeit präzisieren [7]. Eine solche Präzisierung ist aber vielfach angesichts der multikausalen Krankheitsbilder, die auf eine Verursachung durch eine versicherte Einwirkung zu prüfen sind, für den Unfall- oder BK-Sachbearbeiter kaum möglich [8]. Dies gilt nicht nur für komplexe Berufskrankheiten wie z.B. klinisch stumme Infektionskrankheiten, in denen zur Eingrenzung eines Infektionszeitpunkts die Kenntnis von Erkrankungen relevant sein kann, die üblicherweise mit Labordiagnostik oder invasiven Therapien einhergehen, sondern in zunehmendem Maße auch für die Kausalprüfung bei Unfallverletzungen mit protrahierten oder morphologisch nicht erklärbaren Heilungsverläufen, in denen psychische oder psychosomatische Störungen eine zunehmende Bedeutung gewinnen [9]. Hier können viele Krankheitsbilder aus der Vorgeschichte des Versicherten auf eine psychische Mitwirkung hindeuten [10]. Das Einbeziehen solcher differentialdiagnostischer und ätiologischer Überlegungen in die Auskunftsverlangen ist obligat, aber für den Bearbeiter schwierig oder gar nicht leistbar. Der von Kranig [11] erhobenen Forderung, die Unfallversicherungsträger sollten in Zusammenarbeit mit der medizinischen Wissenschaft solche Erkrankungen bzw. Krankheitserscheinungen herausarbeiten, in denen ohne Gefahr unzureichender Ermittlungen eine Beschränkung der Auskunftsverlangen möglich ist, ist daher zuzustimmen. Dabei wird auch zu berücksichtigen sein, dass solche Beschränkungen für die Mitarbeiter von Krankenkassen, die für die Zulässigkeit der Übermittlung von Vorerkrankungsdaten an die UV-Träger verantwortlich sind (§ 67d Abs. 2 SGB X), und für die um Auskunft ersuchten Ärzte keinen zu großen Beurteilungsspielraum eröffnen. Soweit dies nicht gelingt, wird auch in Zukunft ein Abweichen von der Sollbestimmung der §§ 188 Satz 2 und 203 Abs. 1 Satz 2 SGB VII im Einzelfall zulässig sein.

Nach dem Entwurf einer Musterdienstanweisung für den Datenschutz des Hauptverbandes der gewerblichen Berufsgenossenschaften sind Auskunftsverlangen über medizinische Daten zur Feststellung des Versicherungsfalls entsprechend zu beschränken, soweit das nicht wegen der Vielschichtigkeit des Erkrankungs- oder Verletzungsbildes ausgeschlossen ist. Der ärztliche Sachverständige sollte wegen der Schwierigkeit, trotz der Beschränkung von Auskunftsverlangen die notwendigen Tatsachen zu ermitteln, im Rahmen des Aktenstudiums nach Erhalt des Gutachtenauftrages auf den Inhalt der Vorerkrankungsanfrage kritisch achten. Soweit er eine Erweiterung der Anfrage auf andere als die bereits erfragten Krankheitsbereiche für erforderlich hält, sollte er dies vor Gutachtenerstellung dem Auftraggeber begründet mitteilen. Die mit einer erneuten Anfrage der Verwaltung bei Krankenkassen oder Ärzten verbundene Verzögerung im Verwaltungsverfahren müsste dann im Interesse einer lückenlos zu erhebenden medizinischen Vorgeschichte in Kauf genommen werden. Verwaltungsseitig ist darauf zu achten, dass bei der Zusammenstellung der Begutachtungsunterlagen für den ärztlichen Sachverständigen nicht nur die Auskünfte der

Krankenkassen und Ärzte, sondern auch die entsprechenden Anfragen der Verwaltung beigefügt werden.

**Gestuftes Erhebungsverfahren**

Die Einführung eines gestuften Erhebungsverfahrens durch § 199 Abs. 3 SGB VII, wonach zur Vermeidung einer Datenerhebung auf Vorrat im Regelfall Auskünfte zu Vorerkrankungen erst dann bei Dritten eingeholt werden dürfen, wenn *hinreichende Anhaltspunkte* für einen ursächlichen Zusammenhang zwischen der versicherten Tätigkeit und der schädigenden Einwirkung vorliegen, dürfte in der Praxis zu keinen nennenswerten Verzögerungen geführt haben. Mit *hinreichenden Anhaltspunkten* ist nicht gemeint, dass die berufliche Exposition bzw. der Ursachenzusammenhang bereits mit dem erforderlichen Grad der Wahrscheinlichkeit abschließend nachgewiesen ist. Vorerkrankungsermittlungen bei Dritten können vielmehr dann eingeleitet werden, wenn tatsächliche Anhaltspunkte für eine Kausalität zwischen versicherter Tätigkeit und dem schädigenden Ereignis oder der schädigenden Einwirkung der Verwaltung bekannt sind. Hauptsächlicher Anwendungsbereich sind die Berufskrankheitenverfahren; bei einem Arbeitsunfall beinhaltet schon der Durchgangsarztbericht oder die Unfallanzeige des Arbeitgebers Anhaltspunkte für einen durch eine versicherte Einwirkung verursachten Gesundheitsschaden. Nach Eingang einer Berufskrankheitenanzeige werden den Versicherten üblicherweise erste Fragen zur Berufs- und Krankheitsanamnese gestellt. Die Antworten beinhalten in der Regel Anhaltspunkte für einen ursächlichen Zusammenhang, so dass weitergehende Ermittlungen auch bei Dritten zulässig sind. Mit Einverständnis des Versicherten kann auch von der gestuften Erhebung abgesehen werden [12].

## Gutachterauswahl

**Datenschutz-Verfahrensrecht**

Nach § 200 Abs. 2 SGB VII soll der Unfallversicherungsträger vor Erteilung des Gutachtenauftrages dem Versicherten mehrere Gutachten zur Auswahl benennen; der Betroffene ist außerdem auf sein Widerspruchsrecht nach § 76 Abs. 2 SGB X hinzuweisen und über den Zweck des Gutachtens zu informieren. Die Vorschrift ist systematisch eingeordnet in das Kapitel „*Datenschutz*" und ist überschrieben mit „*Einschränkung der Übermittlungsbefugnis*". Sie dient der Transparenz des berufsgenossenschaftlichen Verfahrens und erstreckt sich auch auf Gutachten nach Aktenlage [13]. Es bereitet keine Schwierigkeit, den Regelungsgehalt von Abs. 1 sowie des zweiten Halbsatzes von Abs. 2 dem Datenschutzrecht zuzuordnen: Der Versicherte soll nach Abs. 2, zweiter Halbsatz in die Lage versetzt werden zu entscheiden, ob er von seinem Recht Gebrauch macht, einer Übermittlung seiner besonders schutzwürdigen Daten an einen Gutachter zu widersprechen. Dieses Recht ist Ausfluss seines informationellen Selbstbestimmungsrechtes, die Erläuterung des Gutachtenzwecks notwendig für eine solche Entscheidung. Nach wohl herrschender Meinung ist die Benennungspflicht des UV-Trägers bzw. das Auswahlrecht des Versicherten nach Abs. 2, erster Halbsatz trotz der systematischen Stellung aber nicht primär datenschutzrechtlicher, sondern vielmehr allgemein verfahrensrechtlicher Natur. Zutreffend wird aus dem verfahrensrechtlichen Charakter dieser Bestimmung gefolgert, dass die Rechtsfolgen aus Verstößen gegen die Benennungspflicht des UV-Trägers nach den Verfahrensregeln der §§ 40–42 SGB X zu beurteilen sind. Verwaltungsakte, die auf Gutachten beruhen, die unter Verletzung der Benennungspflicht zustande gekommen sind, sind nicht nichtig. Ein solcher verfahrensrechtlicher Fehler kann allerdings auch nicht nach § 41 Abs. 2 SGB X geheilt werden. Dennoch kann der Betroffene die Aufhebung eines solchen Verwaltungsaktes gemäß § 42 SGB X in der Regel nicht verlangen, weil Gutachten fast ausnahmslos gebundene Entscheidungen zugrunde liegen und auch bei Beachtung des Auswahlrechts in der Sache keine andere Entscheidung getroffen werden kann. Insofern bleibt ein Verstoß gegen das Auswahlrecht im Regelfall ohne Rechtsfolgen [14].

Der Bundesbeauftragte für den Datenschutz (BfD) vertritt in seinem 17. Tätigkeitsbericht [5] die Auffassung, er habe die inhaltliche Ausgestaltung u. a. des Gutachterauswahlverfahrens zu kontrollieren. Begründet wird dies einerseits mit der Erforderlichkeit der Speicherung von Gutachterdaten in Listen oder Dateien sowie deren Übermittlung an Versicherte und andererseits mit der Übermittlung von Versichertendaten an Gutachter, für die auch wesentlich sei, ob der Gutachter geeignet ist. Soweit hieraus eine Kompetenz des BfD zur Festlegung genereller Eignungskriterien für Gutachter abgeleitet wird, kann dem nicht zugestimmt werden. Nach § 81 Abs. 2 SGB X i. V. m. § 24 Abs. 1 und 2 BDSG kontrolliert der BfD die Einhaltung der Vorschriften über den Datenschutz. Die Frage der Eignung von Gutachtern gehört dagegen zum unmittelbaren Kern des berufsgenossenschaftlichen Feststellungsverfahrens, dessen Ausgestaltung dem pflichtgemäßem Ermessen der Verwaltung unterliegt (§ 20 SGB X). Die Festlegung von Eignungskriterien für Gutachter durch die Unfallversicherungsträger ist Bestandteil der Beurteilungskompetenz des Versicherungsträgers und berührt weder das informationelle Selbstbestimmungsrecht eines Gutachters noch das eines Versicherten. Etwas anderes ergibt sich auch nicht aus § 37 SGB I, wonach das Amtsermittlungsprinzip durch die Datenschutzregeln des SGB X beschränkt wird. Eine Kollision zwischen den beiden Regelungskomplexen liegt insoweit nicht vor.

Auch die Frage der Gutachtereignung im Einzelfall fällt nicht in die Prüfungskompetenz des BfD, weil es sich dabei um eine von Verwaltung zu beurteilende Fachfrage handelt. Die amtliche Begründung zu § 24 BDSG i. d. F. der Datenschutznovelle vom 20.12.1990 führt zu der Kompetenzabgrenzung an:

> Würde der Bundesbeauftragte über die Prüfung der Verletzung spezifisch datenschutzrechtlicher Vorschriften hinausgehen und seine fachliche Beurteilung an die Stelle der fachlichen Beurteilung der zuständigen Behörde setzen, würde damit in unzulässiger Weise in den Verantwortungsbereich der Verwaltung eingegriffen [15].

Eine bewusste Entscheidung des Unfallversicherungsträgers über die Beauftragung eines Gutachters im Einzelfall oder eine generelle Verfahrensweise, z. B. bei bestimmten Erkrankungen grundsätzlich einen internistischen Gutachter zu hören, ist mithin einer Prüfung durch den Bundesdatenschutzbeauftragten nicht zugänglich.

## Beratender Arzt

Einig ist sich die Kommentarliteratur insoweit, als die Tätigkeit der beratenden Ärzte der Unfallversicherungsträger nicht von § 200 Abs. 2 erfasst wird [16]. Auch der BfD hat in seinem 17. Tätigkeitsbericht eingeräumt, dass beratende Ärzte häufig wie Mitarbeiter der Verwaltung zu sehen seien [17] und damit der Position der Unfallversicherungsträger im Grundsatz zugestimmt. Indes hält der BfD es aus Gründen der Rechtssicherheit und zur Vermeidung von Umgehungstatbeständen für notwendig abzugrenzen, wann der beratende Arzt als datenschutzrechtlich und auswahlrechtlich relevanter externer Gutachter tätig wird. Eine solche gutachterliche Tätigkeit sieht der BfD in allen Stellungnahmen nach Aktenlage, die eine sachverständige Beurteilung von Zusammenhangsfragen oder der Höhe der MdE beinhalten. Dies würde darauf hinauslaufen, die Tätigkeit von beratenden Ärzten auf verfahrenslenkende Hinweise, etwa zur Notwendigkeit einer besonderen Reha-Maßnahme zu beschränken. Die Unfallversicherungsträger sind dagegen der Auffassung, dass auf das bewährte Verfahren, sich für die interne Entscheidungsfindung über medizinisch/versicherungsrechtliche Fragen der Beratung durch einen besonders fachkundigen Arzt zu bedienen, grundsätzlich nicht verzichtet werden kann.

Ungeachtet fehlender rechtlicher Konsequenzen bei Verstoß gegen das Auswahlrecht des Versicherten ist – soweit ersichtlich – in der Diskussion um die Funktion des beratenden Arztes noch nicht thematisiert worden, ob bei anonymisierten Aktenstellungnahmen, in denen weder Daten des Versicherten übermittelt noch vom Sachverständigen weitere Sozialdaten erhoben werden, die Anwendung des § 200 Abs. 2 SGB VII nicht vollständig entfällt. Dies anzunehmen liegt bei Wegfall einer personenbezogenen Datenübermittlung insofern nahe, als von vornherein jeglicher Berührungspunkt sowohl zu einer im Datenschutzrecht verankerten Norm als auch zum informationellen Selbstbestimmungsrecht des Versicherten fehlt [18]. Hiervon scheint auch der BfD auszugehen, der eine Datenübermittlung an Dritte als Voraussetzung für das Recht des Versicherten anführt, der Weitergabe seiner Daten im Zusammenhang mit einer Begutachtung zu widersprechen und nach § 200 Abs. 2 SGB VII unter mehreren Gutachten selbst auszuwählen [17]. Ob für qualifizierte beratungsärztliche Stellungnahmen nach Aktenlage Einigkeit mit dem BfD über die Unanwendbarkeit des § 200 Abs. 2 SGB VII bei vollständiger Anonymisierung der übermittelten Unterlagen erzielt werden kann, bleibt abzuwarten. Jedenfalls sollte vonseiten der Unfallversicherungsträger ein Einvernehmen mit dem BfD dahingehend angestrebt werden, dass § 200 Abs. 2 über die Begutachtung mit Untersuchung des Versicherten (= Datenerhebung im Sinne des § 67a SGB X im Auftrage des Versicherungsträgers) hinaus nur solche ärztlichen Stellungnahmen nach Aktenlage erfasst, auf die sich der Unfallversicherungsträger nach § 21 Abs. 1 SGB X als Sachverständigenbeweis im Rahmen des Versicherungsverfahrens oder eines anschließenden Widerspruchverfahrens zur Begründung einer versicherungsrechtlichen Entscheidung bezieht.

Unstreitig ist bei einer beabsichtigten Begutachtung durch den beratenden Arzt in seiner Funktion als niedergelassener oder Klinikarzt dem Versicherten zuvor eine Gutachterauswahl anzubieten. Im Interesse eines offensiven Umgangs mit der Benennungspflicht und einer weitestgehenden Transparenz sollte der Versicherte in dem Auswahlschreiben darauf aufmerksam gemacht werden, dass einer der angebotenen Gutachter zugleich Berater der Verwaltung in Rehabilitations- und/oder Begutachtungsfragen ist. Soweit dies im Einzelfall dazu führt, dass der von der Verwaltung favorisierte Gutachter vom Versicherten gerade nicht ausgewählt wird, muss dies als Konsequenz des Auswahlrechts in Kauf genommen werden.

**Zusatzgutachten**

Das Auswahlrecht nach § 200 Abs. 2 erstreckt sich auch auf Zusatzgutachten, die von dem Unfallversicherungsträger in Auftrag gegeben werden [19]. Dem Versicherten können sogenannte „Paket"- oder „Tandem"-Lösungen angeboten werden, in welchen dem Hauptgutachter bestimmte Zusatzgutachter zugeordnet werden. Oftmals ist eine solche Benennung von Haupt- und Zusatzgutachtern aber nicht möglich, weil der Hauptgutachter üblicherweise mit mehreren Zusatzgutachtern eines Fachgebiet zusammenarbeitet oder die Verwaltung bei Auftragserteilung die Notwendigkeit einer Zusatzbegutachtung nicht beurteilen kann. Es liegt im Ermessen der Verwaltung gem. § 21 Abs. 1 SGB X den Gutachter zu ermächtigen, je nach Erfordernis Zusatzgutachten einzuholen [20]. Sofern der Gutachtenauftrag eine solche Ermächtigung enthält, kommt dies der Beauftragung eines weiteren Gutachters gleich, so dass einer Weitergabe der Aktenunterlagen an einen Zusatzgutachter ein Hinweis an den Versicherten auf sein Widerspruchsrecht sowie den Zweck des Gutachtens und auch auf sein Auswahlrecht vorausgehen sollte [21]. Es wird vertreten, dass dieser Hinweis bei der Begutachtung gegeben werden kann, wobei die Verwaltung im Gutachtenauftrag auf die Notwendigkeit eines solchen Hinweises im Falle der Erforderlichkeit eines Zusatzgutachtens besonders aufmerksam machen sollte. Unbedenklich erscheint eine solche Vorgehensweise nicht, weil die Verwaltung Adressat des § 200 Abs. 2 SGB VII ist und nicht der beauftragte Gutachter. Dies gilt um so mehr, als auf das Widerspruchsrecht und den Gutachtenzweck zwingend und ausnahmslos hinzuweisen ist. Ein solches Verfahren wird darüber hinaus nicht allen Fallkonstellationen gerecht. So ist denkbar, dass der Hauptgutachter schon vor der Begutachtung dem Zusatzgutachter die relevanten Daten zur Verfügung stellt. Es empfiehlt sich daher in Fällen, in welchen nicht von vornherein die Notwendigkeit einer Zusatzbegutachtung auszuschließen ist, den Versicherten vorab zu fragen, ob er der Auswahl des evtl. erforderlichen Zusatzgutachters durch den Hauptgutachter zustimmt (Abb. 1) Ebenso sollte hinsichtlich der Datenübermittlung an einen etwaigen Zusatzgutachter auf das Widerspruchsrecht und den Gutachtenzweck hingewiesen werden. Der Verzicht auf das Auswahlrecht für Zusatzgutachten, dem eine etwaige Zustimmung des Versicherten zu einem solchen Vorgehen gleichkommt, dient der Verfahrensbeschleunigung und ist zulässig [22]. Bei fehlendem Einverständnis unterbleibt eine Ermächtigung des Gutachters zur Veranlassung von Zusatzgutachten. Vielmehr wird dann unter Inkaufnahme einer Verfahrensverzögerung, auf die der Versicherte zuvor hingewiesen wurde, ein erneutes Auswahlverfahren für Zusatzgutachter durchgeführt.

Die Erfahrungen mit dieser Einverständniserklärung sind positiv. Es besteht sowohl ein ausgesprochen gutes Antwortverhalten als auch eine ausgeprägte Bereitschaft, an einer Verfahrensbeschleunigung mitzuwirken. Eine kürzlich in der Bezirksverwaltung Bochum der BGW durchgeführte Aktenauswertung zur Gutachterauswahl hat folgende Ergebnisse gebracht (Tabelle 1).

## Muster:

---

**Einverständniserklärung des Versicherten zur (Zusatz-) Gutachterauswahl, Hinweis zum Widerspruchsrecht**

1. Der Gutachtenauftrag soll dem unter Buchstabe _____ genannten Sachverständigen erteilt werden.

2. Mit der Auswahl eventuell erforderlicher Zusatzgutachter durch den Hauptgutachter bin ich

   ☐ einverstanden

   ☐ nicht einverstanden. Falls Zusatzgutachter erforderlich werden, möchte ich vor einer Beauftragung mein Auswahlrecht in Anspruch nehmen.
   *(Hinweis: Dadurch kann es zu einer Verfahrensverzögerung kommen)*

3. Falls Sie von Ihrem Recht, der Übermittlung der medizinischen Daten an d. Gutachter zu widersprechen, Gebrauch machen wollen, können Sie dies hier anführen:


_____          _____
(Ort, Datum)                              (Unterschrift)

---

**Abb. 1.** Einverständniserklärung des Versicherten

**Tabelle 1.** Auswahlentscheidung der Versicherten

| Zahl der Gutachten | Wahl des behandelnden Arztes | Wahl eines anderen Arztes | Einverständnis Zusatz-Gutachter (30 Anfragen) | | Keine Antwort auf Auswahl-angebot | Sonstiges |
|---|---|---|---|---|---|---|
| | | | ja | nein | | |
| 130[a] | 45 | 51 | 28 | 2 | 20 | 8 |
| 100% | 35% | 39% | 93% | 7% | 15% | 6% |

[a] 130 Gutachten = 64 Erstgutachten, 66 Folgegutachten, 43 BK-Gutachten, 87 Unfallgutachten, Fälle = 54 Arbeitsunfälle, 40 Berufskrankheiten

Fazit dieser Auswertung: Die Antwortquote der Versicherten auf das Auswahlangebot ist insgesamt erfreulich hoch. Auch wenn die Auswertung nicht repräsentativ sein dürfte, lässt sich eine tendenziell gute Resonanz bei den Versicherten feststellen. Eine auffällige Bevorzugung wohnortnaher Gutachter durch die Versicherten konnte nicht beobachtet werden. Nur ganz selten haben Versicherte selbst Gutachtervorschläge unterbreitet oder sämtliche von der Verwaltung benannten Gutachten abgelehnt. Bei den Arbeitsunfällen wird überwiegend der behandelnde D-Arzt als Gutachter ausgewählt.

**Persönliche Gutachtenerstellung**

Eine zwingende persönliche Gutachterpflicht kennen die maßgeblichen verfahrensrechtlichen Bestimmungen der §§ 20, 21 SGB X nicht. Die strengen Vorgaben der Rechtsprechung, wonach im Gerichtsverfahren ein Gutachten nicht verwertbar ist, welches ein anderer als der vom Gericht bestellte Sachverständige persönlich verantwortet und verantwortlich gezeichnet hat [23], gelten für das Verwaltungsverfahren eines Sozialleistungsträgers nicht. Vielmehr entscheidet der Versicherungsträger über die Verwertbarkeit des Gutachtens nach pflichtgemäßem Ermessen. Sofern in der Vergangenheit ärztliche Direktoren oder Chefärzte die an sie gerichteten Gutachtenaufträge auf geeignete Mitarbeiter wie z. B. Oberärzte übertragen haben, haben dies die Unfallversicherungsträger in der Regel akzeptiert.

Die Vorgaben des § 200 Abs. 2 SGB VII zwingen zu einer kritischen Überprüfung dieser Praxis. Die mit der Einführung der Gutachterauswahl bezweckte Transparenz des Verfahrens erfordert, dass der Sachverständige, den der Versicherte ausgewählt hat, das Gutachten auch tatsächlich erkennbar verantwortet und unterzeichnet. Andernfalls wäre aus Sicht des Versicherten das vorausgegangene Auswahlangebot unverständlich [24]. Im Übrigen wäre es auch aus datenschutzrechtlicher Sicht problematisch, wenn nicht der ausgewählte Sachverständige das Gutachten erstellt. Der zusammen mit dem Auswahlangebot gegebene Hinweis auf das Widerspruchsrecht ist an die Person des genannten Gutachters gebunden. Der Versicherte kann allerdings nicht erwarten, dass der beauftragte Gutachter den Gutachtenauftrag allein und ohne Hinzuziehung eigener Mitarbeiter erledigt. Insofern begegnet es keinen Bedenken, wenn z. B. die klinische Befunderhebung durch geeignete andere Fachkräfte durchgeführt wird, solange erkennbar bleibt, dass das Gutachten unter der Verantwortlichkeit des beauftragten Sachverständigen angefertigt wird. Hierzu bedarf es zumindest einer Prüfung und eigenverantwortlichen Schlussbeurteilung sowie der Unterschrift durch den benannten Sachverständigen [25].

Eine persönliche Gutachterpflicht muss mithin aus § 200 Abs. 2 abgeleitet werden. Den Versicherten auf eine Mitwirkung von Mitarbeitern des Gutachters im Auswahlschreiben hinzuweisen, wäre im Interesse einer größtmöglichen Transparenz sinnvoll.

## Zusammenfassung

Schwierigkeiten bereitet im Verwaltungsverfahren der Unfallversicherungsträger nach wie vor die Beschränkung von Auskunftsverlangen an Krankenkassen und Ärzte. Hierdurch können Verfahrensverzögerungen auftreten, wenn verwaltungsseitige Vorerkrankungsermittlungen unzureichend waren und nach entsprechenden gutachterlichen Hinweisen auf andere als die ursprünglich erfragten Krankheitsbereiche auszuweiten sind. Die Vorgabe des § 200 Abs. 2 SGB VII, mehrere Gutachter zur Auswahl zu benennen, ist verfahrensrechtlicher Natur. Bei Ermächtigung des Hauptgutachters im Gutachtenauftrag, je nach Erfordernis Zusatzgutachten zu veranlassen, bietet es sich an, zuvor das Einverständnis des Versicherten zu einem solchen Verfahren einzuholen. Sofern der Versicherte auch hinsichtlich der Zusatzgutachter von seinem Auswahlrecht Gebrauch machen möchte, ist mit Verfahrensverzögerungen zu rechnen. Es ist erforderlich, dass der vom Versicherten ausgewählte Gutachter das Gutachten selbst erstellt bzw. zumindest eigenverantwortlich prüft und unterzeichnet. Der Bundesbeauftragte für den Datenschutz hat hinsichtlich der Gutachtereignung keine Prüfungskompetenz.

## Literatur und Anmerkungen

1. Neumann M. et al. (1996) In: Hierholzer G, Kunze G, Peters D (Hrsg) Gutachtenkolloquium 11, Springer, Berlin Heidelberg New York, S 185
2. Brandenburg S (1996) In: Hierholzer G, Kunze G, Peters D (Hrsg) Gutachtenkolloquium 11, Springer, Berlin Heidelberg New York, S. 120
3. Materialien zum UVEG, BT-Drucks. 13/2204, S 5
4. Hierholzer G, Kunze G, Peters D (Hrsg) (1998) Gutachtenkolloquium 13, Springer, Berlin Heidelberg New York, S. 21, 35 und 307; im übrigen auch Kranig A (1998) MedSach 94: 73–78
5. 17. Tätigkeitsbericht des Bundesbeauftragten für den Datenschutz vom 04.05.1999, BT-Drucks. 14/850, S 163 ff.
6. Brandenburg S (1996) In: Hierholzer G, Kunze G, Peters D (Hrsg) Gutachtenkolloquium 11, Springer, Berlin Heidelberg New York, S. 120 und Schönberger A, Mehrtens G, Valentin H (1998) Arbeitsunfall und Berufskrankheit, Schmidt, Berlin, S 143
7. BT-Drucks. 13/4853 zu §§ 188 und 203
8. Kranig A (2000) In: Hauck (Hrsg) SGB VII, Schmidt, Berlin, K § 203, Randziffer 11–13
9. Woitowitz HJ (1998) MedSach 94: 78–82
10. Wehking E (1998) Unfallschaden und Psyche – Ein Leitfaden für den Sachbearbeiter in der gesetzlichen Unfallversicherung und in der Sachversicherung
11. Kranig A (2000) In: Hauck (Hrsg), SGB VII, Schmidt, Berlin, K § 203, Randziffer 14
12. Kranig A (1998) In: Hierholzer G, Kunze G, Peters D (Hrsg) Gutachtenkolloquium 13, Springer, Berlin Heidelberg New York, S 41
13. BT-Drucks. 13/4853, S 13
14. Kranig A (2000) In: Hauck (Hrsg) SGB VII, Schmidt, Berlin, K § 200, Randziffer 12; Ders. (1998) In: Hierholzer G, Kunze G, Peters D (Hrsg) Gutachtenkolloquium 13, Springer, Berlin Heidelberg New York, S 35; Ricke (2000) In: KassKom, Beck, München, § 200 SGB VII, Randziffer 3; Kater (1997) In: Kater/Leube, Gesetzliche Unfallversicherung, Vahlen, München, § 200 SGB VII, Randziffer 14; Kaiser (1998) In: Hierholzer G, Kunze G, Peters D (Hrsg) Gutachtenkolloquium 13, Springer, Berlin Heidelberg New York, S 311
15. Zitiert nach Ordemann, Schomerus, Gola (1992) Bundesdatenschutzgesetz, Beck, München, § 24 BDSG, Randziffer 24
16. Kranig A (2000) In: Hauck (Hrsg) SGB VII, Schmidt, Berlin, K § 203, Randziffer 17; Ricke (2000) In: KassKom, Beck, München, § 200 SGB VII, Randziffer 4; Kater (1997) In: Kater/Leube, Gesetzliche Unfallversicherung, Vahlen, München, § 200 SGB VII, Randziffer 10; Kaiser (1998) In: Hierholzer G, Kunze G, Peters D (Hrsg), Gutachtenkolloquium 13, Springer, Berlin Heidelberg New York, S 308
17. BT-Drucks. 14/850, S 168
18. Vgl. hierzu Ricke (2000) In: KassKom, Beck, München, § 200 SGB VII, Randziffer 9 der im Zusammenhang mit Abs. 2 Hs. 2 bei anonymisierter Datenweitergabe für ein Gutachten nach Aktenlage das Widerspruchsrecht für gegenstandslos hält
19. Rundschreiben des HVBG vom 30.10.1997, VB 88/97
20. Bonnermann R (1995) In: Hierholzer G, Kunze G, Peters D (Hrsg), Gutachtenkolloquium 10, Springer, Berlin Heidelberg New York, S 74
21. Abweichend: Rundschreiben des HVBG vom 30.10.97, VB 88/97
22. Kater (1997) In: Kater/Leube, Gesetzliche Unfallversicherung, Vahlen, München, § 200 SGB VII, Randziffer 8
23. Meyer-Ladewig (1993) Sozialgerichtsgesetz. Beck, München, § 118 SGG, Anm. 11b und c
24. Kranig A (2000) In: Hauck (Hrsg) SGB VII, Schmidt, Berlin, K § 200, Randziffer 18
25. Bereiter-Hahn/Mehrtens (2000) Gesetzliche Unfallversicherung. Schmidt, Berlin, § 200 SGB VII, Anm. 4.8

# Behindert der Datenschutz die ärztliche Begutachtung?

F. Schröter

Die ärztliche Begutachtung steht auf zwei Beinen: Zum einen benötigt der Sachverständige alle relevanten Informationen zu den gesundheitlichen Verhältnissen des Probanden, die er zum anderen zu werten hat anhand gesicherter medizinisch-wissenschaftlicher Erkenntnisse. Letzteres beruht auf einer soliden Aus- und Fortbildung des Arztes, die allein in seinen eigenen Verantwortungsbereich fällt, ohne dass hierfür irgendwelche gesetzlichen Vorschriften hinderlich sein könnten.

Anders verhält es sich mit den gesundheitlichen Daten des Probanden, die prinzipiell dem datenrechtlichen Schutz unterliegen und deren Ermittlung – zumindest im Bereich der gesetzlichen Unfallversicherung – mit entsprechenden Vorgaben im SGB VII geregelt ist und in der Zuständigkeit des GUV-Trägers liegt.

Die Erfahrungen mit diesen Vorschriften – nach Einführung des SGB VII – haben Auswirkungen auf die gutachtliche Tätigkeit erkennen lassen.

## Die ärztliche Schweigepflicht

Zur Ausübung des ärztlichen Berufes gehört unabdingbar die Erhebung der Anamnese, deren Daten ausnahmslos zum persönlichen Lebensbereich – und damit zum „Privatgeheimnis" – des Probanden gehören und insofern nicht nur nach dem ärztlichen Berufs- und Standesrecht, sondern auch nach dem Strafrecht (§§ 203 ff. StGB) strengen Regelungen unterliegen, die letztendlich auf grundgesetzlich geregelten Rechtspflichten (Art. 1 und 2 GG) beruhen. In Anbetracht dieser strengen, sogar strafbewehrten Vorschriften wird man prima vista in der Weitergabe gesundheitlicher Daten an Ärzte kein Problem erkennen können. Andererseits impliziert die ärztliche Schweigepflicht *nicht*, dass anamnestische Daten – also das „Privatgeheimnis" des Patienten – ohne dessen Einwilligung von Arzt zu Arzt weitergereicht werden. Vielmehr hat jeder Patient das Recht zu bestimmen, welcher Arzt – nämlich der, der sein Vertrauen genießt – über seine gesundheitlichen Daten informiert wird. Somit unterliegen – was ärztlicherseits häufig nicht bedacht wird – auch Ärzte *untereinander* der ärztlichen Schweigepflicht, soweit sie hiervon nicht vom Patienten ausdrücklich entbunden wurden.

In diesem Bereich der Information von Arzt zu Arzt wird streng genommen alltäglich die Schweigepflicht verletzt, z. B. schon durch den Untersuchungsbericht an den überweisenden Arzt oder innerhalb der ärztlichen Klinikkonferenz, da kein Arzt ernsthaft auf die Idee käme, sich hierfür ausdrücklich von der ärztlichen Schweigepflicht entbinden zu lassen. Da andererseits eine sinnvolle und dem Wohle des Patienten dienende ärztliche Zusammenarbeit ohne einen solchen Informationsfluss nicht möglich wäre, liegt in der Einwilligung des Patienten zur Durchführung der vom überweisenden Arzt veranlassten Untersuchung auch eine konkludente Einwilligung zur Übermittlung des Untersuchungsergebnisses. Zudem sind diese ärztlichen Handlungsweisen im Heilberufsgesetz als auch der Berufsordnung geregelt, sodass der Austausch von Patientendaten innerhalb der Ärzteschaft nur ausnahmsweise eine Verletzung der ärztlichen Schweigepflicht beinhalten dürfte.

Die ärztliche Schweigepflicht des ärztlichen Gutachters gilt prinzipiell in gleicher Weise wie für den behandelnden Arzt, wird jedoch modifiziert durch den Gutachtenauftrag, um den gewünschten Zweck für den Auftraggeber erfüllen zu können: Die medizinischen Daten müssen dem Auftraggeber – soweit sie für die Beurteilung des Sachverhaltes notwendig sind – offenbart werden, um die Beurteilung des Sachverständigen transparent und verständlich, damit auch die Plausibilität seiner Beurteilung überprüfbar zu machen. Die Einwilligung des Probanden zu der dem Gutachtenauftrag folgenden ärztlichen Untersuchung bewirkt auch in diesem Bereich eine konkludente Einwilligung zur Weitergabe der Ergebnisse an den Auftraggeber, sofern dem nicht ausdrücklich seitens des Probanden widersprochen wird. Über dieses Widerspruchsrecht muss der Versicherte von dem Versicherungsträger aufgeklärt werden. Macht der Versicherte von diesem Recht Gebrauch, so muss er hierfür einen sachlichen Grund benennen können, da ansonsten ein Verstoß gegen seine Mitwirkungspflicht nach § 62 SGB I nachteilige Konsequenzen – bis hin zur Versagung von Leistungen des Versicherungsträgers – nach sich ziehen kann. In der gutachtlichen Praxis wird jedoch von diesem Widerspruchsrecht seitens des Versicherten so gut wie nie Gebrauch gemacht.

## Regelungen zum Sozialgeheimnis im GUV-Recht (SGB VII)

Das ärztliche Gutachten stellt grundsätzlich immer eine Auftragsarbeit dar, die dem Auftraggeber – Versicherung oder Gericht – eine Entscheidungsgrundlage geben soll, die ohne ärztlich-gutachtliche Hilfestellung nicht erreichbar ist. Dies impliziert, dass schutzwürdige gesundheitliche und soziale Daten sich auch außerhalb des von der ärztlichen Schweigepflicht geschützten Bereichs bewegen, also zwischen Ärzten und Versicherung (Gericht), aber auch zwischen Versicherungen und Gerichten untereinander ausgetauscht werden müssen, um die notwendigen Entscheidungen vorzubereiten und treffen zu können. Dabei ist das „Sozialgeheimnis" (§ 35 SGB I) so weit wie irgend möglich zu wahren, die Regelungen zum Schutz der Sozialdaten (§§ 67–85a SGB X) zu beachten. Speziell im GUV-Bereich finden sich teils abweichende Regelungen im SGB VII, die letztendlich auch Auswirkungen haben können auf die Tätigkeit des ärztlichen Gutachters.

### Auskunftpflicht der Krankenkassen (§ 188 SGB VII)

Der Unfallversicherungsträger kann nach diesen Vorgaben nur Auskunft über Erkrankungen des Versicherten verlangen, die mit dem Versicherungsfall in einem ursächlichen Zusammenhang stehen können.

So sinnvoll diese Einschränkung zunächst einmal erscheinen mag, birgt sie in der praktischen Umsetzung vielfältige Fallstricke, die letztendlich auch die gutachtliche

Tätigkeit berühren können. Der Arzt und Gutachter selbst hat nämlich kein Ermittlungsrecht gegenüber den Krankenkassen, sondern allein der Unfallversicherungsträger, der diese Daten bei der Vorbereitung der Begutachtung zu ermitteln hat.

Woran muss aber der – medizinisch kaum vorgebildete – Sachbearbeiter der GUV alles denken, um alle *notwendigen* Informationen zu erfragen?

Anhand welcher Kriterien kann dann der Sachbearbeiter der GKV erkennen, welche der ihm zur Verfügung stehenden patientenseitigen Daten für den Unfallversicherungsträger bedeutsam sind?

Die Problematik lässt sich an einem einfachen Beispiel erläutern. Nach einer harmlosen Kopfprellung – ohne Prellmarke oder Platzwunde – entwickelt der Versicherte wenige Tage später eine ausgedehnte Hirnblutung. Da ein ursächlicher Zusammenhang zwischen leichter Kopfprellung und dieser Hirnblutung nur einer entfernten Möglichkeit entspricht, also eher *un*wahrscheinlich ist, stellt sich schon die Frage, ob die GUV überhaupt befugt ist, eine Anfrage bei der GKV vorzunehmen. Erlaubt sind schließlich diese Anfragen nur dann, wenn die gesundheitliche Problematik der Versicherten „… mit dem Versicherungsfall in einem ursächlichen Zusammenhang stehen können".

Der Sachbearbeiter der GUV wird – wenn er sich zur Anfrage entschließt – nach einer vorausgegangenen Gefäß- oder Hirnerkrankung, evtl. auch noch nach einem Bluthochdruck fragen. Ist beides mit Nein zu beantworten, so wird dem medizinisch kaum vorgebildeten Sachbearbeiter der Krankenversicherung schwerlich erkennbar sein, dass eine in den Unterlagen zu findende langjährige Alkoholproblematik mit schwerem Leberschaden über damit verknüpfte erhebliche Gerinnungsstörungen für die Entscheidung der GUV von herausragender Bedeutung ist. Der Sachbearbeiter kann somit den naheliegenden Zusammenhang zwischen Alkoholismus und Hirnblutung nicht erkennen, der Informationsfluss unterbleibt, damit auch die Information über ein solches wichtiges differentialdiagnostisches Ursachenmoment an den Gutachter, der nunmehr Gefahr läuft, eine Fehlbeurteilung abzugeben.

## Eingeschränktes Ermittlungsrecht des GUV-Trägers (§ 199 Abs. 3 SGB VII)

Der Unfallversicherungsträger soll nach dieser Bestimmung Auskünfte über Erkrankungen des Betroffenen an anderen Stellen erst dann einholen, „… wenn hinreichende Anhaltspunkte für den ursächlichen Zusammenhang zwischen der versicherten Tätigkeit und dem schädigenden Ereignis oder der schädigenden Einwirkung vorliegen".

Dies bedeutet, dass nicht nur die haftungsbegründende Kausalität hinreichend geklärt sein muss, sondern berührt auch bereits die haftungsausfüllende Kausalität, da – nach dem Kommentar von Lauterbach [3] u. a. – das angeschuldigte Ereignis „mit hinreichender Wahrscheinlichkeit" die vorliegende Gesundheitsschädigung verursacht haben muss.

Ergibt sich somit aus der Fallgestaltung eine nur *entfernte* Ursachenmöglichkeit, ist also die unfallbedingte Kausalität recht unwahrscheinlich, darf der GUV-Träger gar keine Auskünfte bei der Krankenversicherung – oder auch den Ärzten (§ 203 Abs. 1 SGB VII) – einholen, obwohl er – will er eine sinnvolle Gegenprüfung dieser verneinenden Kausalitätseinschätzung vornehmen – *gerade dann* auf diese Daten angewiesen ist.

Diese fehlenden Daten berühren jedoch in elementarer Weise die ärztliche Gutachtertätigkeit schon insofern, als die Nicht-Ermittlung anamnestischer Daten den fundamentalen Regeln der ärztlichen Diagnostik widerspricht, weil sie Fehlbeurteilungen Tor und Tür öffnet. Zudem wird der ärztliche Gutachter besonders von den Gerichten aufgefordert, die Plausibilität einer verneinenden Kausalitätsbeurteilung mit Darlegungen zur anderweitigen – schicksalshaften – Entstehung der Erkrankung zu begründen. Wie soll dies aber möglich sein, wenn dem Arzt und Gutachter hierfür die anamnestischen Daten vorenthalten werden?

## Daten-Übermittlungsbefugnis des GUV-Trägers und das Widerspruchsrecht des Versicherten (§ 200 Abs. 1 SGB VII)

Der Unfallversicherungsträger ist nach § 76 Abs. 2 Nr. 1 SGB X nur *ausnahmsweise* zur Datenübermittlung – auch an den ärztlichen Gutachter – befugt, wenn dies zur Klärung des Sachverhaltes unabdingbar notwendig ist. Weitergegeben werden dürfen jedoch nur die Daten, die für die Tätigkeit des Sachverständigen unabdingbar erforderlich sind, was zwangsläufig zur Selektierung des vorhandenen Aktenmateriales führen muss. Auch gegen dieses eingeschränkte Übermittlungsrecht hat der Versicherte ein Widerspruchsrecht, auf das die GUV hinzuweisen hat.

Auch wenn von diesem Widerspruchsrecht kaum jemals Gebrauch gemacht wird, ergeben sich aus der Selektion des Aktenmateriales für den Sachverständigen Probleme, die sich auf der gleichen Ebene bewegen, wie die bereits dargestellte Problematik in Anwendung der §§ 188 und 199 Abs. 3 SGB VII. Der medizinisch kaum vorgebildete Sachbearbeiter kann einfach nicht mit hinreichender Kompetenz übersehen, was für den Gutachter wissenswert ist und was nicht. Hin und wieder sind es beiläufige Anmerkungen in einem vermeintlich unbedeutenden Schriftstück, die dem Gutachter Wege weisen. Nicht selten findet man in Honorarabrechnungen Hinweise auf durchgeführte, aber – weil mit negativem Befund – in den Berichten nicht weiter erwähnte technische Untersuchungen, die dennoch dem Gutachter weiterhelfen, wenn er sich z. B. das zugehörige Bildmaterial verschafft.

Für den nervenärztlichen Sachverständigen sind nicht selten lebensbiographische Daten zur Beurteilung der ursprünglichen Persönlichkeitsstruktur nachfolgend eines Schädel-Hirn-Traumas von essentieller Bedeutung, die jedoch regelhaft nach Selektion des Aktenmateriales nicht mehr zur Verfügung stehen.

Für den Sachverständigen wird die Orientierung gelegentlich nochmals erschwert, wenn der Sachbearbeiter – sicherlich in einem guten Wollen – die Schriftstücke nach Kapiteln wie „Schriftverkehr" und „ärztliche Berichte" sowie „Gutachten" ordnet, damit aber die Chronologie – und damit den „roten Faden" – in der Aufarbeitung der Akte zerreißt und dem Gutachter die Einarbeitung besonders erschwert.

Die Erfahrung der letzten beiden Jahre lehrt, dass die Erstellung der sogenannten „2. Rentengutachten" immer schwieriger wird, da der beauftragte Sachverständige *nur noch* das maßgebliche Vorgutachten – als Vergleichsgrundlage – übersandt bekommt. Ihm fehlen nunmehr jegliche Informationen zum Ausmaß der Primärverletzung, zu eventuellen Komplikationen im Heilverlauf und zur Zwischenanamnese. Er kann auch nicht mehr prüfen, ob bei vorausgegangenen ärztlichen Untersuchungen bereits technische Befunderhebungen (z. B. Röntgenaufnahmen) erfolgten, die beigezogen werden könnten, um neuerliche Strahlenbelastungen zu vermeiden. In solchen Fallgestaltungen wird der Gutachter förmlich zum Spielball des Datenschutzes, muss raten, statt zu *be*raten, gelegentlich vermuten ohne Möglichkeiten zu argumentieren. Fehlbeurteilungen sind dann *unvermeidbar!* Wer trägt dafür im Einzelfall die Verantwortung?

## Widerspruchsrecht des Versicherten gegenüber den zur Auswahl benannten Gutachtern und Informationspflicht des GUV-Trägers über den Zweck des Gutachtens (§ 200 Abs. 2 SGB VII)

Eine umfassende Information des Versicherten über den Zweck des Gutachtens wird in der Regel die Akzeptanz dieser Maßnahme befördern und dem Versicherten die Mitwirkung erleichtern. Insofern ist es sicherlich auch wünschenswert, dass der Versicherte einen benannten Sachverständigen ablehnen kann, wenn er zu diesem Arzt – aus welchen Gründen auch immer – kein Vertrauen hat und dies gegenüber dem Versicherungsträger auch vernünftig begründen kann. Schon vor Einführung des § 200 Abs. 2 SGB VII wurde in der Regel ein solcher Wunsch des Versicherten akzeptiert und ein anderer Gutachter benannt. Zahlenmäßig handelte es sich jedoch um ein marginales Problem.

Die nunmehr geregelte Vorschlagspflicht mehrerer Gutachter durch den Versicherungsträger mit einem Auswahlrecht des Versicherten hat zu Problemen geführt, die sich erst in der Anwendung der Vorschrift offenbart haben.

Anhand welcher Kriterien will der Versicherte die Qualifikation der vorgeschlagenen Gutachter – die ihm in aller Regel nicht bekannt ist – beurteilen, um wirklich eine qualifizierte Auswahl zu treffen? Darf oder muss der GUV-Träger über die Qualifikation der benannten Ärzte informieren? Müssen Ärzte/Gutachter solche Informationen tolerieren, auch wenn dies unter Umständen – im Vergleich der Ärzte – für den Einen nachteilig erscheint? Welchen Datenschutz dürfen Ärzte/Gutachter beanspruchen?

All diese Fragen stehen offen im Raum, wurden noch nicht einmal andiskutiert!

Dieses Auswahlverfahren hat auch für den GUV-Träger Probleme bei der Verwertbarkeit der Gutachten nach sich gezogen, die selbst unter Einschaltung des Beratungsarztes bei minderer Gutachtenqualität nicht immer lösbar sind. Diese Frage berührt auch die Rechtsstellung des Beratungsarztes und das Gewicht seiner Stellungnahme, die derzeit zwischen dem Bundesbeauftragten für Datenschutz (BfD) und den GUV-Trägern umstritten ist.

Die von den GUV-Trägern in den letzten Jahren zunehmend beauftragten, überwiegend hochqualifizierten „Nur-Gutachter" werden zwischenzeitlich von den Versicherten immer häufiger abgelehnt wegen einer unterstellten wirtschaftlichen Abhängigkeit oder auch nur „Nähe" zum GUV-Träger, was in zunehmendem Maße von Patientenschutzbünden, teils auch von Gewerkschaften und Sozialversicherungsverbänden bis in die Medien hinein propagiert wird. Als Beispiel darf auf eine „Negativ-Propaganda" des Zeller Kreises im Internet verwiesen werden. Um so bedauerlicher ist die Feststellung, dass sich selbst honorige Rechtsvertreter nicht zu schade sind, in renommierten Zeitschriften eine pauschale Rundum-Verurteilung der medizinischen Sachverständigen vorzunehmen [2].

Vor diesem Hintergrund ist festzustellen, dass das wohlgemeinte und im Ansatz auch richtige Mitspracherecht des Versicherten mit dem im SGB VII gewählten Weg zum Auswahlrecht bestens geeignet ist, Misstrauen gegenüber den gutachtlich tätigen Ärzten zu induzieren und damit die Akzeptanz gutachtlicher Beurteilungen schlechthin in Frage zu stellen.

Insofern wäre es wünschenswert, wenn die GUV-Träger mit ihren Informationen über den Zweck des Gutachtens auch auf selbstverständliche Schutzmechanismen für den Versicherten hinweisen würden, zum einen auf die ärztliche Schweigepflicht, zum anderen aber auch darauf, dass Sachverständige grundsätzlich bei der Wahrnehmung ihrer medizinischen Aufgaben *nicht* an Weisungen gebunden und nur ihrem ärztlichen Gewissen unterworfen sind, wie dies – bezogen auf die Rechtsstellung der MDK-Ärzte – z. B. im § 275 Abs. 5 SGB V nachzulesen ist.

## Zusatzgutachten und Wahlrecht (§ 200 Abs. 2 SGB VII)

Zur Klärung einer Kausalitätsfrage, aber auch zur Feststellung und Bewertung von gesundheitlich nachteiligen Unfallfolgen bedarf es häufig einer Zusatzbegutachtung in einem anderen Fachbereich. Prinzipiell unterliegt auch der „Zusatzgutachter" dem Auswahlverfahren nach § 200 Abs. 2 SGB VII, was für den im Auswahlverfahren bestimmten Hauptgutachter – er ist letztendlich derjenige, der die Gesamt-MdE vorschlagen soll – zu schier unüberwindlichen Problemen führen kann.

Zumindest der erfahrene und professionell arbeitende Gutachter verfügt in der Regel über ein qualifiziertes Team an Zusatzgutachtern in allen – häufig gefragten – Fachbereichen, mit vereinbarten Regeln zur Koordination der Terminplanung als auch einer regelhaften Kommunikation über die Befunderergebnisse und ihre Wertungen, was nicht nur der Qualitätssicherung – plausibel begründetes und damit nachvollziehbares Gutachtenergebnis – dient, sondern auch einer möglichst zeitlich kompakten Erstellung aller Fachgutachten und damit auch des abschließenden Votums des Hauptgutachters.

Was macht nun der Hauptgutachter, wenn ihm ein Zusatzgutachter vorgegeben wird, von dessen Kompetenz er nicht überzeugt ist und dessen Beurteilungen bekanntermaßen problematisch sind? Wie soll er mit einem, selbst für ihn erkennbar fehlerhaften Gutachtenergebnis (z. B. MdE 30% nach einer ca. sechs Monate zurückliegenden leichten Commotio cerebri) umgehen?

Aus der Sicht des Verfassers sollte man in solchen Fällen mit dem GUV-Träger schon nach Eingang des Gutachtenauftrages Kontakt aufnehmen, nötigenfalls den Auftrag – mit entsprechender Begründung – zurückgeben. Ansonsten läuft man Gefahr, entweder die Kompetenz des Zusatzgutachters zu desavouieren oder wissentlich ein fehlerhaftes Votum abzugeben.

Nicht weniger problematisch ist die Umgehung des Auswahlverfahrens gemäß § 200 Abs. 2 SGB VII für einen Zusatzgutachter begründet mit der Auffassung, es handele sich nicht um einen Gutachtenauftrag an einen weiteren Arzt, sondern um die „Durchführung einer Untersuchung auf anderem medizinischen Fachgebiet" [1].

Verknüpft wird dies mit der Forderung an den Hauptgutachter, den Versicherten über die Notwendigkeit der Zusatzuntersuchung und die Qualifikation des beauftragten Facharztes zu informieren, um auf diesem Wege ein „Einvernehmen" mit dem Versicherten herzustellen.

Die Praxis lehrt, dass ein solches, eigentlich vernünftig erscheinendes Ansinnen zu zeitaufwendigen, hin und wieder kaum enden wollenden Gesprächen mit dem Versicherten führt, der sehr viel leichter akzeptiert, wenn ihm mit der Einladung zur gutachtlichen Untersuchung bereits Mitteilung gemacht wird über die vorgesehene Zusatzbegutachtung mit Benennung des hiermit beauftragten Facharztes. Dieser von den Versicherten fast regelhaft akzeptierte Weg steht jedoch nicht im Einklang mit den gesetzlichen Vorgaben des SGB VII – ein unlösbares Dilemma! Einzelne Berufsgenossenschaften, z.B. die BGW, beschreiten deshalb den Weg einer dem Versicherten vorzulegenden Verzichtserklärung auf sein Auswahlrecht, mit der der Versicherte gegenüber dem Hauptgutachter sein Einverständnis mit dem benannten Zusatzgutachter erklärt. Erst die Zukunft wird zeigen, ob dieser Lösungsweg sozialrechtlichen Überprüfungen standhält.

Die Bestimmungen des § 200 Abs. 2 SGB VII haben bei einer singulären Begutachtung bisher nur zu wenigen Problemen – vordergründig bei der Auswertung des Gutachtens durch den GUV-Träger – geführt, die noch relativ leicht lösbar erscheinen. Die Probleme bei der Bestimmung des Zusatzgutachters sind jedoch immens und bewirken eine erhebliche Rechtsunsicherheit für alle Beteiligten, teils erhebliche Mehraufwendungen zur Vorbereitung und Organisation des Zusammenspieles der Gutachter mit einem Mehr an Schriftverkehr und Telefonaten. Insofern stellt sich hier auch die Frage, wer für diese zusätzlichen Kosten eintritt, wie man den Mehraufwand bemisst und bewertet. Diesbezüglich steht man in einem völlig rechtsfreien Raum, da das Ärzteabkommen für diese mit Einführung des SGB VII geschaffenen Probleme keinerlei Vergütungsmöglichkeiten vorsieht.

Die Problematik verschärft sich noch in besonderer Weise, wenn man die Vorstellungen des Bundesbeauftragten für Datenschutz (Datenschutzbericht vom 04.05.1999) zur Grundlage der Zusammenarbeit gutachtlich tätiger Ärzte machen würde. Ein so weitreichender Datenschutz würde eine Fallbesprechung der beteiligten Ärzte untereinander zwecks Optimierung der Gutachtenqualität nicht mehr erlauben, zumindest nicht ohne eine ausdrücklich hierfür vorliegende Einwilligung des Versicherten. Eine fachübergreifende Begutachtung zwecks Bildung einer Gesamt-MdE wäre dann faktisch unmöglich.

Die Vorstellungen des Datenschutzbeauftragten gehen so weit, dass der Gutachter noch nicht einmal beigezogene Labordaten oder Röntgenbildaufnahmen einem Spezialisten – häufig bei kernspintomographischen Bildern notwendig –ohne Einwilligung des Probanden zur Klärung einer Detailfrage vorlegen darf (S. 170 des Datenschutzberichtes vom 04.05.1999 [5]).

Werden solche Vorstellungen des BfD zu maßgeblichen Vorgaben der Begutachtung, wird diese nicht mehr ärztlicherseits verantwortbar durchführbar sein. Auch die Vorstellungen des BfD über die Durchführung einer Begutachtung (S. 150 des Datenschutzberichtes vom 04.05.1999 [5]) erscheinen problematisch. Unterstellt wird ein Recht der versicherten Person zur Anwesenheit einer Begleitperson, wenngleich dies auch der Zustimmung des Arztes bedarf, die andererseits nur aus zwingenden medizinischen Gründen im *Ausnahmefall* verweigert werden kann. Der Arzt ist dann zum eigenen Schutz gezwungen, eine Person seines Vertrauens – in der Regel eine Praxisangestellte – als „Zeugin" das Gespräch und den Untersuchungsvorgang protokollieren zu lassen, was regelhaft zu einer gespannten Atmosphäre des Untersuchungsvorganges führt und schon deshalb der späteren Akzeptanz eines Gutachtens nicht dienlich sein kann. Die Erfahrung mit solchen Situationen hat jedoch gezeigt, dass die Anwesenheit des Ehepartners/Lebensgefährten in aller Regel unproblematisch ist und ein gelassener Umgang seitens des untersuchenden Arztes hiermit Vertrauen schafft. Die Anwesenheit eines anderweitigen Interessenvertreters/Rechtsanwaltes steht dem jedoch in aller Regel entgegen.

Weitere Vorstellungen des BfD zur Begutachtungsproblematik – nachzulesen in dem Datenschutzbericht vom 04.05.1999 – erscheinen problematisch und blieben seitens des HVBG nicht unwidersprochen [4]. Die Zukunft wird zeigen, ob durch Einflussnahmen des Datenschutzes die Bemühungen zu einer Verbesserung des Qualitätsstandards in der Begutachtung unterlaufen werden, oder ob die Vernunft Oberhand behält.

## Datenerhebung und Datenverarbeitung durch Ärzte (§ 201 SGB VII)

Diese Vorschrift sieht vor, dass der Arzt seinen Patienten über Sinn und Zweck der Datenermittlung aufzuklären hat, sodann auch über das dem Versicherten zustehende Widerspruchsrecht hinsichtlich der Übermittlung der erhobenen Daten [1]. In dieser Vorschrift fehlen jedoch die Worte „Gutachter" und „Begutachtung", sodass unklar bleibt, ob diese Verpflichtung auch für den Arzt als Gutachter Gültigkeit hat. Von einigen Versicherungsträgern wird dies so gesehen, teils mit entsprechender Aufforderung in den Gutachtenformularen, verknüpft mit der Verpflichtung, die Aufklärung des Probanden gemäß § 201 SGB VII durch seine Unterschrift zu bestätigen.

In der Praxis hat sich gezeigt, dass eine solche besondere Aufklärung zur Datenschutzproblematik und dem Widerspruchsrecht zur Datenübermittlung Misstrauen beim Probanden bewirkt, der nunmehr verunsichert hinterfragt, was das alles zu bedeuten hat. Der zeitliche Mehraufwand war teils erheblich, um den Versicherten wieder zu beruhigen. Macht es wirklich Sinn, auf diesem Wege Verunsicherung und Misstrauen zu säen, ganz abgesehen davon, dass für den zeitlichen Mehraufwand keine Honorierung vorgesehen ist?

Die Realität dürfte – auch und gerade bei den behandelnden Ärzten – ohnehin völlig anders aussehen, da vermutlich kein einziger Begutachter in Deutschland einer solchen – nach dem Wortlaut des § 201 SGB VII ohnehin fragwürdigen – Verpflichtung wirklich gerecht wird.

## Anzeigepflicht von Ärzten bei Berufskrankheiten (§ 202 SGB VII)

Diese Vorschriften berühren nicht die Begutachtung und bedürfen insofern an dieser Stelle keiner näheren Betrachtung.

## Auskunftspflicht von Ärzten (§ 203 Abs. 1 SGB VII)

Mit dieser Vorschrift wird geregelt, dass Ärzte und Zahnärzte nur insoweit Auskünfte über Vorerkrankungen erteilen sollen, wie sie für die Heilbehandlung und Erbringung sonstiger Leistungen seitens des GUV-Trägers erforderlich sind. Im Wesentlichen handelt es sich um die gleichen Einschränkungen, wie bei der Regelung der Auskunftspflicht der Krankenkassen (§ 188 SGB VII), die eingangs ausführlich besprochen wurde. Die Problematik erscheint jedoch insofern weniger gravierend, als der angesprochene Arzt aus der Anfrage des GUV-Trägers in der Regel erkennen kann, welche Daten von Belang sind und welche nicht.

In der alltäglichen Praxis des berufsgenossenschaftlichen Amtsermittlungsverfahrens zeigt sich jedoch gar nicht so selten, dass gerade seitens der (Haus-)Ärzte – bewusst oder unbewusst – relevante Vorerkrankungsdaten, die sich aus den Aufzeichnungen der Krankenkassen erkennen lassen – nicht weitergegeben werden. Ein früher behandeltes „Nacken-Schulter-Armsyndrom" wird bei einem „Schleudertrauma der HWS" hin und wieder als nicht relevant – und damit nicht mitteilungspflichtig – angesehen, auch um das Vertrauensverhältnis zu den Patienten nicht zu gefährden. Die Gratwanderung zwischen auskunftspflichtigem Arzt und „Anwalt seines Patienten" wird durch diese Einschränkungen in der Auskunftspflicht nach § 203 SGB VII sicherlich nicht leichter. Insofern ist nicht auszuschließen, dass diese Vorschrift im Einzelfall einer Qualitätssicherung in der Begutachtung – die immer angewiesen ist auf zutreffende anamnestische Daten – entgegensteht.

## Zusammenfassung

Das ärztliche Gutachten kann nur zu einem plausiblen und der tatsächlichen Wahrheit sehr nahe kommenden Ergebnis führen, wenn der beauftragte Sachverständige so umfassend wie möglich über alle relevanten Daten informiert ist. Datenschutz und Begutachtung implizieren insofern naturgemäß widerstreitende Interessen, die sehr sorgfältig gegeneinander abgewogen werden müssen. Jeder einzelne, aber auch die Solidargemeinschaft haben einen Anspruch sowohl auf einen angemessenen Datenschutz als auch – und insbesondere – auf eine unangreifbare, weil korrekt erarbeitete und plausibel begründete gutachtliche Entscheidung. Der in diesem Spannungsfeld arbeitende, hierüber informierte und verantwortlich arbeitende ärztliche Gutachter wird ohnehin mit den ihm zur Verfügung stehenden Daten angemessen umzugehen wissen und Daten, die ihm nicht zur Verfügung stehen müssen – und sollten – den Regeln der ärztlichen Schweigepflicht folgend nicht missbrauchen. So kann auch ein Verzicht der Kenntnisnahme – insbesondere Weitergabe – von nicht relevanten Daten ein Qualitätskriterium in der Begutachtung sein, entspricht gewissermaßen einem Datenschutz aus übergeordneter Ethik. Sie beruht auf persönlicher ärztlicher Verantwortung, die impliziert, dass der ärztliche Missbrauch solcher Daten vom Sachverständigen allein – und nicht seitens der Verwaltung – verantwortet werden muss.

So gesehen sollte der Datenschutz in der ärztlichen Begutachtung eine Selbstverständlichkeit ärztlicher Ethik darstellen, insofern andererseits aber auch nicht von Misstrauen geprägt im Vorfeld der Begutachtung in einer Strenge gehandhabt werden, die die Begutachtung beeinträchtigt, ja sogar unmöglich machen kann.

Hat es noch vor einem Jahrzehnt keine derartigen Probleme gegeben, ist derzeit nur in Einzelfällen eine Beeinträchtigung in der Begutachtung durch den Datenschutz zu erkennen. Was wird aber die Zukunft bringen? Wirklichkeitsfremde, ja geradezu wirklichkeitsfeindliche Vorstellungen seitens des BfD im Datenschutzbericht vom 04.05.

1999 lassen nichts Gutes ahnen. Hoffen wir auf die Vernunft derer, die im politischen Raum letztendlich gestalten und damit die zukünftige Wirklichkeit bestimmen.

## Literatur

1. Kranig, A (1998) Datenschutz in der Sozialversicherung unter dem Blickwinkel der Begutachtung – aus juristischer Sicht. MedSach 94: 73–77
2. Lanz, H (1998) Zwei-Klassen-Recht durch Gutachterkauf. ZRP 9: 337–340
3. Lauterbach, UV (1998) SGB VII. 4. Aufl. 6. Lfg., März 1998
4. HVBG, Abtl. Öffentlichkeitsarbeit (1996) SGB VII – Erstkommentierung des Unfallversicherungs-Einordnungsgesetzes (UVEG)
5. Datenschutzbericht des Bundesbeauftraten für Datenschutz vom 04.05.1999. Drucksache 14/850 des Deutschen Bundestages. Bundesanzeiger – Verlagsgesellschaft Bonn 1999

# Diskussion*

Zusammengefasst und redigiert von H.-R. Kortmann und H.-J. Böhm**

## Auswirkungen des SGB VII auf die Gutachtenqualität

Die Reduktion der Auskunftspflichten der Krankenkassen (§ 188 SGB VII) alleinig gegenüber dem Unfallversicherungsträger, welcher regelhaft durch einen medizinisch kaum vorgebildeten Sachbearbeiter vertreten wird, führt zu einer deutlichen Reduktion des Informationsflusses gegenüber dem begutachtenden Arzt. Eine ähnliche Auswirkung hat das eingeschränkte Ermittlungsrecht des GUV-Trägers (§ 199, Abs. 3 SGB VII) sowie die Datenübermittlungsbefugnis des GUV-Trägers und das Widerspruchsrecht des Versicherten (§ 200, Abs. 1 SGB VII). Alle drei genannten Gesetzgebungen sind geeignet, Fehlbeurteilungen letztlich unvermeidbar zu machen (*Schröter*).

Der § 200, Abs. 2 SGB VII, regelt das Widerspruchsrecht des Versicherten gegenüber den zur Auswahl benannten Gutachtern sowie die Informationspflicht des GUV-Trägers über den Zweck des Gutachtens. Sofern es sich um singuläre Gutachten handelt, ist das Verfahren nahezu regelhaft als unproblematisch anzusehen (*Schröter*). Der gleiche Paragraph regelt allerdings auch die Zusatzbegutachtung bzw. das Wahlrecht von Seiten des Verunfallten. Die Diskussion zeigt, dass im praktischen Alltag mehrheitlich der Hauptgutachter den Zusatzgutachter auswählt und den Versicherten darüber informiert, wobei das Einverständnis des Versicherten vorausgesetzt wird. Dies steht allerdings nicht im Einklang mit den gesetzlichen Vorgaben des SGB VII. Aus diesem Grunde – insbesondere auch zur Vereinfachung des Verfahrens und zur Verkürzung der Gutachtenerstellung – lässt die Berufsgenossenschaft für Gesundheitsdienst und Wohlfahrtspflege (BGW) die Versicherten eine Einverständniserklärung unterschreiben, die die Auswahl der Zusatzgutachter durch den Hauptgutachter regelt. Diesbezüglich hat die Praxis gezeigt, dass die Versicherten ganz überwiegend diesem Vorgehen zustimmen (*Brandenburg*).

Die alternative und gesetzeskonforme Möglichkeit der Vorgabe von Zusatzgutachtern durch die zuständige GUV kann demgegenüber für den Hauptgutachter Probleme aufwerfen, wenn er nicht von der Kompetenz des Zusatzgutachters überzeugt ist (*Schröter*).

Der Gutachtenauftrag und die Gutachtenerstellung sind an den ausgewählten Sachverständigen persönlich gebunden. Das Gutachten ist unter der Verantwortlichkeit des beauftragten Sachverständigen anzufertigen. Dabei sollte der Versicherte aber darauf aufmerksam gemacht werden, dass unabhängig von der Wahl des benannten Gutachters ärztliches und nichtärztliches Personal mitwirken kann. Diesbezüglich wird vor-

---

\* Zu den Beiträgen von S. 95–118
\*\* Teilnehmer: S. Brandenburg, N. Erlinghagen, M. Giel, A. Kranig, F. Schröter

geschlagen, um für den Versicherten eine bessere Transparenz zu bieten, diesen Hinweis von vornherein dem Versicherten mitzuteilen und entsprechend in dem Anschreiben zum Wahlrecht für den Gutachter von vornherein aufzunehmen (*Brandenburg*).

Ein besonderes Problem beinhaltet die Hinzuziehung einer „zweiten Meinung", beispielsweise bei der Beurteilung von Kernspintomographien bzw. der Auswertung von Labordaten. Während Labordaten problemlos zu anonymisieren sind, ist dies mit Röntgenbildern oder aber anderen bildgebenden Verfahren nicht möglich, ohne diese zu zerstören. Im Zweifelsfall sollte hier eher eine Zusatzbegutachtung erfolgen, bei der das Auswahlrecht nochmals greifen würde (*Kranig*).

Unabhängig von der formellen Rechtslage hat die Vielzahl der zu bearbeitenden Fälle gezeigt, dass immer da, wo Ärzte, Verwaltungen und Versicherte miteinander offen und „vernünftig" umgehen, Probleme – auch wenn sie vielleicht formalrechtlich bestehen könnten – keine Bedeutung erlangen müssen (*Erlinghagen*).

## Stand und möglicher Nutzen moderner Telekommunikationsverfahren in der Medizin

Die wachsende Zahl medizinischer Untersuchungen mit entsprechend steigendem Datenanfall erfordert moderne Kommunikationsverfahren unter Berücksichtigung der Tatsache, dass zunehmend mehrere Ärzte in die Behandlung eines Patienten einbezogen werden und entsprechend eine große Anzahl an Daten ausgetauscht werden muss. Zum heutigen Zeitpunkt fallen bei der Versendung von bildgebenden Verfahren erhebliche Kosten an. Es steht zu erwarten, dass die Datenübermittlung im Mailverfahren zu einer Reduktion der Kosten um den Faktor 10 zu erzielen ist. Unabhängig davon steht zu erwarten, dass die Datenübermittlung, insbesondere in Form digitalisierter Röntgenbilder, eine erhebliche Zeitersparnis bedeuten wird. Zur Zeit laufende Mailprojekte der Deutschen Telekom befinden sich in einer konkreten Pilotphase. Es wird davon ausgegangen, dass ab Mitte des Jahres 2000 dieses Verfahren bereits als Regeldienstleistung erhältlich sein wird (*Giel*).

**Teil IV**

# Qualitätssicherung der Therapie von Rückfußverletzungen – unterschiedliche Beurteilungskriterien

# Teil IV

## Qualitätssicherung der Therapie von Rückflußverletzungen – unterschiedliche Beurteilungskriterien

# Stationäre Verweildauer, Arbeitsunfähigkeit und Kosten des Heilverfahrens. Ein Vergleich der gesetzlichen Unfallversicherung und Krankenversicherung

V. Benner und M. Monka

## Einleitung

Durch die Kostenproblematik im Gesundheitswesen sind Wünsche nach der Vergleichbarkeit von Behandlungsformen und Leistungserbringern immer mehr in den Vordergrund gerückt und Begriffe wie Benchmarking, Total-Quality-Management (TQM), Managed-Care und Gesundheitsmanagement prägen zunehmend den klinischen Alltag.

Eingeführt wurden Managed-Care-Modelle in den USA, wo aufgrund mangelnder Versorgung für bestimmte Bevölkerungsschichten dringender Handlungsbedarf bestand. Diese Modelle wurden in letzter Zeit zunehmend auf Deutschland übertragen und angepasst. Hier zeigt sich, dass es verschiedene Lösungsansätze zur Leistungssteuerung gibt, von denen im Folgenden die beiden Modelle der gesetzlichen Unfallversicherung (GUV) und der gesetzlichen Krankenversicherung (GKV) exemplarisch vorgestellt werden. Die Übersicht beinhaltet verschiedene Managed-Care-Ansätze wie verschiedene Messinstrumente für Kosten-Nutzen-Analysen (Verweildauerberechnung, Dauer der Arbeitsunfähigkeit, Minderung der Erwerbsfähigkeit).

## Rahmenbedingungen und Kostenproblematik

Die Akteure im Gesundheitswesen (Leistungserbringer, gesetzliche Krankenkassen, private Krankenversicherungen, Unfallversicherungen und Arzneimittelhersteller) versorgen naturgemäß den Patienten (Abb. 1). Da alle Akteure bestimmten Rahmenbedingungen unterliegen, ergeben sich Einschränkungen und Vorgaben bezüglich des Handelns und auch des öffentlichen Auftretens (z. B. bei Verhandlungen).

Dass die Kostenproblematik derzeit als Diskussionsthema in Bevölkerung, Arbeitgeberverbänden und Kreisen der Sozialversicherungen auch den Hauptverband der Berufsgenossenschaften (HVBG) beschäftigt, zeigt die Homepage des HVBG im Internet, wo auf die Kosten- und Beitragsentwicklung der GUV eingegangen wird.

In der Statistik des HVBG (Abb. 2) wird dargestellt, dass ein Kostenanstieg in der GUV bezogen auf DM 100 Arbeitslohn nicht vorliegt. Unter Berücksichtigung der Lohnanstiege und der Inflationsrate zeichnet sich pro Vollbeschäftigtem allerdings ein Ausgabenanstieg innerhalb der letzten zwei Jahrzehnte ab, so dass der allgemeine Trend mit verbesserten Leistungen und dadurch auch entstehenden höheren Kosten bei der GUV ebenfalls zu beobachten sein dürfte.

Da immer wieder das Thema Kostensteigerungen sowohl intern als auch in der Presse meinungsbildend ist, soll an dieser Stelle noch einmal darauf hingewiesen wer-

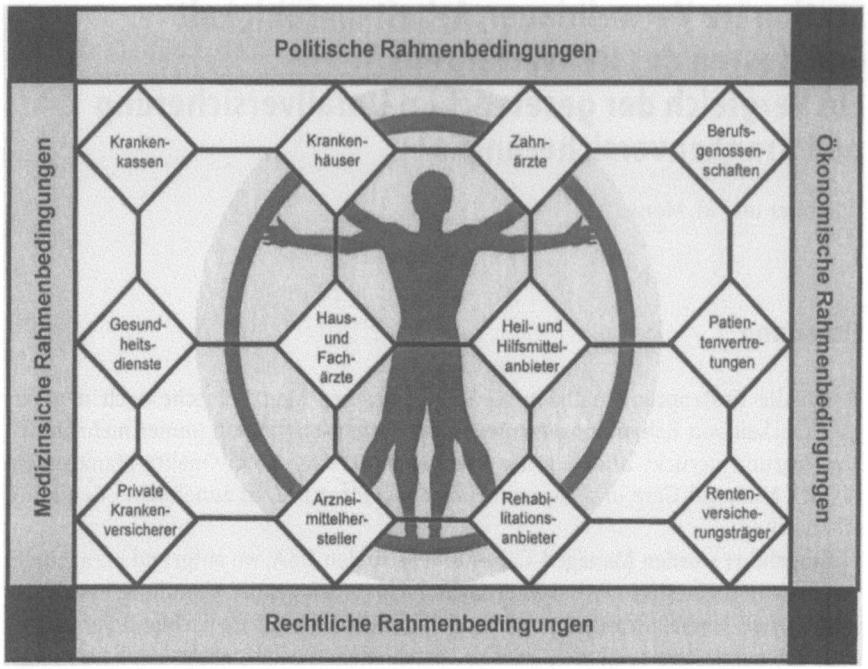

**Abb. 1.** Die Akteure im Gesundheitssystem unterliegen unterschiedlichsten Rahmenbedingungen

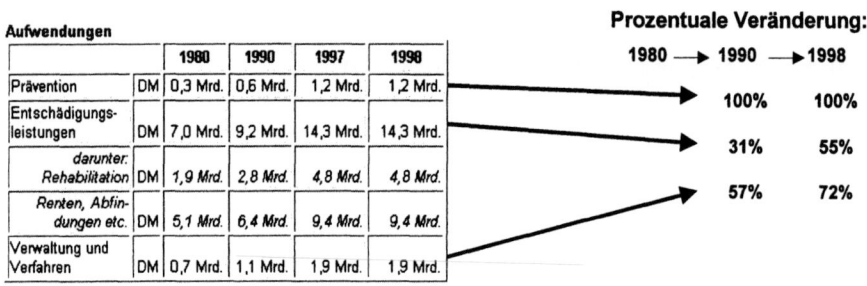

**Abb. 2.** Die Kostenproblematik steht im Vordergrund

den, dass die Dynamik des medizinische Fortschritts die treibende Kraft im Gesundheitswesen darstellt z. B. durch:

- Neue Technologien (z. B. minimalinvasive Chirurgie, Endoskopie),
- bessere Kommunikationsmöglichkeiten,
- neue Erkenntnisse und Behandlungsansätze (z. B.: Leitlinien, neue Behandlungsregimes bei Chemotherapien oder Diabetes),
- neue Medikamente,
- eine durch medizinischen Fortschritt veränderte Alterspyramide,
- kürzere Verweildauern
- bessere Verzahnung zwischen ambulantem, stationärem und rehabilitativem Sektor.

Es ist selbstverständlich, dass diese Faktoren zu einer Zunahme der Kosten führen. Deshalb sollte der primäre Lösungsansatz nicht in einer Rationierung der Leistungen wie in England liegen. Vordringlicher erscheint vielmehr der Versuch, durch bessere Verzahnung zwischen ambulantem, stationärem und poststationärem Sektor gezielt Rationalisierungspotentiale zu nutzen.

Eine Beobachtungsweise, die dies deutlich macht, ist folgende: Es wurden die Akteure der verschiedenen (Sozial-) Versicherungsgruppen im Gesundheitswesen gegenübergestellt mit ihren Aktivitäten zur Leistungssteuerung im präventiven, ambulanten, stationären und rehabilitativen Sektor (Abb. 3). Die GUV setzt ihre Schwerpunkte zum einen im präventiven Sektor (z. B. mit der Betreuung und Aufsicht der Unfallverhütung) sowie bei Eintreten eines Versicherungsfalles mit der Steuerung und Überwachung des Heilverfahrens (StÜHV), welches ein Managed-Care-Verfahren darstellt. Die GKV und PKV (private Krankenversicherung) benutzen ebenfalls Managed-Care-Methoden, die im Folgenden unter dem Namen Fallmanagement zusammengefasst werden. Hier liegt der Schwerpunkt in der Steuerung des stationären Krankenhausaufenthaltes und dem Versuch des Abbaus administrativer Fehlleistungen. Beispielsweise seien hier genannt:

- Keine rechtzeitige Organisation von Heim-, Pflege- oder Rehaplätzen,
- Warten auf Heil- und Hilfsmittel,
- „formalisiertes Handeln" zwischen Krankenkasse und Klinik,
- lange Behandlungszeit, ohne dass Komplikationen vorliegen,
- lange Wartezeiten vor einer Operation.

Dabei liegt der Schwerpunkt des Fallmanagements insgesamt im administrativen Bereich, medizinische Diskussionen mit den behandelnden Ärzten sind hier eindeutig nicht vorgesehen.

## Interventionssystematik von GKV und GUV

Anhand einer der statistisch häufigsten Diagnosen (ICD 436, Apoplex) wurde exemplarisch dargestellt, zu welchen Zeitpunkten eine Kommunikation mit dem behandelnden Krankenhaus in sinnvoller Art und Weise aufgebaut werden kann (Abb. 4). Am Beispiel des Schlaganfalls wurden die verschiedenen Nachversorgungsangebote und ihre optimale Bereitstellung diskutiert, welche im Fallmanagement der GKV Anwendung finden.

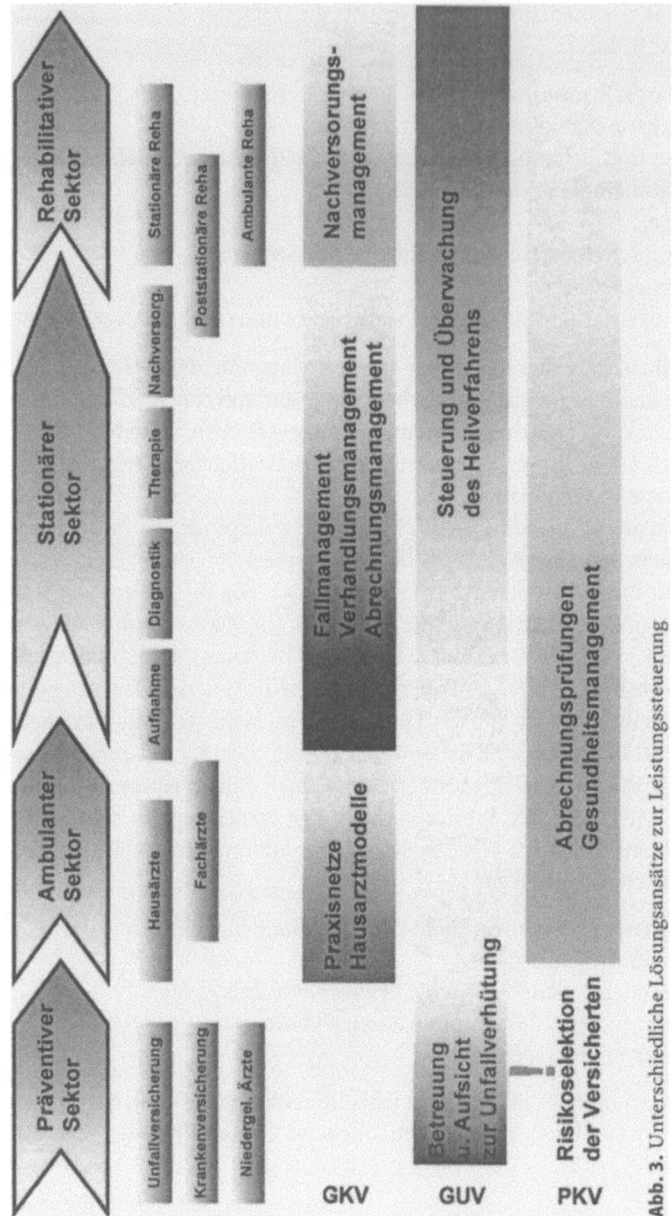

Abb. 3. Unterschiedliche Lösungsansätze zur Leistungssteuerung

Auch die GUV setzt computergestützte Termine, welche im Rahmen einer softwaregestützten Sachbearbeitung Anwendung finden. Hier werden automatisch Diagnosen nach HVBG-Schlüssel (Kombination aus verletztem Körperteil (VKT), Art der Verletzung (ADV) und Körperseite) selektiert. Anschließend erfolgt eine DV-gestützte Kontrolle auf Plausibilität der Kombinationen von VKT und ADV (z.B. „Brüche" der Nerven ⇒ Zerreissung), danach werden die Patienten einer Steuerungstabelle nach Erstdiagnose bzw. schwerstwiegender Diagnose zugeordnet. Im StüHV-Verfahren

## Häufigkeitsverteilung der Verweildauer in NRW

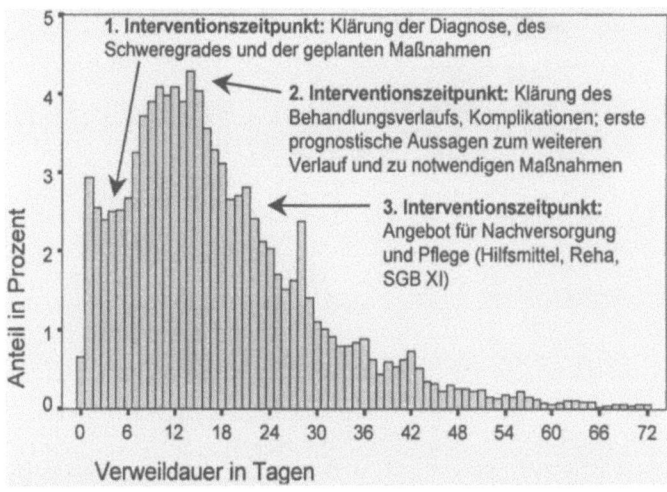

**Abb. 4.** Zu welchem Zeitpunkt ist ein Anruf im Krankenhaus sinnvoll?

werden Arbeitsempfehlungen zu 3 Terminen ausgegeben. Diese Termine liegen beginnend im stationären Sektor und reichen über den rehabilitativen Sektor zumeist auch in den ambulanten Sektor. Auch hier erfolgt die Wahrnehmung der Termine über einen Sachbearbeiter, der mit Hilfe der hier beschriebenen Computer-Anwendung in der Lage ist, Kontakte zu den behandelnden Krankenhäusern und niedergelassenen Ärzten herzustellen und eine Fallbegleitung durchzuführen.

Die Gegenüberstellung der Managed-Care-Ansätze zeigt, dass hier unterschiedliche Schwerpunkte im Fallmanagement vorliegen. Während die GUV den Patienten im Schadensfall über lange Zeiträume hinweg betreut, werden die Interventionszeitpunkte der GKV vorwiegend auf den Aufenthalt in der akut behandelnden Klinik konzentriert und gemäß dem oben genannten Schema für Fragen bezüglich der §-301-Daten und der Organisation einer geeigneten Nachversorgung genutzt. Die Termine der GUV werden in diesem Beispiel wahrgenommen, um abzuklären, ob es sich um eine BG-liche Zuständigkeit handelt, und um den weiteren Heilverlauf sowie die Verletzungsfolgen zu dokumentieren. Der wesentliche strukturelle Unterschied zwischen dem Fallmanagement der GUV und GKV besteht also in der Dichte der initialen Fallmanagement-Termine und in der Ausdehnung des Fallmanagement-Zeitraums.

In diesem Zusammenhang wurde eine Studie vorgestellt, innerhalb derer die Patienten mit Oberschenkelhalsbruch aus den Jahren 1996 bis 1998 untersucht wurden (Abb. 5, 6) Die zwei Kollektive sollten sich möglichst ausschließlich durch ihre Versicherungszugehörigkeit (GUV und GKV) unterscheiden, um eine Gegenüberstellung der Kosten vornehmen zu können. Hierfür wurde eine Vielzahl von Variablen untersucht, welche die Kosten der Behandlung eines Oberschenkelhalsbruches nachhaltig beeinflussen. Hier fällt vor allem die unterschiedliche Versichertenstruktur zwischen GUV und GKV ins Auge:

Während sich das Patientengut der GKV auf den gesamten (ambulanten und stationären allgemeinen) Bereich erstreckt, besteht das Klientel der GUV nur aus der „arbeitenden Bevölkerung" und beschränkt sich auf den reinen Unfallbereich.

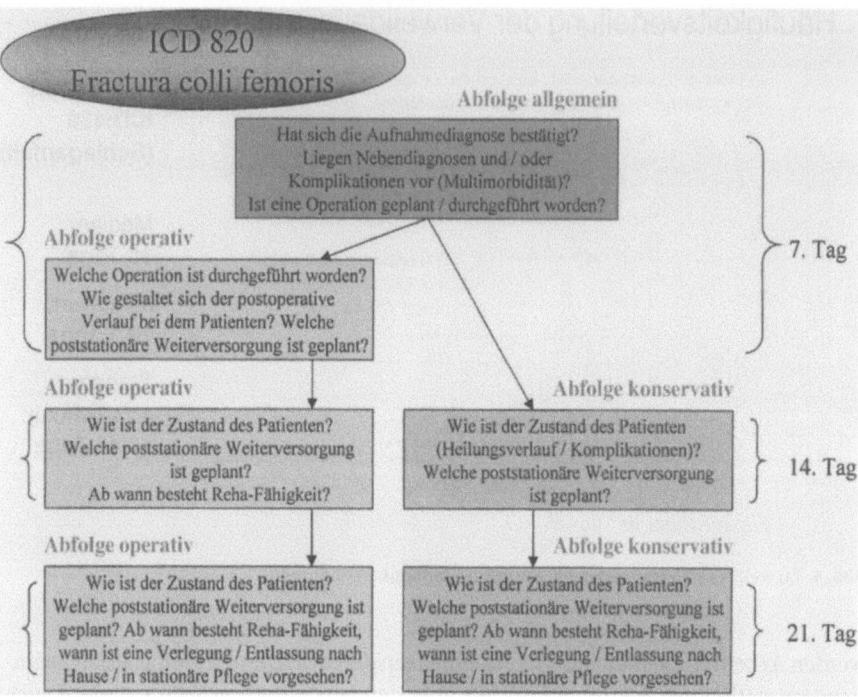

**Abb. 5.** Interventionssystematik der GKV am Beispiel der Oberschenkelhalsfraktur (ICD 820)

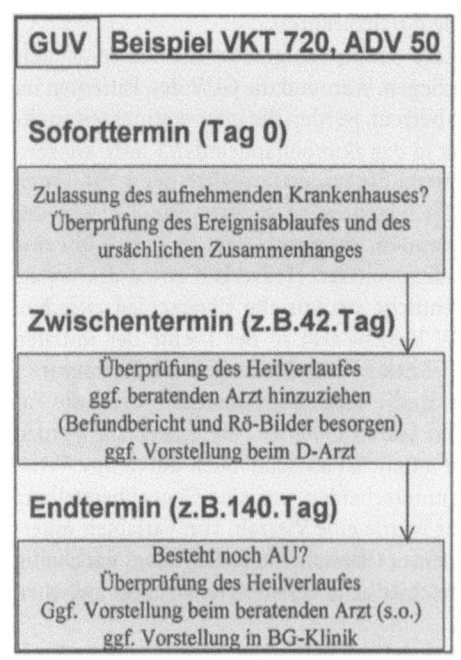

**Abb. 6.** Interventionssystematik der GUV am Beispiel der Oberschenkelhalsfraktur (ICD 820)

In der GKV sind alle Altersstufen vertreten, davon viele ältere Patienten (Rentner) mit vorbestehender Osteoporose, so dass ein schwerwiegendes Trauma als Ursache für einen Oberschenkelhalsbruch häufig nicht besteht. In der GUV liegt das Alter dagegen vorwiegend bei 20–60 Jahren.

Aus diesen Strukturen leiten sich u.a. andere Häufigkeiten bei der Wahl der Operationsverfahren ab (häufiger TEPs und reine Hüftkopfprothesen in der GKV, Osteosynthese in der GUV). Außerdem liegt ein weiteres Problem in der unterschiedlichen Verschlüsselungssystematik:

Metallentfernungen sind häufig anders verschlüsselt (ICD: V54.4) und finden sich bei den GKV-Daten nur zu 1 Prozent unter ICD 820, wohingegen es sich bei 27 Prozent der GUV-Fälle um Metallentfernungen handelt.

Unter möglichst großer Berücksichtigung dieser Erkenntnisse wurde eine Gegenüberstellung zweier Vergleichskollektive aus der GUV und der GKV durchgeführt im Hinblick auf die stationäre Verweildauer im Krankenhaus (Tab. 1). Andere Messverfahren bezüglich der Kosten (AU, MdE und Rente) konnten aufgrund fehlender valider Daten ebenso wenig herangezogen werden wie ausdifferenzierte medizinische Studien, in denen z. B. das Trauma gemäß der AO-Klassifikation eingeteilt wurde. Insgesamt kann die Kostenproblematik bei reiner Betrachtung der Verweildauern nicht abschließend beurteilt werden, es zeigt sich bei der dargestellten Untersuchung aber ein Trend zur längeren stationären Verweildauer bei BG-Patienten gegenüber GKV-Versicherten. Ob sich diese längere Liegedauer durch ein für die GUV günstigeres Rentenprofil rechnet, ließ sich hier nicht endgültig beantworten.

Auch für die Fersenbeinfrakturen existieren sowohl in der GKV als auch in der GUV Ansätze zur Steuerung und Überwachung des Heilverfahrens (Managed Care).

Analog zu der Interventionssystematik bei der Oberschenkelhalsfraktur liegen auch hier die Schwerpunkte unterschiedlich verteilt: Während die GKV sich auf die Phase des akuten stationären Aufenthaltes konzentriert und (Abb. 7) versucht, den Übergang in die ambulante Nachversorgung zu erleichtern, erstreckt sich das Fallmanagement der GUV auf einen längeren Zeitraum, weist aber eine geringere Dichte von Interventionen auf (Abb. 8).

Analog zu den Oberschenkelhalsfrakturen wurde eine Gegenüberstellung der Liegezeiten der GUV- und GKV-Patienten bei Fersenbeinfrakturen vorgenommen. Auch hier zeigen sich bei den Verfahren der Qualitätssicherung und Kostenberechnung unterschiedliche Ansätze bei der Datenerhebung, so dass die stationäre Verweildauer als Hauptkriterium verwendet werden musste (Tab. 2).

**Tabelle 1.** Gegenüberstellung der stationären Verweildauer ICD 820 gesamt (VKT 720, 723–729, ADV 50–53, 55–59, 60–63, 65–69). Vergleichskollektiv: 21–60 Jahre, keine Metallentfernung

| Alter | BG 1996–1998 | | | | | Daten einer GKV 1998 | | | | |
|---|---|---|---|---|---|---|---|---|---|---|
| | An-zahl | Standard-abweichung | Median | Mittelwert (MW) | Alter (MW) | An-zahl | Standard-abweichung | Median | Mittelwert | Alter (MW) |
| 21–60 | 93 | 14,39 | 20 | 21,92 | 44,98 | 221 | 12,98 | 16 | 17,07 | 48,33 |

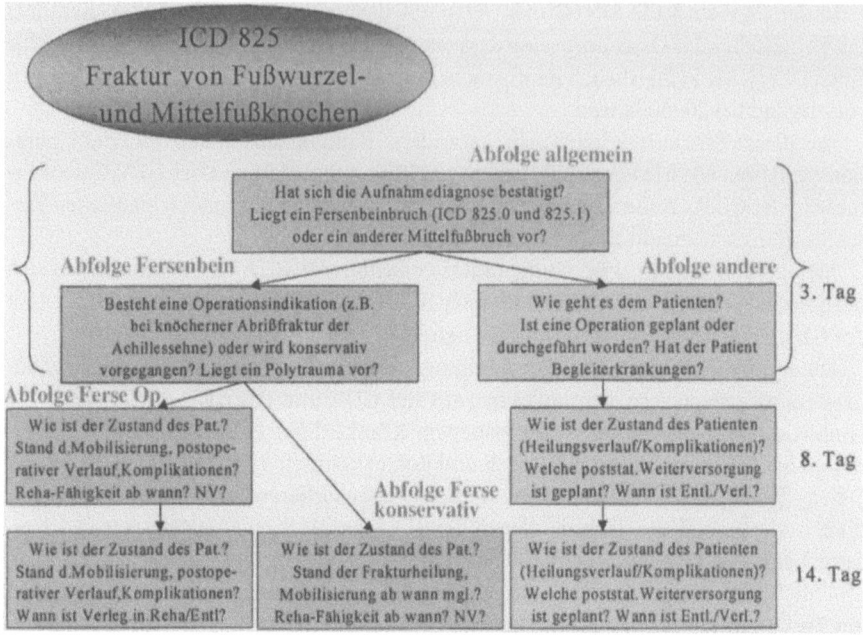

**Abb. 7.** Interventionssystematik der GKV am Beispiel der Fersenbeinfraktur (ICD 825)

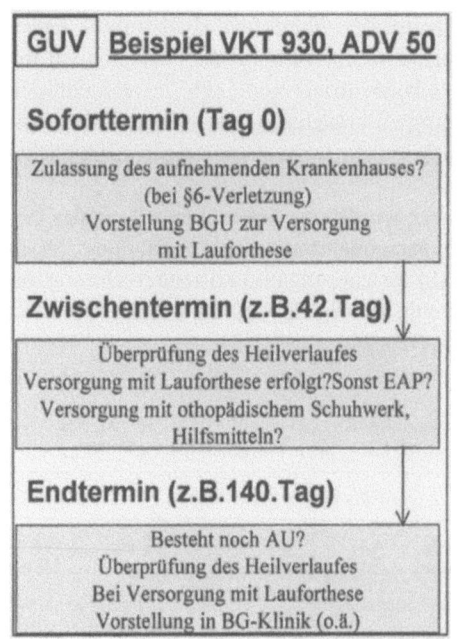

**Abb. 8.** Interventionssystematik der GUV am Beispiel der Fersenbeinfraktur (ICD 825)

# Stationäre Verweildauer, Arbeitsunfähigkeit und Kosten des Heilverfahrens

**Tabelle 2.** Gegenüberstellung der Verweildauer ICD 825. .0 und .1 zusammen (Kalkaneusfraktur). VKT 930, 931, 933, 939 ADV 50–53, 60–63, 65–69

| Alter | BG 1996–1998 | | | | Daten einer GKV 1997 | | | | Daten einer GKV 1998 | | | | Statistisches Bundesamt 1996 | |
|---|---|---|---|---|---|---|---|---|---|---|---|---|---|---|
| | Anzahl | VWD Maximum | VWD Minimum | Mittelwert | Anzahl | VWD Maximum | VWD Minimum | Mittelwert | Anzahl | VWD Maximum | VWD Minimum | Mittelwert | Anzahl (825 gesamt) | VWD |
| 0–10 | – | – | – | – | – | – | – | – | 4 | 11 | 2 | 7 | – | – |
| 11–20 | 22 | 84 | 2 | 17 | – | – | – | – | 8 | 92 | 1 | 19 | – | – |
| 21–30 | 95 | 78 | 1 | 16 | 1 | 5 | 5 | 5 | 10 | 28 | 3 | 9 | – | – |
| 31–40 | 218 | 91 | 1 | 17 | – | – | – | – | 15 | 38 | 1 | 14 | – | – |
| 41–50 | 153 | 110 | 1 | 19 | – | – | – | – | 18 | 27 | 1 | 13 | – | – |
| 51–60 | 143 | 98 | 1 | 24 | 3 | 26 | 5 | 17 | 15 | 32 | 1 | 14 | – | – |
| 61–70 | 22 | 49 | 1 | 18 | 2 | 48 | 8 | 28 | 19 | 40 | 1 | 14 | – | – |
| >70 | 2 | 33 | 13 | 23 | 5 | 39 | 8 | 26 | 23 | 83 | 8 | 24 | – | – |
| Gesamt | 655[a] | 110 | 1 | 19 | 11 | 48 | 5 | 22 | 112 | 92 | 1 | 15 | 24.256 | 13 |

[a] Fälle nach GKV-Systematik unterteilt (347 BG-Patienten hatten durchschnittlich 1,89 Krankenhausaufenthalte, das ergibt 655 „Fälle")

Bei der Betrachtung der Fersenbeifrakturen ist ein Abfall der Liegedauer im GKV-Bereich zu dokumentieren, der auch für die GUV zu unterstellen ist, aber aufgrund der zeitlichen Zusammenfassung der Jahre 1996 bis 1998 nicht herausgearbeitet werden konnte.

Insgesamt besteht hier die Notwendigkeit der Verwendung eines mindestens vierstelligen ICD-Schlüssels, da ansonsten Mittelfußfrakturen mit Fersenbeinfrakturen zusammen betrachtet würden (wie beim statistischen Bundesamt geschehen).

## Behandlungskosten

Entsprechend den unterschiedlichen gesetzlichen Aufträgen setzen sich die Gesamtbehandlungskosten bei GKV und GUV unterschiedlich zusammen (Abb. 9). Während sich für die GKV bereits häufig bei einer Reha-Maßnahme der Kostenträger ändert (z. B. BfA, LVA), hat die GUV auch die Folgekosten (AU und MdE!) in ihren Managed-Care-Modellen mit zu berücksichtigen.

## Schlussbemerkung

Um weitere Vergleichsmöglichkeiten zwischen GUV und GKV zu eröffnen, besteht die Notwendigkeit einer einheitlichen Verschlüsselungssystematik, wobei anzumerken ist, dass mit dem ICD-Schlüssel ein ungenaueres Instrument zur Verfügung steht. Des Weiteren wäre es überlegenswert, zwischen dem StÜHV-Verfahren der GUV und dem Fallmanagement der GKV einen allgemeinen Erfahrungsaustausch voranzutreiben, um aus den Vorteilen der jeweiligen Modelle zu lernen. Auch sollte bereits jetzt eine Vorbereitung auf die von Gesetzgeberseite bereits in wenigen Jahren geforderte Umstellung auf eine Fallpauschalensystematik (DRG-Systematik) erfolgen, um dem daraus eventuell entstehenden Kostendruck rechtzeitig vorzubeugen.

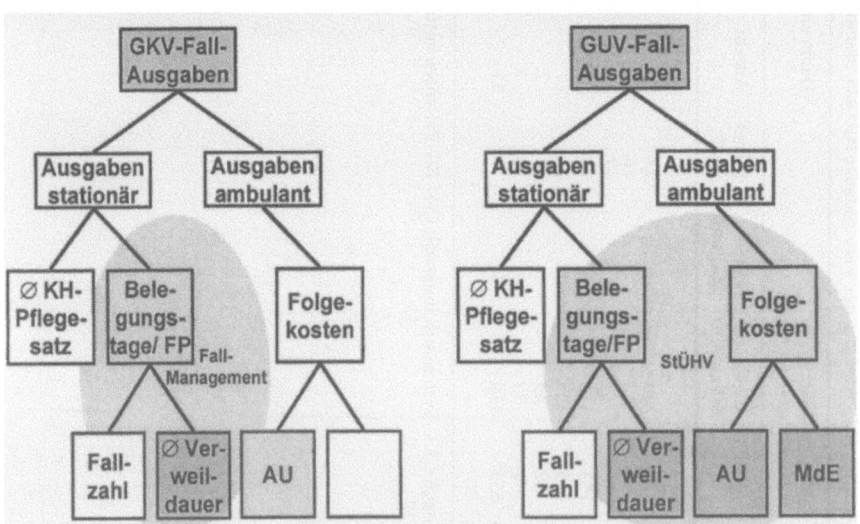

**Abb. 9.** Gegenüberstellung der anfallenden Behandlungskosten der GUV und GKV

# Kosten unterschiedlicher Therapiekonzepte

D. Fitz und V. Weskott

## Einleitung

Ausgangspunkt der Fragestellung, ob sich die Kosten durch verbesserte/unterschiedliche Therapiekonzepte senken lassen, war die seit 1996 bei der Bau-Berufsgenossenschaft Rheinland und Westfalen EDV-unterstützte Steuerung und Überwachung des Heilverfahrens, die unter anderem bei der Diagnosestellung „Fersenbeinfraktur" die Verlegung oder aber die Konsiliarvorstellung in die Berufsgenossenschaftliche Unfallklinik Duisburg-Buchholz (BGU) vorsah, um die Verletzten mit einer dort entwickelten „Fersenbeinentlastungsorthese" zu versorgen [1, 2].

## Problematik der Datenauswertung

Erste Daten 1998 ließen bei Verwendung einer Fersenentlastungsorthese den Trend zur Senkung von Arbeitsunfähigkeitszeiten, der stationären Verweildauer und letztlich auch der Kosten erkennen. Es bestand aber die Schwierigkeit, genaue EDV-gewonnene valide Zahlen zu erhalten. Dies gründete sich u. a. darauf, dass sich vergleichende Statistiken aus dem Bereich der gesetzlichen KV auf unterschiedliche Erhebungsansätze stützen.

Danach ließ der Vergleich zwischen 239 Fällen mit Fersenbeinfrakturen außerhalb der BGU und 49 Fällen mit Behandlung in der BGU aufgrund der zu diesem Zeitpunkt hinterlegten Auswertungsparameter eine Senkung von AU- Zeiten, der stationären Verweildauer wie auch der Heilbehandlungskosten insgesamt nicht deutlich und valide erkennen. Erklärungsversuche lagen darin, dass die Inanspruchnahme der BGU Duisburg Buchholz als „Reparatureinrichtung" sowie die Einbeziehung der berufsgenossenschaftlichen stationären Weiterbehandlung (BGSW) bei den stationären Zeiträumen aufsummiert und damit zu Lasten der Daten aus der BGU Duisburg-Buchholz gezählt wurden. Auch im Rahmen ambulanter Nachbehandlung konnte EDV-mäßig nicht automatisch zwischen ausschließlichen BGU-Fällen und anderen Fällen differenziert werden.

## Material und Methode

Aus den einleitend genannten Gründen mussten genauere Daten über die bei der Bau-Berufsgenossenschaft Rheinland und Westfalen eingesetzte Software „Data-Warehouse" und in Ergänzung dazu durch Einzelauswertungen anhand der einschlägigen Akten gewonnen werden.

Dabei war klar, dass valide Zahlen im eingangs zitierten Sinne von eindeutiger Diagnosestellung, der umfassenden Datenpflege im Feststellungsverfahren durch die Sachbearbeiter und vor allem vom Vorliegen identischer Vergleichsparameter abhängig waren und sind. Im vorliegenden Fall wurden alle Fälle mit der Diagnosestellung „Fersenbeinbrüche" der Jahre 1996 bis 1999 außerhalb der BGU Duisburg-Buchholz den Fällen mit der Behandlung in der BGU Duisburg-Buchholz gegenübergestellt.

## Ergebnisse

Erste *automatisch verwertbare* Zahlen ergaben sich aus den relativ statischen Werten zum Rentengeschehen (Tabelle 1).

Bei 184 Rentenfällen außerhalb der BGU (von insgesamt 214 Fällen) ergab sich eine Rentenquote von 62,79%, hingegen aus den 30 Fällen mit Behandlung in der BGU von 61,22%. Während die durchschnittlichen Rentenkosten je Fall bei den Fällen mit Behandlung in der BGU mit DM 10.242 sich deutlich günstiger darstellten als außerhalb der BGU, war der Kostenanteil von insgesamt knapp 2,9 Millionen mit 10,51% bei einem Rentenanteil von insgesamt 14,01% ebenfalls deutlich niedriger.

Dieses positive Ergebnis zugunsten der Behandlungsfälle in der BGU Duisburg-Buchholz wurde bei der Betrachtung der Rentendauer unterstrichen (Tabelle 2, Abb. 1).

**Tabelle 1.** Fersenbeinfrakturen 1996–1999, Rentengeschehen

| - | Fälle ohne BGU | Fälle nur BGU |
|---|---|---|
| Unfälle | 293 | 49 |
| Davon Rentenfälle | 184 | 30 |
| Rentenquote (%) | 62,79 | 61,22 |
| Durchschnittliche Rentenkosten pro Fall | 13.977 | 10.242 |
| Rentenanteil von insgesamt 214 (%) | 85,98 | 14,01 |
| Kostenanteil von insgesamt DM 2.922.860 (%) | 89,49 | 10,51 |

**Tabelle 2.** Fersenbeinfrakturen 1996–1999. Rentengeschehen

| - | Ohne BGU | Nur BGU |
|---|---|---|
| Rentendauer (Anzahl/%) | – | – |
| ≤1 Jahr | 91/49,46 | 23/76,67 |
| ≤2 Jahre | 65/35,33 | 4/13,33 |
| ≤3 Jahre | 26/14,13 | 3/10,0 |
| ≤4 Jahre | 2/1,09 | 0/0,0 |
| Rentenkosten (DM/%) | – | – |
| ≤1 Jahr | 780.669/28,7 | 145.524/47,36 |
| ≤2 Jahre | 1.202.407/45,6 | 79.928/26,01 |
| ≤3 Jahre | 596.331/24,3 | 81.835/26,63 |
| ≤4 Jahre | 36.165/ 1,5 | 0/ 0,0 |
| Qualifizierte Reha-Maßnahmen in Anzahl der Fälle (Anzahl/%) | 20/10,87 | 1/3,33 |

**Abb. 1.** Renten 1996–1999

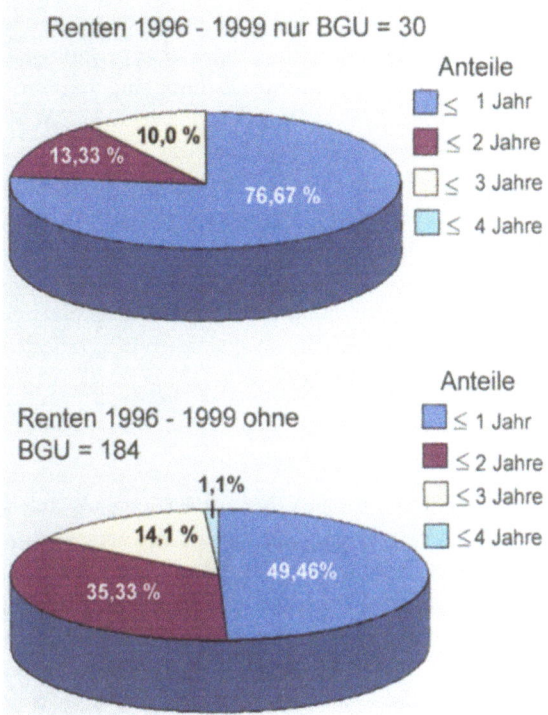

Bei den 30 Rentenfällen aus der BGU waren insgesamt 23, das sind 76,67%, mit einem Rentenbezug von unter einem Jahr abgeschlossen. Dies war in den Fällen außerhalb der BGU in nur 49,46% der Fälle so, während noch ein hoher Anteil von 35,33% mit einer Rentendauer von bis zu zwei Jahren zu verzeichnen war. In zwei Fällen wurde Rente über drei Jahre gezahlt, während in keinem der Rentenfälle der BGU Rente länger als drei Jahre gezahlt wurde.

Dieser positive Trend wurde dadurch unterstrichen, dass von den 30 Fällen in der BGU nur ein Fall zu qualifizierten beruflichen Rehabilitationsmaßnahmen führen musste.

Differenzierte Aussagen zu der stationären Verweildauer, den Arbeitsunfähigkeitszeiten und den Kosten ambulanter Heilbehandlung ließen sich bei den Behandlungsfällen in der BGU Duisburg-Buchholz nur durch individuelle Auswertung treffen, indem 29 Fälle mit der Versorgung durch die bereits zitierte Fersenbeinentlastungsorthese gegenüber 20 Fällen mit der Versorgung eines Allgöwer-Gehapparates in Vergleich gesetzt wurden.

Wichtig dabei ist, dass die Fersenbeinentlastungsorthese in der Frühphase der operativen wie konservativen Versorgung angepasst und damit eine Vollbelastung unmittelbar nach der individuellen Anpassung erreicht wurde. Ergänzende orthopädische Hilfsmittel waren beim Einsatz der Fersenbeinentlastungsorthese nicht erforderlich, sie ermöglichte mit der frühen Mobilisierung des Verletzten einen frühzeitigen und erleichterten Einstieg in die Arbeits- und Belastungserprobung, der Aufwand für Krankengymnastik und physikalische Therapie war erheblich gemindert.

Tabelle 3 zeigt hinsichtlich der Kosten einen deutlichen Vorteil der 29 Fälle mit der Fersenbeinentlastungsorthese. Exemplarisch sei auf den durchschnittlichen Wert stationärer Heilbehandlung mit DM 15.735 gegenüber DM 24.412 verwiesen, was sich fortsetzt in den Kosten der Heilbehandlung insgesamt einschließlich des Verletztengeldes mit DM 52.384 im Mittelwert gegenüber DM 66.482 im Mittelwert bei der Versorgung mit dem Allgöwer-Gehapparat.

Ein ebenfalls günstiges Bild ergab sich bei der stationären Verweildauer, die deutlich mit durchschnittlich 30 Tagen gegenüber 48 Tagen zugunsten der Behandlungsfälle mit der Fersenbeinentlastungsorthese zu Buche schlägt, die durchschnittliche Dauer der Arbeitsunfähigkeit lag mit 259 Tagen ebenfalls günstiger im Vergleich zu 292 Tagen der Behandlungsfälle mit dem Allgöwer-Gehapparat (Abb. 2, 3).

Im Ergebnis zeigten die ausgewählten Fälle eine deutliche Tendenz:

- zu verkürzten stationären Verweilzeiten,
- zu geringeren Kosten,
- zu einem sinkenden Rentenniveau.

Als Nebeneffekt der manuellen Auswertungen konnte festgestellt werden, dass mit zunehmender Verbreitung und Einsatz der Fersenbeinentlastungsorthese ein erfreulicher Trend in der Akzeptanz und der Kostenentwicklung beobachtet werden konnte.

Die gewonnenen Erkenntnisse ermutigen für die Zukunft.

Für die Verwaltung sind optimale Fallgestaltungen denkbar, aus denen sich eine drastische Senkung der stationären Behandlungszeiten, der Dauer der Arbeitsunfähigkeit und der Kosten des Heilverfahrens insgesamt ableiten lassen.

**Tabelle 3.** Fersenbeinfrakturen 1996–1999. Individuelle Auswertung von 49 Aktenfällen

| Kosten | Kalkaneusfraktur (ICD 825.0 und .1) | |
|---|---|---|
| – | 20 Fälle Allgöwer | 29 Fälle Orthese |
| Kosten stationäre HB (DM) | 488.249 | 456.317 |
| Mittelwert | 24.412 | 15.735 |
| Maximalwert | 96.578 | 76.207 |
| Minimalwert | 1.779 | 2.799 |
| Kosten ambulante HB (DM) | 238.415 | 268.581 |
| Mittelwert | 11.920 | 9.261 |
| Maximalwert | 29.966 | 23.152 |
| Minimalwert | 2.914 | 1.980 |
| Kosten HB (stationär und ambulant) (DM) | 723.484 | 724.499 |
| Mittelwert | 36.174 | 24.982 |
| Maximalwert | 112.966 | 99.359 |
| Minimalwert | 6.136 | 5.788 |
| Kosten HB (inkl. VG) (DM) | 1.329.648 | 1.519.143 |
| Mittelwert | 66.482 | 52.384 |
| Maximalwert | 93.003 | 149.998 |
| Minimalwert | 11.261 | 8.893 |

**Abb. 2.** Fersenbeinfrakturen 1996–1999, Vergleich Allgöwer vs. Orthese

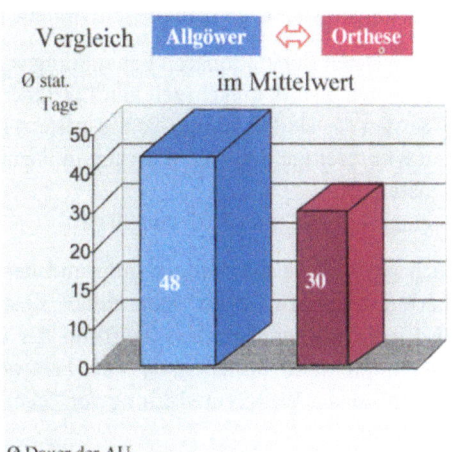

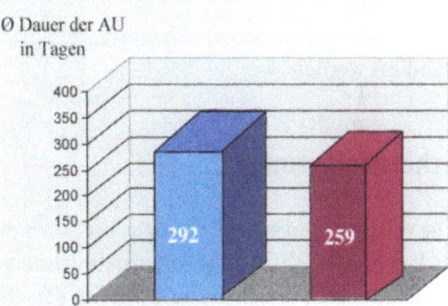

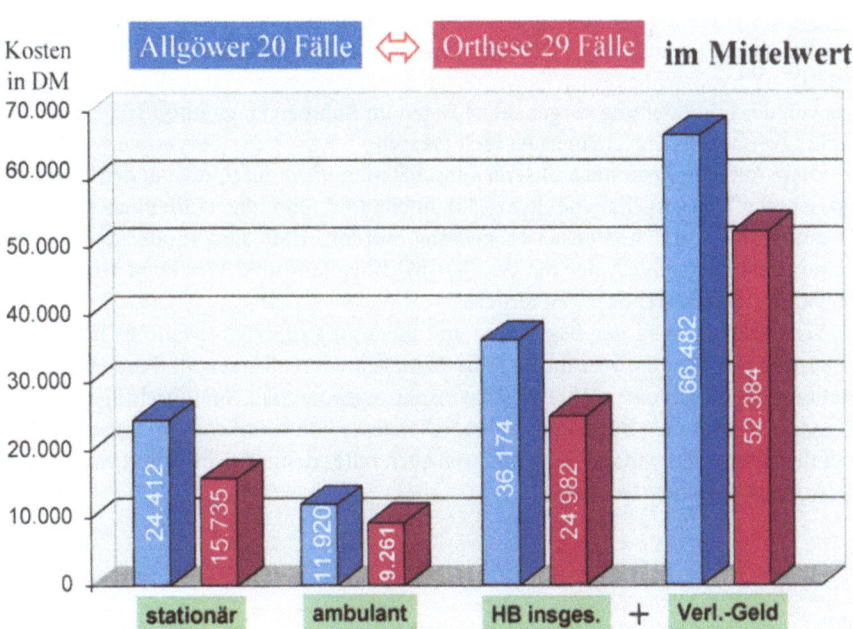

**Abb. 3.** Fersenbeinfrakturen 1996–1999. Individuelle Auswertung von 49 Aktenfällen

Im günstigsten Fall ergab die individuelle Auswertung der Fälle

- eine Dauer der stationären Behandlung von fünf Tagen,
- eine Arbeitsunfähigkeitszeit von 123 Tagen,
- Kosten des Heilverfahrens von insgesamt DM 17.688,22,
- die kurzzeitige Rentengewährung in Form einer Gesamtvergütung von sechs Monaten,
- entsprechend einer MdE von 20 v.H.

Auch wenn diese Erhebungen aufgrund der relativ geringen Fallzahlen keine gesicherten Erkenntnisse zu *dauerhaften* Kostenentlastungsmechanismen aufweisen, wird jedoch erkennbar, dass aufgrund der veränderten Kostenlage gleichwohl Anhaltspunkte dafür bestehen, dass die Fersenbeinentlastungsorthese einen wichtigen Beitrag für die Weiterentwicklung von Steuerungsmechanismen zum Heilverfahren leisten kann.

Die jetzt gewonnenen Erkenntnisse müssten dafür in einer breitflächigeren Studie validiert werden.

## Schlussfolgerungen

Die relativ geringe Zahl, die dem Vergleich der Behandlungsfälle in der BGU zugrunde lagen, ermöglicht zwar keine definitiven validen Erkenntnisse über eine auf Dauer durchzuführende Behandlung mit der Fersenbeinentlastungsorthese. Hinzu tritt, dass bei der Auswertung die unterschiedlichen Frakturtypen bei Fersenbeinfrakturen nicht als Auswertungsparameter einfließen konnten.

Die individuelle Auswertung der Fälle zeigt aber auch, dass sich Ergebnisqualität, Qualitätsverbesserung und Qualitätssicherung *nicht* allein durch unsere Software StÜHV nachvollziehbar einstellen, sondern durch umfassende, aktuelle und unabhängig von der Fragestellung vorgehaltene Daten im Rahmen eines automatisierten Controllingverfahrens untermauert werden müssen.

Diese Aufgabe kann nach unserer Einschätzung *nicht* durch die bei den Berufsgenossenschaften vorgehaltene Reha-Dokumentation und die einheitlich genutzten Leistungsarten und Kostenstellen geleistet werden. Hier sind moderne Software-Lösungen einschließlich der bei der Bau-BG Rheinland und Westfalen eingesetzten Software „Data-Warehouse" zu fordern.

Verbesserungen in der Begleitung und Steuerung des Heilverfahrens lassen sich zukünftig nur über ein verzahntes Reha-Management realisieren, in dieser Aufgabenstellung liegt auch das größte Kosteneinsparungspotential. Nur durch dieses Reha-Management können besondere Therapiekonzepte von Kliniken und Ärzten im Einzelfall aufgegriffen und das Heilverfahren auch unter dem Gesichtspunkt von Kostensenkungen optimiert werden.

# Die Einschätzung der MdE nach Fersenbeinbrüchen – Qualitätsspiegel für Therapeuten oder Gutachter?

V. Grosser, H.-W. Kranz, K. Seide und D. Wolter

Im berufsgenossenschaftlichen Heilverfahren laufen alle Informationen über Verletzung, Behandlung, Langzeitergebnis und Kosten an einer Stelle zusammen. Über 200.000 ärztliche Gutachten werden jährlich von den Trägern der gesetzlichen Unfallversicherung eingeholt, etwa 40.000 Unfallrenten werden jedes Jahr erstmalig festgesetzt. Leider sind die im Rahmen dieser Begutachtungen erhobenen Daten bisher weder für wissenschaftliche Auswertungen noch für die Qualitätssicherung systematisch nutzbar.

Wir haben uns deshalb überlegt, wie man diesen „Schatz" an Erfahrungen aus allen Gebieten der Unfallchirurgie heben kann und am BG Krankenhaus Hamburg mit einem Pilotprojekt zur EDV-gestützten Gutachtenauswertung begonnen.

Der Fersenbeinbruch ist eine der Verletzungen, mit der wir uns im Rahmen dieses Pilotprojektes befasst haben. Alle Fersenbeinbrüche, welche am BUKH zur Rentenbegutachtung vorgestellt wurden, wurden prospektiv erfasst, unabhängig davon, wo die Behandlung stattgefunden hatte. Die Minderung der Erwerbsfähigkeit (MdE) konnte in der Mehrzahl der Fälle frei eingeschätzt werden, teilweise lagen jedoch bereits maßgebliche auswärtige Vorgutachten vor und die Einschätzung musste vergleichend erfolgen. Einzige Voraussetzung für die Erfassung war, dass Unfallaufnahmen vorlagen und dass die übersandten Akten ausreichend waren, um die Behandlung und den Heilverlauf nachzuvollziehen. Im Rahmen des Pilotprojektes wurden 48 Begutachtungen bei Fersenbeinbrüchen erfasst und ausgewertet.

Wir halten es für wichtig, bereits zu diesem frühen Zeitpunkt über unsere bisherigen Erfahrungen zu berichten und unsere Ansätze zur EDV-gestützten Gutachtenauswertung zur Diskussion zu stellen.

## Aussagekraft der MdE als Qualitätsspiegel

In den meisten Begutachtungsbüchern findet man zur Einschätzung der MdE nach Fersenbeinbrüchen nur wenig konkrete Empfehlungen. Handhabbare Kriterien zur Einschätzung der MdE nach Fersenbeinbrüchen wurden von Meeder et al. [5] veröffentlicht. Diese Kriterien, die auch heute noch gültig sind, lassen sich wie folgt zusammenfassen:

- unter 10 v.H.:
    - Ausheilung in guter anatomischer Form ohne wesentliche Funktionseinschränkungen.
- 10 v. H.:
    - geringfügig erniedrigter Tubergelenkwinkel,
    - geringe sekundärarthrotische Veränderungen im unteren Sprunggelenk (USG),

- freie oder nur endgradig eingeschränkte Beweglichkeit im oberen Sprunggelenk (OSG).
- 20 v.H.:
  - deutliche Abflachung des Tubergelenkwinkels,
  - mittelgradige Arthrose und schmerzhafte Wackelsteife des USG,
  - Fehlstellung des Rückfußes im Varus- oder Valgussinn,
  - noch ausreichende Beweglichkeit im OSG und in der Fußwurzel.
- 30 v. H.:
  - erhebliche Deformierung des Fersenbeins (Aufhebung des Tubergelenkwinkels, gravierende Deformierung des Rückfußes),
  - Wackelsteife des USG,
  - Anschlußarthrose des OSG und/oder der Fußwurzel mit deutlicher Funktionsbeeinträchtigung des Fußes.
- 40 v. H.:
  - weitgehend belastungsunfähige untere Extremität nach Fersenbein-Osteitis und/oder dystrophem Syndrom.

Diese Kriterien setzten den Rahmen für die Einschätzung der MdE. Bei der individuellen Einschätzung sind spezielle Unfallfolgen wie z. B. das Außenknöchelkontaktsyndrom, das Impingement der Peronealsehnen oder das Tarsaltunnelsyndrom selbstverständlich ebenfalls zu berücksichtigen. Muskelminderungen am Unterschenkel, Kalksalzminderungen des Fußskeletts, verminderte Fußsohlenbeschwielung und dystrophe Veränderungen der Extremität sind objektive Anhaltspunkte für den Grad der verminderten Belastbarkeit.

Die MdE ist ein Parameter, der bereits heute relativ leicht zur Auswertung zur Verfügung steht. Die eingeschätzte MdE hängt jedoch von vielen Faktoren ab. Die wichtigsten sind:

- Art und Schwere der Verletzung,
- Indikationstellung zur konservativen bzw. operativen Therapie,
- Zeitpunkt und technische Durchführung der operativen Versorgung,
- Nachbehandlung,
- Erhebung und Dokumentation der objektiven Befunde durch den Gutachter,
- Bewertung der Befunde durch den Gutachter.

Die von uns ausgewerteten Begutachtungen nach Fersenbeinbrüchen illustrieren den großen Einfluss der Art und Schwere der Verletzung auf die MdE (Abb. 1). Es wird deutlich, dass MdE-Werte von 10 v.H. umso häufiger gesehen werden, je leichter die Verletzungen sind. Jede Auswertung zur Qualitätssicherung, bei der nicht ausreichend nach Art und Schwere der Verletzung differenziert wird, ist gerade bei Fersenbeinbrüchen letztlich wertlos. Da spezialisierten Kliniken vorwiegend die schwereren Fälle zugewiesen werden, bestünde sogar die Gefahr irreführender Ergebnisse.

Da die MdE in Zehnerschritten eingeschätzt wird, ist sie – selbst bei optimaler und einheitlicher Begutachtung – nur ein grober Parameter für das erreichte Ergebnis. Dies trifft für Fersenbeinbrüche in besonderem Maße zu. Bei den unter dem Gesichtspunkt der Qualitätssicherung besonders interessanten verschobenen Brüchen des Fersenbeines mit Gelenkbeteiligung wird der MdE-Bereich von 20 v. H. nicht so leicht verlassen, sei es in Richtung 10 v. H. bei besonders guter Versorgung oder in Richtung

**Abb. 1.** Eingeschätzte MdE in Abhängigkeit vom Typ der Fersenbeinfraktur

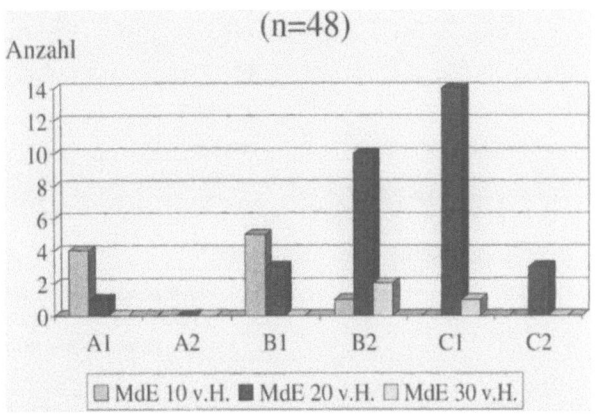

Modifizierte AO-Klassifikation (Kuner, Bonnaire, Hierholzer)

30 v.H. bei einer weniger guten oder komplikationsbehafteten Versorgung. Die Aussagekraft der MdE für die Qualität der Versorgung ist daher bei Fersenbeinbrüchen von vornherein geringer als z. B. bei Sprunggelenksbrüchen, welche überwiegend gute und sehr gute Ausheilungsergebnisse haben und bei denen der häufige Verbleib einer MdE von 20 v.H. deutlich auf ein Qualitätsproblem entweder bei der Versorgung oder bei der Begutachtung hinweisen würde.

## Standardisierte EDV-gestützte Gutachtenauswertung (SEGA)

Die Lösung der angesprochenen Probleme liegt im Einsatz verletzungsspezifischer Erfassungsbögen, die vom Gutachter zusätzlich zum Gutachten ausgefüllt werden [2, 3, 6].

Der von uns benutzte Erfassungsbogen für Fersenbeinbrüche (Abb. 2) erfasst standardisiert die Art und Schwere der Verletzung, die Art der Behandlung, das funktionelle und anatomische Ergebnis, die berufliche Rehabilitation und die MdE. Ebenfalls erfasst werden die Daten des Messblattes für untere Extremitäten, was bereits seit vielen Jahren zum Standard der Begutachtung gehört.

Die Klassifikation der Verletzung erfolgt nach der modifizierten AO-Klassifikation von Bonnaire, Kuner und Hierholzer [4]. Die schematische bildliche Darstellung der Frakturtypen auf dem dem Erfassungsbogen erleichtert die korrekte Klassifikation durch den Gutachter. Ergänzend werden weitere wichtige Charakteristika der Fraktur wie z. B. die Abflachung des Tubergelenkwinkels und der Weichteilschaden erfasst. Die Klassifikation nach dem ICD-10-Schlüssel oder dem HVBG-Schlüssel ist dagegen aus unserer Sicht bei Fersenbeinfrakturen für Zwecke der Qualitätssicherung nicht ausreichend, da die prognostische und therapeutische Relevanz zu gering ist. Der ICD-10-Schlüssel erlaubt nur eine Unterscheidung zwischen geschlossenen und offenen Fersenbeinbrüchen, eine weitere Differenzierung ist nicht möglich.

Die in dem Bogen erfassten Daten können bei der Auswertung beliebig miteinander korreliert werden, je nach Fragestellung. Abbildung 3 zeigt ein Beispiel einer *Einzelparameterauswertung*. Gegenübergestellt ist die durchschnittliche Abflachung des Tubergelenkwinkels auf den Unfallaufnahmen und den Begutachtungsaufnahmen,

## Erfassungsbogen Fersenbeinfrakturen (☐ 1.RGA  ☐ 2.RGA)

AZ: _____  BG: _____

Geburtsdatum: _____  Unfalldatum: _____  Unfalluhrzeit: _____

Datum Begutachtung: _____  Gutachter: _____  Institution: _____

### Klassifikation der Fraktur
(nach Kuner, Bonnaire, Hierholzer)  ☐ rechts  ☐ links  ☐ Monoverletzung  ☐ Mehrfachverletzung

**A: periphere extraartikuläre Frakturen**

☐ A1 — Abrißfrakturen des Sustentaculum tali
Frakturen des Proc. medialis bzw.
Proc. posterior tuberis calcanei

☐ A2 — Entenschnabelbruch

**B: intraartikuläre Frakturen des USG**

☐ B1 — unverschobene Gelenkfrakturen

☐ B2 — einfache Gelenkfraktur mit verschobenem(n) großen Fragment(en)

**C: Komplexe Gelenkfrakturen**

☐ C1 — subtalare Trümmerfraktur

☐ C2 — schwere Trümmerfraktur des subtalaren und kalkaneokubiodalen Gelenks

Tubergelenkwinkel  rechts _____ °  links _____ °

| Verkürzung (Seitenvergleich notwendig) | ☐ keine | ☐ < 1cm | ☐ ≥ 1cm | ☐ ≥ 2cm | ☐ ≥ 3cm |
|---|---|---|---|---|---|
| Verbreiterung (Seitenvergleich notwendig) | ☐ keine | ☐ < 0,5cm | ☐ ≥ 0,5cm | ☐ ≥ 1cm | ☐ ≥ 1,5cm |

☐ offen  ☐ unbekannt  ☐ Grad 1 geringer  ☐ Grad 2 mittlerer  ☐ Grad 3 schwerer Weichteilschaden  ☐ Nervenschaden
☐ geschlossen  ☐ unbekannt  ☐ Gefäßschaden

a

# Die Einschätzung der MdE nach Fersenbeinbrüchen

**Operationen** ☐ **Konservative Behandlung**

| Datum | Platten-Osteosyn. | Fixateur-interne | Fixateur-externe | Schrauben-Osteosyn. | Metall-Entfernung | Arthrodese | sonstiges (arthroskop., sept. Eingriffe usw.) |
|---|---|---|---|---|---|---|---|
| ___ | ☐ ☐ ☐ ☐ | ☐ ☐ ☐ ☐ | ☐ ☐ ☐ ☐ | ☐ ☐ ☐ ☐ | ☐ ☐ ☐ ☐ | ☐ ☐ ☐ ☐ | _____ _____ _____ _____ |

**Komplikationen** ☐ **keine**

☐ Hautnekrose/Wundheilungsstörung ☐ Gefäßschaden ☐ Lungenembolie
☐ Infektion ☐ Kompartmentsyndrom ☐ Nervenschaden
☐ Thrombose ☐ sonstiges _____

**Unfallfolgen** (Bewegungseinschränkung, Muskelminderung, Schwellneigung u. Meßbogen)

Tubergelenkwinkel   rechts ___°   links ___°

Verkürzung (Seitenvergleich notwendig)   ☐ keine   ☐ <1cm   ☐ ≥1cm   ☐ ≥2cm   ☐ ≥3cm

Verbreiterung (Seitenvergleich notwendig)   ☐ keine   ☐ <0,5cm   ☐ ≥0,5cm   ☐ ≥1cm   ☐ ≥1,5cm

Fehlst. Rückfuß ☐ Valgus ☐ Varus ☐ keine ☐ <5° ☐ ≥5° ☐ ≥10° ☐ ≥15°

| Gelenkinkongruenz | ☐ Talocalcanear | ☐ Calcaneocuboidal | |
|---|---|---|---|
| Arthrose leicht | ☐ Talocalcanear | ☐ Calcaneocuboidal | ☐ Anschlußarthrosen |
| Arthrose mittelgradig | ☐ Talocalcanear | ☐ Calcaneocuboidal | ☐ Anschlußarthrosen |
| Arthrose hochgradig | ☐ Talocalcanear | ☐ Calcaneocuboidal | ☐ Anschlußarthrosen |
| Arthrodese, Ankylose | ☐ Talocalcanear | ☐ Calcaneocuboidal | ☐ Anschlußarthrosen |

☐ Außenknöchelkontakt-syndrom ☐ Impingement der Peronealsehnen ☐ Kalksalzminderung

☐ Motorische Ausfälle ☐ Sensible Ausfälle ☐ Arterielle Insuffizienz
☐ Venöse Insuffizienz ☐ Vegetative Reflexdystrophie ☐ Osteitis
☐ Gehapparat/-Stützen ☐ Orthopäd. Schuhwerk ☐ Einlagen/Schuhzurichtung
☐ Konfektionsschuhwerk ☐ sonstiges _____

**Berufliche Wiedereingliederung**

vor Unfall ausgeübter Beruf _____

derzeit ausgeübter Beruf   ☐ alte Tätigkeit   ☐ Umsetzung   ☐ Umschulung   ☐ berentet   ☐ arbeitslos

**Vorgeschlagene MdE**   ☐ Zusammengesetzte MdE bei Mehrfachverletzung

von ___ bis ___ v.H.   von ___ bis ___ v.H.
von ___ bis ___ v.H.   von ___ bis ___ v.H.

b

**Abb. 2a, b. a** Erfassungsbogen für Fersenbeinfrakturen (1. Seite), **b** Erfassungsbogen für Fersenbeinfrakturen (2. Seite)

(n=48)

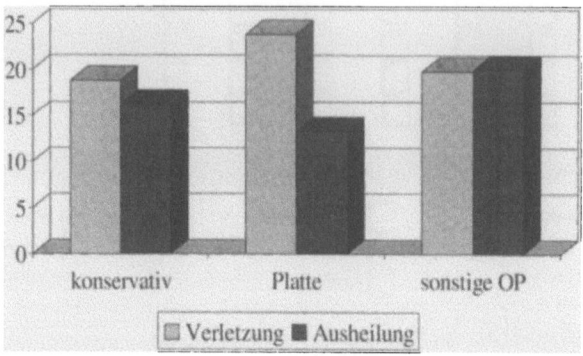

**Abb. 3.** Durchschnittliche Abflachung des Tubergelenkwinkels nach dem Unfall und bei der Begutachtung in Abhängigkeit von der Behandlungsmethode

aufgeschlüsselt nach konservativer Therapie, Plattenosteosynthese sowie sonstigen operativen Verfahren.

Für Zwecke der Qualitätssicherung ist es sinnvoll, *Scores* zu erarbeiten, die auf objektiven klinischen und radiologischen Befunden beruhen. Ziel derartiger Scores ist es, die erreichten funktionellen und anatomischen Behandlungsergebnisse *statistisch* auswertbar zu machen. Die individuelle Einschätzung der MdE durch den Gutachter soll und kann dadurch nicht ersetzt werden.

Die Auswahl und Gewichtung der Parameter für derartige Scores muss im Konsens erfolgen und anhand der gewonnenen Daten laufend überprüft und validiert werden.

(n=48)

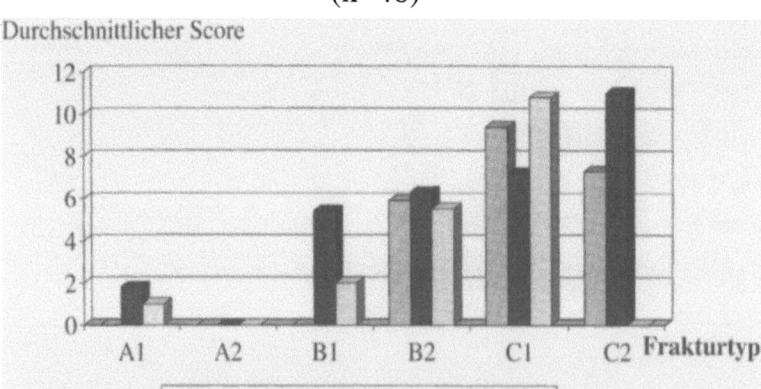

**Abb. 4.** Durchschnittlicher funktioneller Score zum Zeitpunkt der Begutachtung in Abhängigkeit von Frakturtyp und Behandlungsmethode

Abbildung 4 zeigt als Beispiel eine Auswertung anhand eines einfachen funktionellen Scores, der auf den im Messblatt für untere Extremitäten erfassten Daten beruht. Die Gewichtung der Parameter untereinander orientiert sich an den Leitlinien der American Medical Association zur Impairment-Einschätzung [1]. Je *niedriger* der Punktwert des Scores ist, desto *besser* ist die Funktion. Die Ergebnisse sind nach dem Typ des Fersenbeinbruchs und nach der angewandten Behandlungsmethode – Platte, konservative Therapie oder sonstiges operatives Verfahren – aufgeschlüsselt. Signifikante Unterschiede zwischen den einzelnen Methoden bezüglich des Ergebnisses ergaben sich bei der hier ausgewerteten kleinen Fallzahl nicht.

Bei flächendeckender Anwendung der EDV-gestützten Gutachtenauswertung könnten jedoch schnell große Fallzahlen erreicht werden. Dann könnten nach unserer Einschätzung Fragen beantwortet werden wie z. B.:

- Kann die operative Versorgung von Fersenbeinbrüchen die Langzeitergebnisse im Vergleich zur konservativen Behandlung verbessern?
- Welche Frakturtypen profitieren von einer operativen Versorgung und welche Methode ist am besten geeignet?
- Welches anatomische Ergebnis muss durch die Operation erreicht werden, damit ein funktioneller Gewinn resultiert?
- Werden die Langzeitergebnisse durch eine Rehabilitation „mit allen geeigneten Mitteln" verbessert?
- Werden die Gesamtkosten durch eine Rehabilitation „mit allen geeigneten Mitteln" reduziert?

## Schlussfolgerungen

Zusammengefasst ergeben sich nach unseren bisherigen Erfahrungen folgende Schlussfolgerungen:

- Die EDV-gestützte Gutachtenauswertung ist der Schlüssel zu einem „Schatz" an Erfahrungen aus allen Gebieten der Unfallchirurgie.
- Sie ermöglicht an großen Kollektiven einen klinikübergreifenden Vergleich der Behandlungsergebnisse.
- Ein wichtiger Nebeneffekt ist, dass das Ausfüllen der Erfassungsbögen die Erhebung und die Dokumentation der Befunde durch den Gutachter verbessert.

## Literatur

1. Doege C, Houston P (1995) Guides to the evaluation of permanent impairment, 4th ed. American Medical Association, Chicago, Illinois
2. Grosser V, Seide K, Wolter D (1999) Measurement of the results of rehabilitation by computer-assisted evaluation of medical expertises. In: Proceedings of the 4th international congress on medical-legal aspects of work injuries, June 6–9, Toronto, Canada
3. Grosser V, Seide K, Wolter D (1999) EDV-gestützte Auswertung von Gutachten der gesetzlichen Unfallversicherung als Instrument der Qualitätssicherung. In: Hertel P, Rehm KE (Hrsg.) Hefte zu der Unfallchirurg – 63. Jahrestagung der Deutschen Gesellschaft für Unfallchirurgie 17.–20. November, Berlin. S. 519–520
4. Kuner EH, Bonnaire F, Hierholzer B (1995) Zur Klassifikation und Osteosynthesetechnik der Kalkaneusfrakturen. Unfallchirurg 98: 320–327

5. Meeder PF, Weller S, Hansis M, Weise K (1988) Der Fersenbeinbruch – Spätfolgen, Therapie und Begutachtung. Unfallchirurg 91: 516–522
6. Wolter D, Seide K, Grosser V (1997) Konzept einer zentralen Gutachtenauswertung: Konsequenzen, fachliche Möglichkeiten und Auswirkungen für die Zukunft. In: Hierholzer G, Kunze G, Peters D (Hrsg) Gutachtenkolloquium 12. Springer Verlag, Berlin Heidelberg New York Tokio, S 251–257

# Diskussion*

Zusammengefasst und redigiert von H.-R. Kortmann, B. Herbst und R. Kämmerling**

Die Systematik der Diskussion orientiert sich an den in den einzelnen Referaten unterschiedlichen bzw. übergreifenden Problematiken.

## Qualitätssicherung – eine Problematik verschiedener Verschlüsselungssysteme

Allgemein wird darauf hingewiesen, dass eine zuverlässige Qualitätsdifferenzierung bei der Therapie der Fersenbeinbrüche weder durch den derzeitigen dreistelligen ICD-Schlüssel noch durch den zweistelligen Schlüssel des Hauptverbandes der gewerblichen Berufsgenossenschaften (HVBG) möglich ist. Der dreistellige ICD-Schlüssel subsummiert unter den Fersenbeinfrakturen auch anderweitige Rückfußfrakturen sowie Frakturen des Mittelfußes – wie beim Statistischen Bundesamt geschehen (*Monka*). Gleiches gilt für den zweistelligen HVBG-Schlüssel (*Grosser*), so dass bedauert wird, dass aus Kostengründen der ehemals dreistellige HVBG-Schlüssel, der in der Traumatologie die genaueste Verschlüsselung darstellte, aufgegeben wurde (*Hax*).

Aus diesem Grund wird für die Qualitätssicherung ein erweiterter fünfstelliger ICD-Schlüssel gefordert (*Drexel, Kortmann, Schürmann*), der eine bessere Vergleichbarkeit des Therapieergebnisses in Abhängigkeit von den unterschiedlichen Frakturtypen zulässt. Im Rahmen der zunehmenden europaweiten Normierungen erscheint die Verwendung eines neulich erweiterten HVBG-Schlüssels nicht sinnvoll (*Drexel*).

Entsprechend besteht von ärztlicher Seite Einigkeit darüber, dass in Ermangelung suffizienter Verschlüsselungen die Auswertung von Heilungsergebnissen in Abhängigkeit vom Frakturtyp erfolgen muss, unabhängig von konservativem oder operativem Vorgehen (*Schmit-Neuerburg, Grosser, Kortmann*). Zumindest diesbezüglich stehen erprobte Klassifikationen zur Verfügung.

## Höhe der MdE – ein Qualitätsmerkmal?

Die Einschätzung der MdE erfordert ein größtmögliches Maß an Beurteilungskriterien. Diesbezüglich wird ein im Berufsgenossenschaftlichen Unfallkrankenhaus Hamburg (BUKH) neu entwickelter Erfassungsbogen vorgestellt, der, neben der Art und

---

 * Zu den Beiträgen von S. 123–146.
 ** Teilnehmer: V. Bühren, G. Drexel, N. Erlinghagen, D. Fitz, B. Friedrich, K.-J. Gerstmann, V. Grosser, P.-M. Hax, H.-R. Kortmann, M. Monka, K.-P. Schmit-Neuerburg, J. Schürmann, V. Weskott

Schwere der Verletzung, die Art der Behandlung, das funktionelle und anatomische Ergebnis sowie die berufliche Rehabilitation berücksichtigt. Die Klassifikation der Verletzung erfolgt dabei nach der modifizierten AO-Klassifikation von *Bonnaire, Kuner und Hierholzer*. Zusätzlich finden die Daten des Messblattes für untere Extremitäten Berücksichtigung. Die im Zusammenhang mit diesem neuen Erfassungsbogen von *Grosser* vorgestellte standardisierte EDV-gestützte Gutachten-Auswertung (*Sega*) findet allgemeine Zustimmung. Eine verbindliche Empfehlung, diesen noch nicht verbreiteten Untersuchungsbogen zu benutzen, wird allerdings noch nicht abgegeben. Vielmehr sollten zunächst im Hamburger Unfallkrankenhaus größere Statistiken erarbeitet werden, um diese dann ggf. zunächst in den Heilverfahrensausschüssen zu diskutieren.

Dass neben der stationären Verweildauer sowie der Dauer der Arbeitsunfähigkeit auch die Einschätzung der MdE kein hundertprozentiges Messinstrument im Rahmen der Qualitätssicherung ist, wird deutlich bei der Gegenüberstellung von Patienten der gesetzlichen Krankenversicherungen bzw. der Gesetzlichen Unfallversicherungen (*Bühren*): Bei der Auswertung von 200 operativ versorgten Kalkaneusfrakturen konnten betreffend die GKV- bzw. GUV-Patienten identische Gruppen betreffend Alter, Geschlecht und Frakturtyp gebildet werden. Während sich $^2/_3$ der GKV-Patienten zufrieden und nur $^1/_3$ sich unzufrieden zeigten, war das Verhältnis bei den GUV-Patienten genau umgekehrt: $^2/_3$ waren unzufrieden, „kamen nicht zurecht" und waren entsprechend dann auch beruflich nur bedingt wieder eingliederbar. Dies zeigt, dass allein die Erwartungshaltung einer Rente die klinischen Ergebnisse mit hoher Signifikanz drückt und das Rentenbegehren ganz im Vordergrund und den Heilverlauf, die Wiedereingliederung in den Beruf sowie auch die Einschätzung der MdE wesentlich beeinflussen (*Schmit-Neuerburg, Kortmann*).

Hinzu kommt das „Persönlichkeitsprofil" der einzelnen Gutachter (*Gerstmann*), die von vornherein zu einer höheren oder aber niedrigeren Einschätzung im Vergleich zum Gesamtkollektiv der Gutachter neigen. Weiterhin zeigen die Statistiken der Bau-Berufsgenossenschaft Rheinland und Westfalen, dass die Einschätzung der Höhe der MdE für diese Berufsgenossenschaft regional sehr unterschiedlich ist (*Fitz*).

In diesem Zusammenhang wird nochmals auf den neuen Erfassungsbogen von *Grosser* verwiesen, der die Einschätzung der MdE möglicherweise vergleichbarer gestalten kann (*Friedrich*). Unabhängig davon stellt die Einschätzung der MdE wie auch die Wiedereingliederung des Versicherten an seinem Arbeitsplatz ein höheres Qualitätsmerkmal dar, als die Erfassung der stationären Verweildauern von Seiten der GKV mit dem vordergründigen Ziel der Kostenminimierung (*Erlinghagen*).

## Kosten in Abhängigkeit vom therapeutischen Vorgehen

Übereinstimmend muss nach ausführlicher Diskussion zunächst einmal festgestellt werden, dass es bis auf den heutigen Tag nicht möglich ist, eine verbindliche Therapieempfehlung betreffend das operative oder das konservative Vorgehen bei der Behandlung der Fersenbeinfraktur abzugeben. Einigkeit kann im Wesentlichen dahingehend erzielt werden, dass bei bestimmten Frakturtypen (AO-Klassifikation Typ C1 bzw. C2) die operative Behandlung der konservativen überlegen scheint. Dies betrifft insbesondere die Frakturen mit erheblicher Verkürzung des Rückfußes in Kombination mit Varus-, seltener Valgusdeformität sowie Frakturen mit erheblicher oder kompletter Depression der Gelenkfläche entsprechend einem deutlich reduzierten bzw. aufgehobenen Tubergelenkwinkel. Dass hierbei die Weichteilsituation einen wesentlichen Einfluss auf die Entscheidung konservativ oder operativ nehmen muss, bleibt hierbei außer Frage. Ziel der operativen Behandlung ist der Ausgleich der Rückfußverkürzung sowie der Varus- bzw. Valgusstellung und die möglichst anatomische Wiederherstellung der Gelenkflächen. Nur durch Formwiederherstellung des Fersenbeins kann die Plantarfaszie wieder aufgespannt werden, um einen federnden Gang zu ermöglichen. Dass auch bei guter operativer Rekonstruktion der Gelenkflächen infolge traumatischer Zerstörung des Knorpels das untere Sprunggelenk überwiegend in einer posttraumatischen Arthrose endet, muss als schicksalhaft hingenommen werden, so dass als letzte therapeutische Maßnahme nicht selten die Arthrodese des USG verbleibt (*Kortmann, Grosser, Bühren*). Ein wesentliches Problem beinhaltet die Erfahrung des Operateurs (*Schmit-Neuerburg*). Die operative Versorgung des Kalkaneus stellt überdurchschnittlich hohe Ansprüche an den Operator und setzt große Erfahrungen voraus, um gute Ergebnisse zu erzielen. Aus diesem Grunde sollten die operativen Verfahren bei der Behandlung von Fersenbeinfrakturen sich auf entsprechende Zentren beschränken.

Bei Verwendung einer in der Berufsgenossenschaftlichen Unfallklinik Duisburg-Buchholz entwickelten Fersenorthese im Rahmen der konservativen Therapie von Fersenbeinfrakturen ergibt sich an Hand der Daten der Bau-Berufsgenossenschaft Rheinland und Westfalen ein erster Anhalt für eine Reduktion der Therapiekosten. Unter Verwendung dieser Orthese im Vergleich zum Allgöwer-Gehapparat ergab sich eine deutliche Verkürzung der stationären Verweildauer, der Gesamtdauer des Heilverfahrens sowie eine Reduktion der MdE. Gleiches galt für operativ versorgte Patienten, die unmittelbar im Anschluss daran mit der Duisburger Entlastungsorthese versorgt wurden. Auch hier konnten die Behandlungsdauer sowie die Minderung der Erwerbsfähigkeit im Vergleich zu anderen postoperativ verwandten Orthesen reduziert werden (*Weskott*). Die geringe Anzahl der Patienten ist noch nicht ausreichend aussagefähig. Zumindest aber sind die ersten Ergebnisse so Erfolg versprechend, dass das Therapiekonzept mit dieser neuen Fersenentlastungsorthese im Rahmen einer prospektiv randomisierten Multicenterstudie verfolgt werden sollte (*Kortmann, Schmit-Neuerburg*).

# Teil V
# Gelenkinfekte

# Diagnostik und Therapie akuter und chronischer Gelenkinfekte

P. Könings, G. Böhmer und H.-R. Kortmann

## Einleitung

Die Infektion eines Gelenks stellt eine schwere Bedrohung für die Funktion der betroffenen Extremität dar. Zwar sind tödliche Verläufe, wie sie noch zum Ende des 19. Jahrhunderts häufig zu verzeichnen waren, in der heutigen Zeit selten, jedoch resultieren heute noch häufig funktionelle Defizite mit allen Konsequenzen für die individuelle, private und berufliche Lebensführung.

Verlässliche Studien zum Thema »Gelenkinfektionen« sind selten und wegen der Inhomogenität des Krankengutes nur schwer durchführbar. In einer häufig zitierten Arbeit beschreibt Zeis [13] offene Gelenkverletzungen aus den Jahren 1864 bis 1871, überwiegend im damaligen deutsch-französischen Krieg, bei der die offene Gelenkverletzung mit vorwiegender Kniebeteiligung die häufigste Verletzung darstellte. Die Gesamtmortalität von über 70% erscheint aus heutiger Sicht erschreckend (Tabelle 1). Von 1936 existiert eine Literaturzusammenstellung über 15 Jahre von insgesamt 268 Patienten mit Kniegelenksinfektionen. Auch hier, vor der antibiotischen Ära, sind die Ausheilungsergebnisse erschreckend schlecht, Nur 10% der Patienten behielten ein bewegliches Gelenk, wobei in der Arbeit von Gäng [4] keine objektivierbaren Untersuchungskriterien angegeben wurden.

Eine aktuellere Studie aus den Jahren 1967 bis 1984 aus elf orthopädischen und unfallchirurgischen Kliniken listet 231 Gelenkinfektionen auf. Die Arbeit weist einen Wechsel in der führenden Infektverursachung von der penetrierenden Gelenkverletzung hin zur injektionsbedingten Infektion auf. Auch hier werden noch 15 Todesfälle aufgelistet (Tabelle 2). Wie im vergangenen Jahrhundert, so ist auch heute noch im Bereich der Gelenkinfektionen in 70% der Fälle das Kniegelenk betroffen.

**Tabelle 1.** Sammelstatistik 1864 bis 1871. (Nach [16])

| | |
|---|---|
| Offene Gelenkverletzungen | >6000 |
| Davon Knieverletzungen | 73% |
| Gesamtmortalität | 71% |

**Tabelle 2.** Sammelstatistik 1967 bis 1984 aus 11 orthopädischen und unfallchirurgischen Kliniken. (Nach [7])

| | |
|---|---|
| Gelenkinfektionen | 231 |
| Davon punktionsbedingt | 198 |
| Davon nach ausschließlicher Injektion | 106 |
| Todesfälle | 15 |

Zuverlässige Zahlen über die absolute Häufigkeit von Gelenkinfektionen sind selbst heute, im Zeitalter der medizinischen Dokumentation, nur schwierig zu erlangen. Im eigenen Krankengut mit einer großen septischen Abteilung und überregionalem Einzugsgebiet werden jährlich 12-15 Patienten mit schweren Gelenkinfekten behandelt. Hier stellen die Knie- und Schultergelenke mit über 80% der Patienten den Hauptanteil.

Wir unterscheiden zwischen der primären und der sekundären Form der Arthritis (Abb. 1). In erster Linie ursächlich für die primäre Form der Gelenkinfektion ist die Injektion, meist in Kombination mit der Instillation eines Glukokortikoids zu nennen, in absteigender Häufigkeit die offene Gelenkverletzung mit der resultierenden Keimeinsprengung, und die Infektion als Komplikation einer vorausgegangenen Operation. Bei der sekundären Form handelt es sich in der Regel um eine fortgeleitete Infektion der benachbarten Weichteile sowie im seltenen Fall um eine hämatogene Streuung im Rahmen einer systemischen Allgemeinerkrankung.

Unabhängig von den operativen Maßnahmen und vom Verletzungsmuster können ebenfalls Risikofaktoren beim Patienten der Entstehung einer Gelenkinfektion Vorschub leisten. Zusammengefasst sind dies Erkrankungen des Gefäßsystems und der Immunabwehr, wobei hier insbesondere in den letzten Jahren das zunehmende Problem der Drogenabhängigen sowie der HIV-Infektion mit begleitender Immunschwäche eine Rolle spielt (Abb. 2).

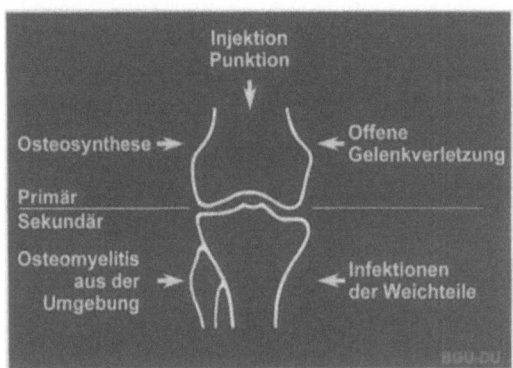

**Abb. 1.** Infektionswege

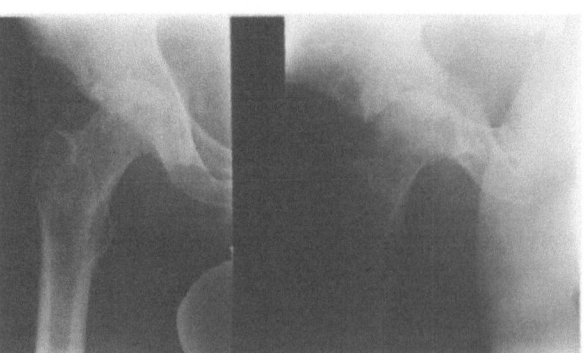

**Abb. 2.** Koxitis mit Gelenkdestruktion nach paravasaler Heroininjektion

## Diagnostik

Die Diagnostik der Gelenkinfektion stützt sich auf die drei Säulen der klinischen, der laborchemischen und der apparativen Diagnose. Besonders die frühe Manifestation der Gelenkinfektion stellt erhebliche Anforderungen an die Diagnostik, da die klassischen Entzündungszeichen nur selten und dann erst im Spätstadium klare diagnostische Hinweise geben. Insbesondere Infektionen der großen Gelenke mit umgebendem starkem Weichteilmantel entziehen sich auffallend lange der klinischen Diagnostik. Allenfalls regelhaft nachweisbar ist der klassische Bewegungsschmerz eines Gelenks, ohne dass hierfür ein fassbares Korrelat nachweisbar wäre.

Bei der laborchemischen Diagnose fällt im kleinen Blutbild eine Leukozytose mit Linksverschiebung auf, erhöht sind auch die unspezifischen Entzündungsmarker, wie die Blutsenkungsgeschwindigkeit und das Akut-Protein CRP. Im klassischen Fall einer bakteriellen Gelenkinfektion sind der Prokalzitoninspiegel sowie das IL-6 regelhaft erhöht und weisen insbesondere nach zunächst unauffälligem postoperativem Verlauf als sensitiver Marker auf einen beginnenden Gelenkinfekt hin. Beweisend ist der Nachweis von Bakterien im Gelenkpunktat. Regelhaft führen wir in unserem Haus bei dem Verdacht auf eine Gelenkinfektion die Gramfärbung der intraartikulären Flüssigkeit durch (Abb. 3).

Die apparative Diagnostik der akuten Gelenkinfektion lässt sich auf die Sonographie und die Röntgenuntersuchung reduzieren. Die Szintigraphie, insbesondere die 3-Phasen-Szintigraphie, ist zeitaufwendig und für die akute Behandlung damit zu langwierig. Kernspin- und Computertomographie geben im Akutfall zwar den Hinweis auf einen Erguss, sind aber ebenfalls zeit- und kostenaufwendig und nicht spezifisch hinsichtlich einer Infektion. Die Röntgenuntersuchung ist in jedem Fall durchzuführen, um Verschmutzungen oder verbliebene Fremdkörper zu identifizieren. Die typischen röntgenologischen Zeichen der Gelenkinfektion wie die feinfleckige metaphysäre Entkalkung und die subchondrale Rarefizierung der Knochensubstanz sind jedoch erst im Spätstadium der Gelenkinfektion nachweisbar und für die akute Therapie zunächst nicht verwertbar (Abb. 4).

Mit der Sonographie steht ein nicht invasives und generell verfügbares Untersuchungsverfahren, auch für die Akutdiagnostik, zur Verfügung. Hier lassen sich mit

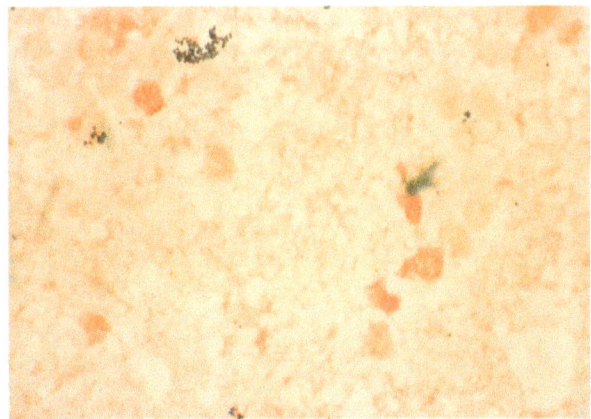

**Abb. 3.** Gramfärbung: Gelenkpunktat eines Kniegelenkes mit Nachweis gram-positiver Erreger, umgeben von Granulozyten

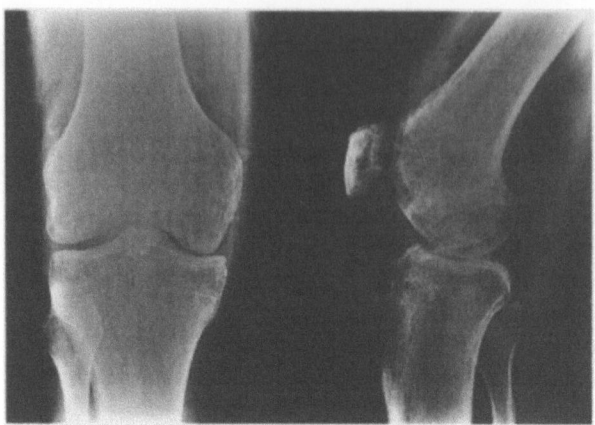

**Abb. 4.** Typische Knochenveränderungen beim Gelenkempyem

hinreichender Sicherheit putride Gelenkergüsse von rein serösen Flüssigkeitsansammlungen abgrenzen, wobei einschränkend jedoch die Treffsicherheit von der Erfahrenheit des Untersuchers abhängig ist (Abb. 5). Keines der erwähnten Verfahren stellt für sich allein ein valides Diagnostikum des Gelenkinfekts dar, sondern die Diagnose des Gelenkinfekts stellt ein kofaktorielles Zusammenwirken sämtlicher klinischer, apparativer und laborchemischer Untersuchungsmöglichkeiten dar (s. Liste).

## Diagnostik

- BSG, Differentialblutbild, C-reaktives Protein,
- Sonographie,
- Gelenkpunktion,
- mikroskopische u. mikrobiologische Untersuchung,
- Röntgen,
- (entzündungsspezifische) Szintigraphie,
- MRT,
- CT.

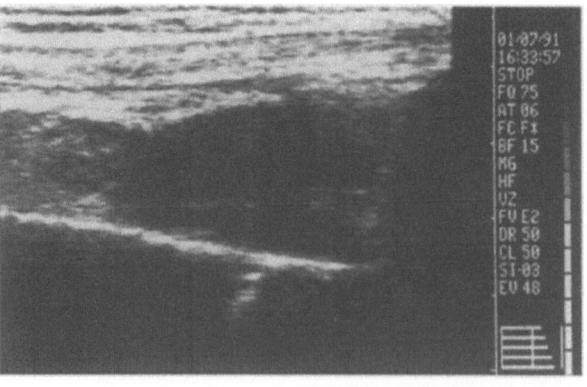

**Abb. 5.** Typisches Reflexmuster des putriden Gelenkergusses mit inhomogenem Echomuster

## Stadieneinteilung mit Verlaufsform

Für den klinischen Alltag hat sich im deutschsprachigem Raum zur Standardisierung die Stadieneinteilung der Gelenkinfektion nach Kuner [8] durchgesetzt (Tabelle 3).

So werden die Stadien I und II bei zügiger Diagnosestellung und adäquater Therapieeinleitung im Allgemeinen einer Restitutio ad integrum zugeführt. Im Stadium III und IV ist dies jedoch nur in Ausnahmefällen möglich.

Der Verlauf der Gelenkinfektion lässt sich anhand der vier Stadien verfolgen. Nach einer initialen Phase von ca. drei bis vier Tagen mit unspezifischen Prodromalzeichen kommt es unter dem Bild einer Synovialitis purulenta zu einem sog. Reizerguss. Klinisch imponiert die Erwärmung sowie die reflektorische Schonhaltung und der nachweisbare Bewegungsschmerz des Gelenks. Unbehandelt schreitet die Entzündung fort und innerhalb von zwei bis drei Tagen bildet sich eine Eiteransammlung im Gelenk, das sog. Gelenkempyem.

## Therapeutische Maßnahmen

Wichtig bei der Gelenkinfektion ist, dass die Therapie möglichst frühzeitig einsetzt, da die Schäden der Phase I und II noch reversibel sind. Unbehandelt schreitet die Entzündung fort und ca. vier Tage nach den ersten Prodromalzeichen überschreitet dann die Entzündung die Kapsel-Bandgrenze. Durch Knorpelarrosionen setzt sich die Entzündung in den subchondralen Knochen fort. Durch die zunehmende Vernarbung kommt es schließlich zu einer Einsteifung des Gelenkraumes.

Wegen der Schwere der Erkrankung im Hinblick auf die Wiedererlangung der Gelenkfunktion stellt jede Gelenkinfektion einen unfallchirurgischen Notfall dar, der umgehend therapiert werden muss. So sollte die Therapie so früh wie möglich und so

**Tabelle 3.** Stadieneinteilung nach Kuner

| | |
|---|---|
| Stadium I | Synovialitis purulenta<br>Gelenkschwellung durch Erguss<br>Überwärmung, reflektorische Schonhaltung |
| Stadium II | Gelenkempyem<br>Starke periartikuläre Schwellung<br>Massive Schmerzhaftigkeit<br>BSG-Beschleunigung<br>Leukozytose, Fieber |
| Stadium III | Panarthritis<br>Starke Rötung und Überwärmung<br>Erheblicher Spontanschmerz<br>Septische Temperaturen<br>Synovialisnekrose, Knorpelrisse |
| Stadium IV | Chronische Arthritis<br>Schwere sekundäre Veränderungen<br>Entzündungszeichen gering<br>Gelenk deformiert<br>Funktion massiv eingeschränkt |

radikal wie erforderlich sein. Im Vordergrund steht hier die chirurgische Intervention. Sind im Stadium I und II nach Kuner [8] noch arthroskopisch geführte Synovektomien Erfolg versprechend, so hat sich im klinischen Alltag im Bereich der Stadien III und IV die offene Synovektomie bewährt. Nach bakteriologischer Untersuchung erfolgt die gezielte systemische Antibiotikatherapie sowie die differenzierte Gelenktherapie.

Hinsichtlich der operativen Behandlung werden zwei therapeutische Konzepte praktiziert, die geschlossene Behandlung über Spül-Saugdrainage sowie die offene Behandlung unter Verwendung von antibiotikahaltigen Trägerketten. Während die Spül-Saugdrainagenbehandlung meist in Kombination mit arthroskopisch geführten Synovektomien angewendet wird, bleibt die offene Gelenkbehandlung mit breiter Synovektomie und PMMA-Ketteneinlage den höheren Stadien vorbehalten.

Das Prinzip der Spül-Saugdrainage des infizierten Gelenks beruht auf der mechanischen Reinigung durch Spülung bei gleichzeitiger passiver Gelenkbewegung auf der Motorschiene. Als Spülmedium wird Ringer-Lösung verwendet. Zur Durchführung der Spül-Saugdrainagen werden drei Redondrainagen im Gelenkraum platziert, wobei eine zuführende und zwei abführende Drainagen gewählt werden. Die Spülflüssigkeitsmenge sollte 2000–3000 ml betragen, wobei am Operationstag durchaus auch die doppelte Menge appliziert werden kann, um das Hämatom nach Synovektomie auszuspülen. Die Ein- und Ausfuhr muss streng bilanziert werden, die maximale Spüldauer sollte 14 Tage nicht überschreiten, da die Gefahr der retrograden Kontamination über die liegenden Redondrainagen besteht. Ein häufiges Problem stellt die Verstopfung der zu- und abführenden Drainagen dar. Die zuführenden Drainagen sollten am tiefsten Punkt des Gelenkes liegen, die abführenden Drainagen am höchsten Punkt des Gelenkes platziert sein, um möglichst das gesamte Gelenk vollständig zu durchspülen. Zweitäglich wird eine bakteriologische Untersuchung der Spülflüssigkeit angefertigt und im Falle des negativen Keimnachweises kann die Spülung auf reinen Sog für zwei Tage reduziert werden.

Die Behandlung der Gelenkinfektion mit der Spül-Saugdrainage ist aufwendig und stellt erhöhte pflegerische und ärztliche Anforderungen. So ist die Technik auf die Anwendbarkeit bei Infektionen der großen Gelenke wegen des Lumens der Drainagen beschränkt. Auch können trotz kontinuierlicher passiver Bewegung des Gelenkes sog. Spülstraßen entstehen, die aufgrund der nachwachsenden Synovia nur noch unmittelbar im Bereich der Redondrainagen Spülmedium fließen lassen und ganze Gelenkfacetten aussparen. Die pflegerische Betreuung ist aufwendig. Es besteht grundsätzlich die Möglichkeit und insbesondere unmittelbar nach durchgeführter Synovektomie, dass Spülflüssigkeit in die Verbandmaterialien abläuft oder auch zum späteren Zeitpunkt Spülflüssigkeit in die gelenkumgebenden Strukturen gelangt, womit die Gefahr eines akuten Kompartmentsyndroms der Extremität gegeben ist sowie die Möglichkeit der systemischen Einschwemmung von Bakterien im Sinne einer Bakteriämie besteht (s. Liste).

### Technik Saug-Spül-Drainage

- 1 zuführendes Drain, 2 abführende,
- 2000–3000 ml/Tag,
- Ein- und Ausfuhr bilanzieren,
- maximale Spüldauer 10–14 Tage (retrograde Kontamination),

- bei Versagen Revision und Neuplatzierung (perkutanes Anlegen obsolet),
- bei negativem Keimnachweis Saugdrainagen.

Das Prinzip der offenen Gelenkbehandlung ist vergleichbar mit dem der Spül-Saugdrainage durch mechanische Reinigung, durch Spülen des offenen Gelenkes und die Gelenkbewegung. Beim offenen Vorgehen wird in der Regel das Schulter und Hüftgelenk einseitig, das Ellbogen-, Hand-, Knie- und Sprunggelenk hingegen beidseits breit eröffnet. Nach Gewebeentnahme für die Bakteriologie wird eine umfassende Synovektomie durchgeführt, wobei das Kniegelenk beugeseitig nicht eröffnet wird. Knorpelusuren und degenerativ aufgeraute Knorpelflächen werden angefrischt, nekrotische Kapsel-Bandstrukturen sowie Menisken werden exstirpiert. Nach reichlicher Spülung werden Septopalketten appliziert sowie Überlaufdrainagen positioniert. Die Wundflächen werden mit Kunsthaut (Epigard) abgedeckt. Das Offenlassen der Inzisionen erlaubt Eiter und Nekrosen abzufließen. Durch diese Maßnahme sowie durch die hohe lokale Antibiotikakonzentration durch die Applikation von Antibiotikaketten wird Keimfreiheit und ein Abklingen der Infektion erreicht. Die PMMA-Ketten werden – soweit möglich – außerhalb der Gelenkflächen platziert ohne die Gelenkflächen zu tangieren. Postoperativ erfolgt eine tägliche Ausduschung sowie Spülung im Wannenbad, wobei eine Durchbewegung des betroffenen Gelenkes erfolgt. Ca. zwölf Tage

**Abb. 6a, b. a** Offene Therapie des Gelenkempyems mit applizierten PMMA-Ketten, **b** Sekundärverschluss der Inzisionen nach Rückgang der akuten Symptomatik

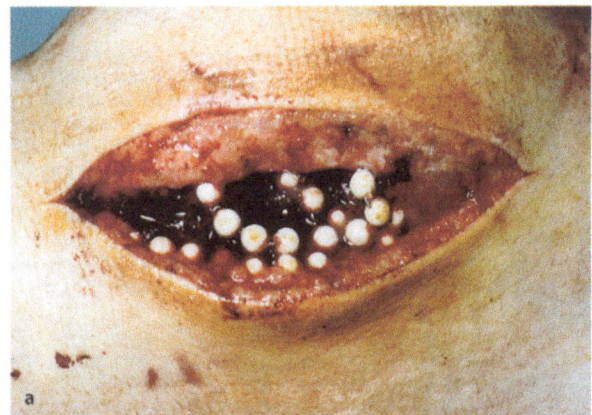

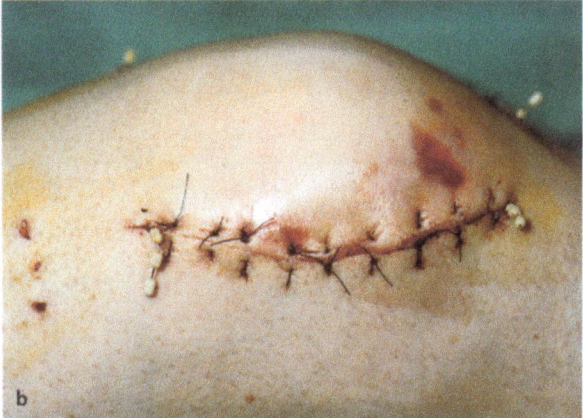

nach dem Ersteingriff erfolgt nach Sistieren der Sekretion der schichtweise Wundverschluss unter Einlage von Sogdrainagen. Auch die offene Wundbehandlung weist Nachteile auf. Es besteht die Gefahr, dass das Gelenk durch die sehr großen Wundflächen austrocknet und es zu Knorpelarrosionen durch die applizierten PMMA-Ketten kommt. Des Weiteren ist regelhaft ein Sekundäreingriff zum Verschluss des Gelenks erforderlich (Abb. 6a,b).

Zentraler Punkt der Therapie der Gelenkinfektion ist die frühzeitige Mobilisation des durch die Entzündung eingesteiften Gelenks und die kontinuierliche Gelenkbewegung, da hierdurch Folgeschäden wie die Versteifung des Gelenks vermieden werden können. Des Weiteren ist der positive Effekt der Gelenkbewegung im Hinblick auf die Knorpelernährung erwiesen. Es wird somit ein protektiver Effekt, auch zur Vermeidung von sekundär auftretenden Knorpeldegenerationen erreicht und zur Vermeidung des Auftretens einer sekundären Arthrose beigetragen.

Wenngleich absolute Zahlen aufgrund der bereits geschilderten Problematik im Hinblick auf die funktionellen Endergebnisse fehlen, so kann doch festgestellt werden, dass mit den vorgestellten Therapieformen in der Regel eine Infektsanierung unter gleichzeitigem Erhalt der Gelenkfunktion möglich ist, wenn die Therapie rechtzeitig und ausreichend konsequent erfolgt.

## Literaturverzeichnis

1. Draijer F, Schmidt M, Nissen R, Lorentzen T, Havemann D (1993) Funktionelle Behandlung des operierten Gelenkempyems. Hefte Unfallchirurg 232:235
2. Ecke H (1988) Eitrige Entzündungen anatomischer Gelenke und im Bereich von Kunstgelenken – Therapiekonzept bei chronischer Gelenkinfektion. Hefte Unfallheilk 200: 136
3. Gächter A (1988) Die Bedeutung der Arthroskopie beim Pyarthros. Hefte Unfallheilk 200: 132
4. Gäng (1936) zitiert nach Aßhauser CJ
5. Giebel G, Muhr G, Tscherne H (1981) Die Frühsynovektomie beim Gelenkempyem zur Vermeidung der Gelenksteife. Hefte Unfallheilk 153: 446
6. Giebel G, Muhr G, Tscherne H (1984) Synovektomie beim Kniegelenkinfekt. Unfallheilk 82: 52
7. Härle A, Blauth W, Sönnichsen S, Hepp R (1988) Eine Analyse von 198 Behandlungen nach Gelenkinfektion. Hefte Unfallheilk 200: 149
8. Hierholzer G, Hörster G, Gray V (1983) Die Kniearthrodese. Unfallheilk 86: 122
9. Hörster G, Hierholzer G (1980) Die Arthrodese in der Behandlung gelenknaher Knocheninfektionen. 15. Jahrestagung der Deutschen Gesellschaft für Plastische und Wiederherstellungschirurgie Murnau. Springer, Berlin Heidelberg New York
10. Kuner EH, Thürck HU, Lippe v d I (1987) Zur Diagnostik und Therapie der akuten Kniegelenksinfektion. Unfallchirurgie 13: 249
11. Pässler HH (1993) Die arthroskopische Therapie des akuten Kniegelenkinfektes. Hefte Unfallchirurg 232: 657
12. Poigenfürst J, Zifko B (1988) Therapiekonzept bei akuter Infektion eines großen Gelenkes. Hefte Unfallheilkunde 200: 126
13. Schmidt HGK, Leffringhausen W (1985) Therapie und Ergebnisse von Infektionen großer Gelenke ohne Knochenverletzungen unter Verwendung von Septopal. Akt Traumatologie 15: 222
14. Schwarz B, Katthagen BD (1985) Ursache, Prognose und Therapie von operativ versorgten Knieempyemen. Unfallchirurg 88: 75
15. Zeis M (1960) Fortschritte in der Behandlung der offenen Kniegelenkinfektion. Zentralbl Chirurgie 108: 875
16. Zifko B (1984) Die funktionelle Knieempyembehandlung. Unfallheilkunde 87: 479

# Einflussmöglichkeit der Heilverfahrenssteuerung durch die Verwaltung bei chronischem Infekt

K.-D. Pöhl

Lang ist der Weg durch Lehren, kurz und wirksam durch Beispiele:
Stellvertretend für andere Fälle von Gelenkinfekten (Empyem) steht der Leidensweg des 1953 geborenen Versicherten S. Er geriet am 24.02.1997 mit dem rechten Knie zwischen zwei sog. Akkuteckel und erlitt eine laterale Schienbeinkopffraktur. Er war bei rückschauender Betrachtung durchgehend vom 24.02.1997 bis 25.10.1998 einschließlich arbeitsunfähig.

Der verletzte Versicherte war von Anfang an, wie es scheint, in bester D-Arzt-Behandlung. Behandelnder Arzt war der Chefarzt eines zum Verletzungsartenverfahren zugelassenen Krankenhauses. Der Versicherte musste wegen der Unfallfolgen insgesamt sechs stationäre Behandlungen über sich ergehen lassen und zwar vom:

- 24.02.97–14.03.97 = 18 Tage
- 30.06.97–04.07.97 =  4 Tage
- 10.07.97–29.07.97 = 19 Tage
- 04.08.97–06.09.97 = 33 Tage
- 10.09.97–07.10.97 = 27 Tage
- 18.02.98–20.03.98 = 30 Tage

Die gesamte Dauer der stationären Behandlung betrug 131 Tage.

S. erduldete insgesamt sechs Eingriffe bzw. operative Interventionen am rechten Knie:

1. Osteosynthese am 03.03.97,
2. Teilmetallentfernung am 30.06.97,
3. Wundrevision nach Teilmetallentfernung am 11.07.97,
4. Wundrevision Spüldrainage, Synovialektomie am 05.08.97,
5. erneute Anlage einer Spüldrainage am 11.09.97,
6. erneute Revision: Synovektomie mit Kniegelenksarthrodese am 20.02.98.

Die BG übernahm für den ledigen Versicherten die Kosten einer Haushaltshilfe, gewährte Verletztengeld, Mehrverschleißentschädigung und beteiligte sich berufshelferisch an der Wiedereingliederung des Versicherten im Unfallbetrieb. Sie erkannte schließlich mit Bescheid vom 25.03.1999 als Unfallfolgen an:

Einsteifung des rechten Kniegelenkes in 20 Grad Beugestellung mit Einschränkung beim Bücken und Einnehmen der Hocke, Beinverkürzung rechts um 2 cm, Schädigung des N. peronaeus profundus mit Fußheberschwäche und Taubheitsgefühl am rechten Fuß und Unterschenkel, Schwellneigung und wassersüchtige Gewebsansammlung am rechten Bein, röntgenologisch nachweisbare Veränderungen und Beschwerden nach Quetschung des rechten Kniegelenkes mit lateraler Schienbeinkopffraktur und anschließender Arthrodese des rechten Kniegelenks.

Die Berufsgenossenschaft leistet auf der Grundlage dieses Befundes eine Verletztenrente in Höhe von 40 v.H.

Der Beurteilung des Beispielfalles unter dem Aspekt der Heilverfahrenssteuerung sollen zunächst folgende sozialmedizinische Fakten vorangestellt werden.

1. Der Gelenkinfekt, insbesondere der Kniegelenkinfekt, ist auch bei hochentwickelter medizinischer Versorgung und gezielter antibiotischer Therapie eine schwere Erkrankung. Die restitutio ad integrum, also die vollständige Ausheilung, ist eher die Ausnahme als die Regel.
2. Speziell beim Kniegelenkinfekt finden Bakterien in der Synovialflüssigkeit ein gutes Nährmedium. Ihr Eindringen in die Gelenkhöhle entweder über den Blutweg oder, was häufiger ist, über eine Verletzung des Gelenks ist auch bei großer Sorgfalt nicht vollständig auszuschließen.
3. Die Analyse von 80 infizierten Kniegelenken hinsichtlich der Dauer der stationären Behandlung im Bergmannsheil Bochum ergab im Mindestzeitraum immer eine Dauer von mehr als 1 Woche und bei sechs der achtzig untersuchten Patienten stationäre Behandlungen von über einem Jahr. Bei 56 der 80 Patienten (70%) dauerte die stationäre Behandlung zwischen 30 und 180 Tagen. Darunter bei 33 von 80 Patienten (41,3%) wurden zwischen 90 und 180 stationäre Behandlungstage gezählt (Abb. 1).

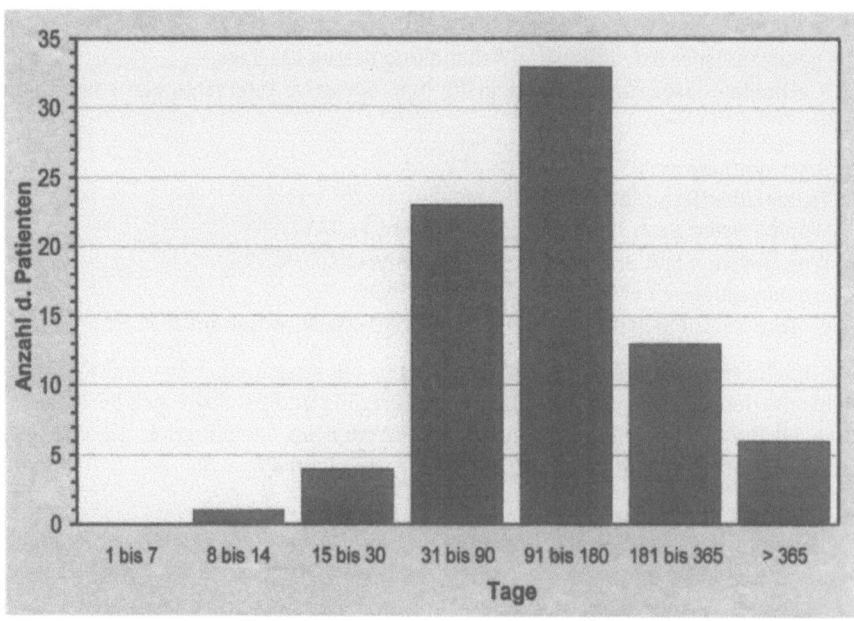

**Abb. 1.** Dauer der stationären Behandlung von 80 Patienten mit Kniegelenksinfekt

4. Die verhältnismäßig lange Dauer der stationären Behandlung drückt sich bei den berufstätigen Patienten in der Dauer der Arbeitsunfähigkeit aus. Die betrug in der Regel mehr als 30 Tage, mehrfach (in 13,8%, 11 von 80 Patienten) sogar über 365 Tage (Abb. 2).

Vergleicht man diese Zahlen mit den eingangs genannten Angaben zur Dauer der stationären Behandlung von 131 Tagen und über 600 Tagen Arbeitsunfähigkeit ergibt sich folgendes:

Der Beispielsfall zeichnet sich zwar durch eine vergleichsweise ungewöhnliche Arbeitsunfähigkeit aus. Die Dauer der stationären Behandlung von 131 Tagen wegen des Knieempyems ist aber für einen derartigen Infekt keineswegs außergewöhnlich. Ist der Gelenkinfekt erst einmal chronifiziert, besteht für die Verwaltung praktisch keine Steuerungsmöglichkeit des Heilverfahrens mehr.

Will sie etwas bewirken, muss sie also viel früher einsetzen; aber kann sie das?

Gelenkinfekte nach Arbeitsunfällen sind regelmäßig Therapieschäden. Die Therapieergebnisse korrelieren mit der Anzahl der operativen Eingriffe. Nachweislich steigt bei mehr als fünf Operationen z. B. der Anteil der Arthrodesen auf Kosten des Anteils geglückter Sanierung deutlich an [1]. Fälle dieser Art haben eine schlechte Prognose, wie der Ausgangsfall zeigt. Sie können regelmäßig auch bei aufwendiger Therapie nur mit einer defizitären Restitution abgeschlossen werden.

Hätte also das ungünstige Ergebnis in dem geschilderten Fall vermieden werden können? Was ist überhaupt zur Heilverfahrenssteuerung unternommen worden?

Der konkrete Fall zeichnet sich dadurch aus, dass der Versicherte während der gesamten Dauer der ambulanten und stationären Behandlung in der Obhut desselben

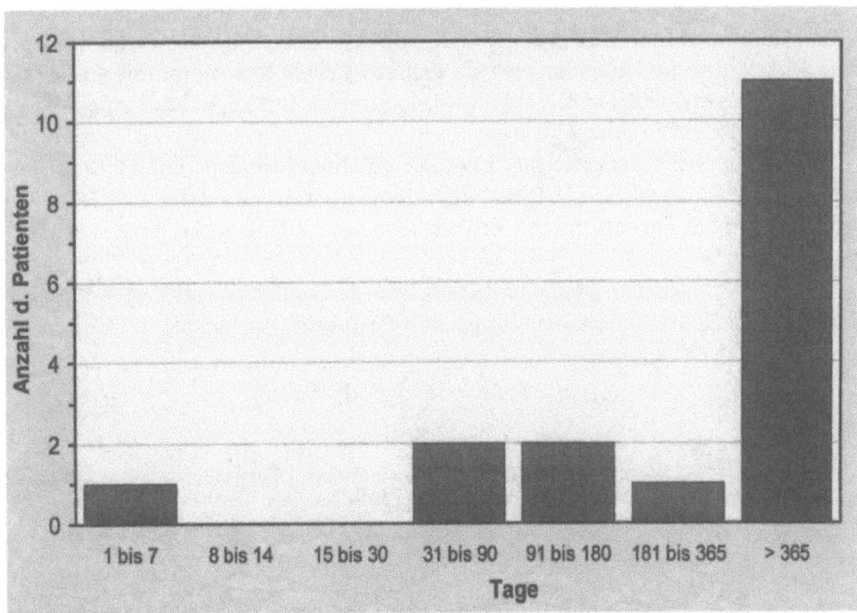

**Abb. 2.** Dauer der Arbeitsunfähigkeit beim Kniegelenksinfekt

D-Arztes, zugleich Chefarzt der Unfallchirurgie, verblieben ist und es auch dieser Arzt war, der für die Berufsgenossenschaft das maßgebliche Rentengutachten erstellte.

Sieht man davon ab, dass der Knie-Ergänzungsbericht D (H) 13b (Knie) nach Ltnr. 32 des Ärzteabkommens nicht erstellt wurde, war das ärztliche Berichtswesen über die gesamte Behandlungsdauer einwandfrei. In den Berichten, insbesondere Operationsberichten, ist die Infektproblematik der Verwaltung ausführlich beschrieben worden. Auffällig ist, dass dieser Umstand zu keiner Nachfrage bei dem beratenden Arzt der Berufsgenossenschaft geführt hat. Die Verwaltung hat dem beratenden Arzt die Unfallakte zwar zweimal vorgelegt, und zwar zum erstenmal innerhalb von zwölf Wochen nach dem Unfall, als die Infektproblematik noch nicht eingesetzt hatte. Im März 1999 ist dem beratenden Arzt die Unfallakte erneut vorgelegt worden mit dem Hinweis, Stellung zu der Frage zu nehmen, ob seit dem Unfalltag durchgehend Arbeitsunfähigkeit bestanden hat.

Das erste Fazit besteht also darin, dass in den Fällen chronischer Infekte bereits bei den ersten Hinweisen auf therapiebedingte Empyeme der beratende Arzt unverzüglich einzuschalten ist.

Hinweise im Berichtswesen wie „Rötung, Schwellung, Entzündung, Erwärmung, eingeschränkte Funktion" sind Anlass zu besonders kritischer Prüfung. Schlägt eine erste oder zweite Infektsanierung fehl, ist unbedingt der Kontakt zu dem behandelnden Arzt bzw. zur Klinik aufzunehmen. Handelt es sich – wie im Ausgangsfall – um ein sog. zugelassenes Krankenhaus, sollte das die Verwaltung nicht daran hindern, den Versicherten in eine berufsgenossenschaftliche Klinik zu überweisen.

Die Infektproblematik wird in hohem Maße durch die Zunahme der Zahl multiresistenter Erreger (MRE) bestimmt.

Die Problematik der Multiresistenz haben die Berufsgenossenschaften erkannt. Die Einrichtung überregional bedeutsamer Spezialabteilungen in BG-Kliniken wird z. Z. in der Arbeitsgruppe „MRSA" der VBGK diskutiert. Die Einrichtung derartiger Spezialabteilungen ist allerdings in erster Linie ein wirtschaftliches Problem. Die hygienische Separierung des Patientengutes mit multiresistenten Keimen erfordert u. U. stationäre Umbaumaßnahmen. Die regelmäßige Arztvisite unter Einschluss eines Mikrobiologen dürfte ein Desiderat bleiben.

In Zeiten globaler Budgetierung kann nur mit einem eingeschränkten Entgegenkommen der Krankenkassen bei der Honorierung derart aufwendiger Maßnahmen gerechnet werden. Ein entsprechender Vorstoß in diese Richtung könnte dennoch lohnenswert sein.

Die MRE-Problematik weist aber bereits über den unmittelbaren Gegenstand des Vortrages, die Heilverfahrenssteuerung durch die Verwaltung, hinaus.

## Literatur

1. Hausdorf M (1999) Therapie des Kniegelenkinfektes: Eine retrospektive Analyse von 80 infizierten Kniegelenken mit klinischer Nachuntersuchung von 39 Fällen. Diss.

# Die Gelenkinfektion und ihre ärztliche Begutachtung

M. Roesgen

## Pathophysiologie

Die Problematik der Gelenkinfektion besteht darin, dass die Funktionseinheit Gelenk gestört, unter Umständen zerstört und funktionslos wird. Pathophysiologisch führt die Vermehrung der Bakterien und die nachfolgende Eiterbildung zu einer entzündlichen Reaktion der Gelenkinnenhaut und deren Verdickung. Der Knorpelüberzug wird innerhalb von Tagen erweicht und zerstört. Bakterien nisten in abgestorbenen oder disseziierten Fragmenten.

## Symptomatik

Die klinische Symptomatik besteht zunächst in einem erheblichen Bewegungs- und Ruheschmerz. Eine Belastung des Gelenks ist nicht möglich. Durch diesen Schmerz, aber auch durch Ergussbildung und Verdickung der Schleimhaut sowie ödematöse Aufquellung der Kapsel und Bänder, kommt es zu einer Bewegungseinschränkung bis hin zur Einsteifung. Ein Übergreifen der Entzündung auf die Nachbargewebe führt zur Weichteilphlegmone. Bei ausbleibender Therapie entstehen floride Fisteln sowie ein Einbruch der Entzündung in die gelenkbildenden Knochenanteile.

In der Traumatologie ist eine Osteosynthese gelenktragender Knochen häufig die Ursache für das Auftreten einer solchen Gelenkentzündung. Damit ist von vorne herein der Weg vom Knochen in das Gelenk, aber auch vom Gelenk in den Knochen gebahnt. Dieser Infektionskreislauf muss therapeutisch – operativ – durchbrochen werden.

## Therapie arthroskopisch

Die Diagnose des Gelenkempyems begründet einen chirurgischen Notfall. Er ist auch dann anzunehmen, wenn die Gelenkinfektion zunächst nur als Verdachtsdiagnose geäußert wird. Die erste Maßnahme stellt die Probepunktion mit Entnahme einer mikrobiologischen Abstrichuntersuchung dar. Zeigt sich hier trübes oder gar eitriges Sekret, ist die Arthroskopie notfallmäßig anzuschließen. Unter arthroskopischer Sicht werden sämtliche Gelenkkavitäten mit einem hohen Flow von Spülflüssigkeit gereinigt. Die verdickte Schleimhaut kann partiell synovektomiert werden. Zu entscheiden ist nun, ob eine Spül-Saug-Drainage angelegt oder aber durch tägliche Re-Arthroskopie eine gezielte Spülung durchgeführt wird.

Beim Entschluss zur offenen Gelenkdrainage werden PMMA-Antibiotikaketten in den Weichteildefekt eingelegt. Eine funktionelle Nachbehandlung ist hiermit jedoch wegen des Fremdkörperkontaktes zur Knorpeloberfläche nur eingeschränkt möglich. Erkennbare Sequester des Knorpels oder von Knochenfragmenten müssen debridiert werden. Liegt gleichzeitig eine infizierte Osteosynthese vor, so wird auch hier ein radikales Debridement mit Entfernen von Osteosynthesematerial, erforderlich sein.

Entscheidend für einen Funktionserhalt des Gelenkes ist die anschließende Bewegungstherapie. Noch am Operationstag wird das Gelenk über eine Motorschiene = CPM („continues passiv motion") unter Analgesie bewegt. Zur analgetischen Behandlung der unteren Extremitäten hat sich ein Peridural-Katheter bewährt. Unter fortlaufender Drainage und Re-Arthroskopie gleichwie unter fortlaufender Spül-Saug-Drainage, wird mit der forcierten Bewegungstherapie die Gelenkbeweglichkeit zu erhalten gesucht. Damit soll eine fortlaufende Durchspülung aller Gelenkkavitäten erzielt werden.

Bei anhaltender Entzündung und ausbleibendem Erfolg der arthroskopischen Spülmaßnahmen ist eine offene Synovektomie angezeigt. Auch hier erfolgt die Nachbehandlung über die ständige Bewegungstherapie mit der Motorschiene.

## Einstellung zur Arthrodese

Bei weiterem Anhalten der Entzündungssituation oder bei bereits fortgeschrittener Destruktion des Knorpels ist die Einstellung des Gelenkes zur Arthrodese erforderlich. Diese Arthrodese dient sowohl zur Beruhigung des Infektgeschehens als auch der Aufgabe einer schmerzhaften Restbeweglichkeit zu Gunsten einer schmerzarmen Belastungsfähigkeit. Bei der Infektion kommt allein die Arthrodese über eine Fixateur-externe-Montage in Betracht.

Hierzu werden die Knorpeloberfläche abgetragen, Reste der Gelenkinnenhaut reseziert und mit dem Meißel eine plane Resektion der Knochenflächen durchgeführt. Mit der Fixateur-externe-Montage werden die Osteotomieflächen komprimiert. Eine Funktionsstellung der Extremität wird angestrebt.

## Begutachtung

Für die nach Beherrschung der Infektion und Abschluss einer unter Umständen langwierigen Behandlung erforderlichen Begutachtung ist der Funktionsverlust des Gelenks und der abhängigen Extremität zu beurteilen. Der Funktionsverlust kann einerseits durch narbige Veränderungen der Gelenkkapsel, Schrumpfung und Narbenbildung bedingt sein. Aber auch der Schmerz und die Schonhaltung allein bedingen häufig eine Schrumpfung der Gelenkkapsel mit entsprechender Einschränkung der Beweglichkeit. Insbesondere das Streckdefizit an der unteren Extremität führt zur Fehlstellung, die eine Einschränkung der Belastungsfähigkeit des Beines und des Bewegungsablaufes beim Gehen nach sich ziehen.

Darüber hinaus ist ein Weichteildefekt an exponierter Stelle, z. B. über der Streckseite des Kniegelenkes oder der Außenseite des Sprunggelenkes, in die Beurteilung mit einzubeziehen. Bestehende Fistelbildungen oder die Notwendigkeit, Schutzverbände

**Tabelle 1.** Ideale Einstellung eines Gelenkes zur Arthrodese

| | |
|---|---|
| Schultergelenk: 30° | Abduktion |
| Schultergelenk: 0° | Rotation |
| Ellenbogengelenk | Rechtwinkelstellung zwischen Humerusschaft und Ellenschaft |
| Handgelenk | Funktionsstellung in leichter Dorsalextension (Halten eines Bierglases) |
| Hüftgelenk | Streckstellung |
| Kniegelenk | Streckstellung |
| Sprunggelenk | Rechtwinkelstellung, Fuß zur Unterschenkelachse |
| Unteres Sprunggelenk | Plantar plan |

aufzulegen, haben weiterhin Einfluss auf die MdE-Einschätzung. Schließlich können Folgeerkrankungen auftreten, die durch die besagten Fehlstellungen oder Einstellung zur Arthrodese bedingt sind.

Als Ausgangspunkt für die Beurteilung kann der Gliedmaßenverlust zugrunde gelegt werden. Zu beurteilen ist der Restgebrauch des Gelenks, die Belastungsfähigkeit der Extremität, Kompensation durch Haltungsänderungen oder die Gegenseite und eine Bewegungsausweitung durch die Nachbargelenke.

Bei der Einstellung zur Arthrodese eines Gelenkes sind deren Idealeinstellungen zu Grunde zu legen und die Abweichungen hiervon zu dokumentieren ([2], Tabelle 1).

## Sekundärerkrankungen

Auch bei idealer Gelenkstellung kann es zu Sekundärerkrankungen anderer Körperregionen kommen.

Die fixierte Streckstellung im Hüftgelenk wird sich auf die Wirbelsäulenmobilität bis hin zur Kyphosierung der Lendenlordose auswirken. Die Streckstellung im Kniegelenk führt indirekt zu einer Veränderung der Wirbelsäulenmechanik mit einer Tendenz zur Lordosierung.

Die Arthrodese im Schultergelenk führt zu einer erhöhten Belastung des Schultergürtels zwischen Schlüsselbein und Schulterblatt. Die Restbeweglichkeit wird aus dem Schulterblatt unter Einbezug des Schultereckgelenkes vorgenommen. Es sind Auswirkungen auf die Wirbelsäulenmobilität und die Kopfhaltung zu erwarten.

Bei einer Arthrodese des Ellenbogengelenks werden für die Ausgleichsbewegungen vermehrt der Schultergürtel und das Handgelenk genutzt. Durch die statische Haltung des Armes ist ein Tiefertreten des Schultergürtels und eine Auswirkung auf die Halswirbelsäule und die Kopfhaltung möglich.

Die Versteifung des oberen Sprunggelenks hat nicht nur eine Verkürzung, sondern auch eine deutliche Einschränkung der Abrollbewegung des Fußes zur Folge. Die Versteifung im unteren Sprunggelenk führt zu einer deutlichen Gangunsicherheit. Bereits kleine Erhebungen oder „Steinchen" auf dem Bodenbelag können nicht ausgeglichen werden. Sekundärveränderungen nach Einstellung zur Arthrodese des Handgelenkes allerdings sind kaum zu erwarten.

## MdE-Einschätzung

In den einschlägigen Rententabellen sind Richtsätze für die Einstellung zur Arthrodese der verschiedenen Gelenke angegeben. Diese Richtsätze weisen eine große Streuung auf (Tabelle 2). Dies findet die Erklärung darin, dass nicht immer die Idealstellung der Gelenkversteifung erreicht wird und gerade bei einem Gelenk, das in einer ungünstigen Stellung arthrodesiert wurde, eine Kompensation nur über andere Extremitätenabschnitte und den Rumpf in unzureichendem Ausmaße geleistet werden kann [2, 3].

Es ist also durchaus möglich, dass bei einer ungünstigen Gelenkstellung, z. B. Beugung im Kniegelenk 20° oder im Hüftgelenk 20°, eine Verdoppelung des Mindestsatzes resultiert. Damit wird die Einstellung zur Arthrodese in ungünstiger Stellung unter Umständen einer Gliedmaßenamputation oberhalb des Gelenks gleichgestellt. Andererseits wird die Arthrodese in günstiger Stellung geringer bewertet als eine schmerzhafte Restbeweglichkeit, die häufig eine Belastungsfähigkeit ausschließt. Der Sinn der Arthrodese ist es gerade, die schmerzhafte Restbeweglichkeit zugunsten einer schmerzarmen Belastungsfähigkeit aufzugeben.

Bei einer komplexen Gelenkerkrankung mit ausbrennender Entzündung müssen die weiteren Umstände berücksichtigt werden. Gerade bei einem chronischen Verlauf, der therapeutisch nicht mehr wesentlich beeinflusst werden kann, sind höhere Einschätzungen möglich (Tabelle 3).

Hingegen ist die immer bestehende Muskelminderung bereits in den festgestellten Funktionsverlust des Gelenkes einbezogen.

So setzt sich also die Einschätzung aus folgenden Faktoren zusammen:

- verbliebene Restbeweglichkeit,
- Gelenkstellung,
- Einstellung zur Arthrodese,
- Narbenbildung,
- chronische Fistel.

**Tabelle 2.** Richtsätze bei Einstellung zur Arthrodese

| Gelenk | MdE (%) |
| --- | --- |
| Schultergelenk | 30–50 |
| Ellenbogengelenk | 30–40 |
| Handgelenk | 30–40 |
| Fingergelenke | 0–10 |
| Daumensattelgelenk | 10 |
| Hüftgelenk | 30–50 |
| Kniegelenk | 30–50 |
| Oberes Sprunggelenk | 20–40 |
| Unteres Sprunggelenk | 20 |
| Lisfranc Gelenk | 10 |

**Tabelle 3.** Erhöhte MdE-Einschätzung bei zusätzlichen Maßnahmen

| Fistelbildung | Plus 10%–20% |
| --- | --- |
| Schutzverband | Plus 10% |
| Ungünstige Narbenbildung | Plus 10% |

## Verbände

Hilfreich ist es, bei der MdE-Einschätzung Vergleiche zu ähnlich schweren Unfallfolgen und deren MdE-Einschätzung zu ziehen. Dieser Vergleich im Sinne des „Was wäre, wenn" oder „Wie hoch müsste die MdE-Einschätzung lauten, wenn ..." relativiert die vorgenommene Einschätzung einer Restfunktion oder aber verloren gegangene Funktion nach Gelenkinfektion [2].

*MdE-Vergleiche mit anderen Krankheitsbildern*
- Amputation,
- Lähmung,
- Osteomyelitis,
- trophische Störung,
- Durchblutungsstörung,
- Gelenkversteifung.

Eine Interpolation und Bezugsetzung zu diesen Krankheitsbildern ist notwendig, für die exakte Beurteilung hilfreich und im Vergleich eine solide Grundlage.

Als Beispiel sei ein Vergleich von Erkrankungen oder Verletzungsfolgen am Unterschenkel aufgeführt. Dieser Vergleich kann als Grundlage dienen, um nach Infektion eines Kniegelenks oder eines Sprunggelenks mit schwer wiegenden Bewegungseinschränkungen eine möglichst exakte und sinngerechte MdE-Einschätzung zu erzielen ([1], Tabelle 4).

Wenn man diese aufgeführten Funktionsstörungen in ihrer Auswirkung auf die Gebrauchsfähigkeit des Beins betrachtet, wird die Einschätzung bei verbliebener Restbeweglichkeit, Einstellung zur Arthrodese oder Kontrakturstellung eine Hilfe sein, die MdE-Einschätzung an die verbliebene Restfunktion anzupassen.

## Zusammenfassung

Die MdE-Einschätzung ist, genau wie bei allen anderen Verletzungsfolgen, auch bei der Gelenkinfektion eine Funktionsbeurteilung [1]. Beurteilt wird zunächst das durch die Infektion direkt betroffene Gelenk. Hierzu müssen Restbeweglichkeit, Gelenkstellung, Versteifung erfasst werden. Aber auch verbliebene Weichteildefekte, chronische

**Tabelle 4.** MdE-Vergleiche am Unterschenkel

|  | MdE (%) |
|---|---|
| Knieexartikulation | 50 |
| Wackelknie | 30–50 |
| Chronischer Kniegelenkserguss | 30 |
| Postthrombotisches Syndrom | 10–40 |
| Osteomyelitis | 30–50 |
| Erysipel | 10–40 |
| Pigmentstörung | 10 |
| Pseudarthrose | 30–40 |
| Exartikulation Sprunggelenk | 40 |

Fistelbildung, trophische Störungen, Durchblutungsstörungen und der Erfolg von Folgeoperationen müssen in diese Beurteilung eingehen. Der Vergleich mit anderen, ähnlich schwer zu bewertenden Unfallfolgezuständen erleichtert die möglichst exakte Einschätzung [3]. Die Schwankungsbreite ist groß, da bei schwierigen Verläufen und ungünstigen Ausheilungsfolgen ein vielfältiges Verletzungsmuster verbleiben kann. Beim komplikationslosen Verlauf und erfolgreicher Spülbehandlung wird eine Funktionsbeeinträchtigung kaum zu erkennen sein. Ein mittlerer Schweregrad betrifft eine Restbeweglichkeit mit Streck- und Beugedefizit. Die schwerwiegendsten Verletzungsfolgen sind durch die Einstellung eines Gelenks zur Arthrodese zu erwarten.

Gerade wenn aus dem gleichen Krankheitsbild – Gelenkinfektion – so unterschiedliche Verletzungsfolgen entstehen, ist der Gutachter besonders gefordert. Seine Kunst besteht darin,

- *den geringen Schaden nicht zu hoch,*
- *jedoch den schweren Schaden hoch genug*

zu bewerten.

Hierzu sind die vergleichenden Betrachtungen mit anderen Unfallfolgezuständen gleicher Provenienz hilfreich und erklären zugleich die große Variationsbreite.

## Literaturverzeichnis

1. Izbicki W, Neumann N, Spohr H (1992) Unfallbegutachtung. Walter de Gruyter, Berlin New York
2. Ludolph E, Lehmann R, Schürmann J (1998) Kursbuch der ärztlichen Begutachtung. Ecomed, Landsberg
3. Rompe G, Erlenkämper A (1998) Begutachtung der Haltungs- und Bewegungsorgane. Thieme-Verlag, Stuttgart

# Besonderheiten der Begutachtung der „mittelbaren Infektion" (Therapieschaden) aus juristischer Sicht

H.-J. Schreiber

## Allgemeines

Begutachtung ist nicht „neutral" im Sinne z. B. einer epidemiologischen Untersuchung, sondern sie dient einem Zweck. Sie ist „Zweckbegutachtung", indem sie die medizinischen Grundlagen für letztlich juristisch zu entscheidende Fragestellungen schafft.

Die Besonderheit von Begutachtung von mittelbaren „Infektionen", d. h. von Therapieschäden, liegt eben gerade in einem gegenüber der „normalen" Begutachtung erweiterten Zweck. Nach einer „lege artis" durchgeführten Heilbehandlung geht es in der sich anschließenden Begutachtung ausschließlich darum, den dem Arbeitsunfall (Versicherungsfall) zurechenbaren Schaden festzustellen. Dies kann bei komplexen Sachverhalten bereits äußerst schwierig sein, soll aber im Rahmen dieses Themas nicht weiter vertieft werden (s. aber „Konkurrierende Ursachen", unten).

## Problemstellung

Der Begutachtung nach Therapieschäden kommt im Allgemeinen folgende Bedeutung zu:

1. Feststellung des Gesamtschadens, der vom Unfallversicherungsträger zu entschädigen ist,
2. Feststellung des Therapieschadens, der dann ggf. von der Berufsgenossenschaft oder möglicherweise vom Versicherten selbst gegenüber dem verursachenden Therapeuten geltend gemacht werden kann.

Das Geltendmachen von Ansprüchen bzw. das Feststellen von Ansprüchen ist typische juristische Tätigkeit und setzt Tatsachenkenntnis über die medizinischen Abläufe voraus; diese Tatsachenkenntnis muss dem Juristen vom Gutachter vermittelt werden. Um deutlich zu machen, worauf es dem Juristen im Zusammenhang mit Therapieschäden ankommt, ist es hilfreich, die rechtlichen Rahmenbedingungen zu erläutern.

## Rechtliche Rahmenbedingungen

Die Berufsgenossenschaften als Körperschaften des öffentlichen Rechts sind als Teile der vollziehenden Gewalt an Gesetz und Recht gebunden (Art. 20 Abs. 3 GG). Ihnen ist als eigene Aufgabe im Rahmen dieser Gesetzesbindung (vgl. auch § 31 SGB I) die

Durchführung der gesetzlichen Unfallversicherung (vgl. § 22 Abs. 2 SGB I) zugewiesen worden.

Das *Verwaltungsverfahren zur Feststellung von Leistungen* ist gekennzeichnet durch das Prinzip der Amtsermittlung und den Grundsatz der sog. objektiven Beweislast. Das besagt zum einen, dass die Berufsgenossenschaft den entscheidungserheblichen Sachverhalt in eigener Verantwortung und ohne Bindung an Beweisanträge ermittelt und zum anderen, dass, wenn sich die Anspruchsvoraussetzungen nach den in der gesetzlichen Unfallversicherung geltenden Beweisanforderungen nicht nachweisen lassen, die Nichterweislichkeit zu Lasten der Anspruchsteller geht.

**Feststellung des Entschädigungsumfangs**

*Grundsatz*

Der Entschädigungsumfang wird bestimmt durch das Ausmaß der durch einen Arbeitsunfall verursachten Gesundheitsschäden.

Nach der im Recht der gesetzlichen Unfallversicherung geltenden Kausallehre von der wesentlichen Bedingung [1] sind als *Ursache und Mitursache im Rechtssinne unter Abwägung ihres verschiedenen Wertes nur die Bedingungen anzusehen, die wegen ihrer besonderen Beziehungen zum Erfolg zu dessen Eintritt wesentlich beigetragen haben* [2]. Haben mehrere Bedingungen gemeinsam zu einem Erfolg geführt, sind sie rechtlich nur dann wesentliche Bedingungen und damit Mitursachen, wenn sie in ihrer Bedeutung und Tragweite für den Eintritt des Erfolges in gleichem Maße wesentlich sind [3]. *Kommt dagegen einer der Bedingungen gegenüber der oder den anderen eine überwiegende Bedeutung zu, so ist sie allein wesentliche Bedingung und damit Ursache im Rechtssinne* [4]. Der Begriff der rechtlich wesentlichen Bedingung ist ein Wertbegriff. Die Frage, ob eine Bedingung für den Erfolg wesentlich ist, beurteilt sich nach dem Wert, den ihr die Auffassung des täglichen Lebens gibt [5].

Von diesen Grundsätzen ausgehend, hat das Bundessozialgericht (BSG) sowohl für das Gebiet der Kriegsopferversorgung als auch für das Gebiet der gesetzlichen Unfallversicherung entschieden, dass durch ärztliche Eingriffe hervorgerufene Gesundheitsstörungen mittelbare Schädigungs- und Unfallfolgen sein können [6]. Dabei hat das BSG jedoch stets auf die wesentliche sachliche oder kausale Verbindung zwischen dem Arbeitsunfall und dem zur geltend gemachten Gesundheitsstörung führenden ärztlichen Eingriff abgestellt [7]. Eine mittelbare Unfallfolge hat es auch für gegeben erachtet, wenn der Eingriff dazu gedient hat, Art, Umfang und Ausmaß von Unfallfolgen festzustellen [8]. *Erleidet demnach ein Verletzter bei einem ärztlichen Eingriff zur Klärung des Ausmaßes der durch einen Arbeitsunfall verursachten Folgen Gesundheitsstörungen, so sind diese als mittelbare Unfallfolgen zu entschädigen, auch wenn dieser Eingriff objektiv zur Feststellung weiterer Unfallfolgen nicht geführt hat* [9].

Diese Rechtsprechung ist gefestigt und gilt auch für alle Behandlungs- und Therapieschäden von Versicherten, die wegen der Folgen eines Arbeitsunfalles versorgt werden.

## Ausnahmen

*Nicht anwendbar* sind diese Grundsätze auf den Personenkreis, der früher gem. § 539 Abs. 1 Nr. 17a RVO versichert war und jetzt gem. § 2 Abs. 1 Nr. 15a SGB VII unter Versicherungsschutz steht. Und zwar sind das diejenigen Personen, die auf Kosten einer *Krankenkasse* oder eines Trägers der gesetzlichen *Rentenversicherung* oder einer *landwirtschaftlichen Alterskasse* stationäre oder teilstationäre Behandlung oder Leistungen stationärer oder teilstationärer medizinischer Rehabilitation erhalten.

Für diesen Personenkreis hat das BSG in ständiger Rechtsprechung festgestellt, dass das *Risiko der ärztlichen Behandlung nicht Gegenstand des Unfallversicherungsschutzes ist* [10]. Gleiches gilt für falsche oder unterlassene Maßnahmen des medizinischen Hilfspersonals.

Das heißt: Die medizinisch und juristisch interessierende Zusammenhangsfrage stellt sich bei den sog. „Reha-Unfällen" (§ 2 Abs. 1 Nr. 15a SGB VII) im Hinblick auf einen Kunst- bzw. Therapiefehler *für den Unfallversicherungsträger nicht*. Mangels Leistungspflicht kann er keinen Schaden und somit auch keinen Schadensersatzanspruch haben.

## Konkurrierende Ursachen

Wie bekannt ist, wird die Entstehung und der Verlauf von Gelenkinfektionen durch endogene Faktoren begünstigt bzw. beeinflusst. Dies insbesondere dann, wenn durch im Patienten vorbestehende Faktoren die Immunabwehr stark herabgesetzt ist. In diesen Fällen stellt sich die Frage, ob die Infektion und deren Verlauf dem Unfall bzw. dem Behandlungsfehler oder dem persönlichen Lebensrisiko des bereits Vorgeschädigten zugeordnet werden muss.

Ob das Unfallereignis oder der Behandlungsfehler die Entstehung des Infektionsschadens im Sinne der in der Unfallversicherung geltenden Kausalitätslehre mitverursacht hat, richtet sich in derartigen Fällen danach, ob das Unfallereignis bzw. der Behandlungsfehler eine wesentliche Bedingung für das Entstehen des Körperschadens oder die Krankheitsanlage von überragender Bedeutung und damit die alleinige Ursache war. Das Vorhandensein einer Anlage (Prädisposition) schließt hiernach allein nicht aus, den Körperschaden als durch das Unfallereignis (den Behandlungsfehler) mitverursacht anzusehen. Nach der ständigen Rechtsprechung des BSG ist für den Fall, dass die kausale Bedeutung einer äußeren Einwirkung mit derjenigen einer bereits vorhandenen krankhaften Anlage zu vergleichen und abzuwägen ist, vielmehr darauf abzustellen,

> *ob die Krankheitsanlage so stark und so leicht ansprechbar war, dass es zur Auslösung akuter Erscheinungen keiner besonderen, in ihrer Art unersetzlicher äußerer Einwirkungen bedurfte, sondern dass jedes andere alltäglich vorkommende ähnlich gelagerte Ereignis zu derselben Zeit die Erscheinungen ausgelöst hätte* [11].

Um diese wertende Gegenüberstellung vornehmen zu können, müssen die *konkurrierenden Ursachen* zunächst *sicher feststehen*. Ebenso wie die betriebsbedingten Ursachen müssen auch die körpereigenen Ursachen erwiesen sein. Nur im Hinblick auf ihre jeweilige Beziehung zum Erfolg (*Kausalfrage*) reicht das Vorliegen der Wahrscheinlichkeit aus [12].

Kann eine Ursache dagegen nicht sicher festgestellt werden, stellt sich nicht einmal die Frage, ob sie im konkreten Einzelfall auch nur als Ursache im naturwissenschaftlich-philosophischen Sinn in Betracht zu ziehen ist [13].

Bei den hier in Frage stehenden Gelenkinfekten wird man wohl nur in Ausnahmefällen zu dem Ergebnis kommen können, es handele sich bei dem Unfallereignis (Behandlungsfehler) lediglich um eine sog. „Gelegenheitsursache".

### Hinweis zur MdE

Zusätzlich zu den allgemeinen Problemen der MdE-Bewertung tritt bei den Gelenken hinzu, dass es sich um „paarige" Organe handelt. Es ist leicht verständlich, dass sich ein Ellenbogengelenkinfekt bei einem bereits am anderen Arm amputierten Versicherten anders bemerkbar macht als bei einem Gesunden. Angesprochen ist hier der Komplex der Auswirkung eines *Vorschadens* auf die Bewertung der MdE.

Die MdE ist höher anzunehmen, wenn die Unfallfolgen in Verbindung mit Vorschäden größere Funktionsbeeinträchtigungen mit sich bringen als üblich.

Beispiel: Bei vorbestehender Amputation des linken Beines am Oberschenkel ist die Funktionsbeeinträchtigung, die durch eine unfallbedingte Versteifung des rechten Kniegelenkes bewirkt wird, stärker als bei einem ansonsten Gesunden.

Umgekehrt kann ein Vorschaden aber auch eine geringere MdE als üblich bewirken, und zwar dann, wenn nämlich der verletzte Körperteil bereits funktionsgemindert war.

Beispiel: Einsteifung des Ellenbogengelenks bei bereits vorbestehender Amputation im Handgelenk.

Dies kommt dadurch zustande, dass der Wert der MdE – unbeschadet des Gesundheitszustandes und des Könnens des Versicherten – vor dem Eintritt des Versicherungsfalles stets mit 100 v. H. angenommen wird; ein isoliert betrachtet, in der Substanz identischer Verlust wirkt sich unter Berücksichtigung der Leistungsfähigkeit vor dem Unfall eben unterschiedlich aus [14].

Sollte nach einem Arbeitsunfall das andere paarige Gelenk unfallunabhängig geschädigt werden, berührt das die MdE aus dem Unfall nicht [15]. Es handelt sich dann um einen sog. „Nachschaden", der allenfalls im Bereich der Pflege (§ 44 SGB VII) zusammen mit den Unfallfolgen eine Teilursache für die versicherungsfallbedingte Hilflosigkeit ist.

Ist die versicherungsfallbedingte Funktionsbeeinträchtigung neben den „nachschadens"-bedingten Funktionsbeeinträchtigungen eine wesentliche Teilursache für die Hilflosigkeit, so ist sie auch insgesamt versicherungsfallbedingt.

### Feststellung der Geschädigten bei Therapieschäden

Wird durch einen Therapie- bzw. „Kunstfehler" der Schaden beim Versicherten vergrößert und die Berufsgenossenschaft zu einem „Mehr" an Leistung verpflichtet, haben wir zwei Geschädigte, zum einen den Versicherten, dessen körperliche Unversehrtheit durch diese Handlung beeinträchtigt wird – das kann vorübergehend, aber auch dauerhaft sein – und zum anderen die Berufsgenossenschaft, die den beim Versicherten eingetretenen Schaden aufgrund gesetzlicher Verpflichtung zu entschädigen hat.

Rechtlich stellt sich daher die Frage, ob und ggf. in welchem Umfang der unmittelbar Geschädigte – der Versicherte – oder der mittelbar Geschädigte – die Berufsgenossenschaft – den Schädiger in Anspruch nehmen kann.

In diesem Zusammenhang muss betont werden, dass sowohl von der Seite der Behandler aber auch von der Seite der Berufsgenossenschaft eine „restitutio ad integrum" angestrebt werden muss und auch wird. Das entspricht dem ärztlichen Standesrecht und auch dem gesetzlichen Auftrag der Unfallversicherung. Sollte dies gelingen, wäre der Schaden, um den es geht, lediglich temporärer Natur, mithin weniger „schlimm"; es hätte zwar Geld gekostet und beim Versicherten temporären Lebensqualitätsverlust bedeutet; letzlich würde aber gelten: Ende gut, alles gut. Auf einen eventuellen Schmerzensgeldanspruch wird hier nicht eingegangen [16].

Gleichwohl stellt sich auch in diesem Fall die sog. *Regressfrage*. Rein tatsächlich befinden wir uns in einem Dreiecksverhältnis:

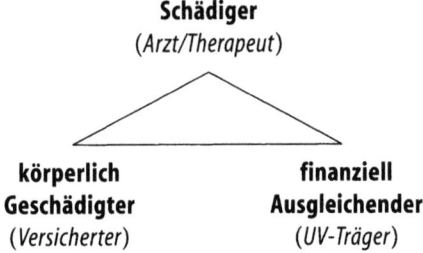

## Kein direkter Anspruch der Berufsgenossenschaft

Wenn der D-Arzt die Heilbehandlung übernommen hat, ist das öffentlich-rechtliche Verhältnis zwischen ihm und der Berufsgenossenschaft, das ihn ermächtigt, besondere oder allgemeine Heilbehandlung einzuleiten, beendet. Ihm anschließend etwa unterlaufende Fehler bei der Durchführung der Heilbehandlung sind keine Verstöße gegen die ihm gegenüber der Berufsgenossenschaft obliegenden öffentlich-rechtlichen Pflichten mehr. Die (ursprünglich) öffentlich-rechtliche Beziehung kann nicht mehr zur Grundlage von originären Schadensersatzansprüchen der Berufsgenossenschaft gegen den D-Arzt gemacht werden [17].

Grundlage von Schadensersatzansprüchen ist mithin lediglich der existierende *privatrechtliche Behandlungsvertrag*. Ob dieser Vertrag zwischen Berufsgenossenschaft und Arzt zustande gekommen ist, ist nach der Rechtsprechung des BGH ohne Bedeutung [18]. Sicher ist nach dieser Rechtsprechung, dass die Berufsgenossenschaft im Regelfall *keinen eigenen direkten Anspruch* gegen den handelnden Arzt hat.

Nach Ansicht des BGH kann daher ein Sozialversicherungsträger, der aufgrund eines Schadensfalles Sozialleistungen zu erbringen hat, nach dem sozialversicherungsrechtlichen System, wie es z. B. dem SGB VII und §116 SGB X zugrunde liegt, für seine Aufwendungen vom Schädiger nur insoweit Ersatz verlangen, als dieser gegenüber dem Geschädigten zur Ersatzleistung verpflichtet ist.

*Beachte: Es handelt sich bei dem Anspruch der Berufsgenossenschaft stets um einen abgeleiteten Anspruch, der originär in der Person des Versicherten bestanden hat und nach § 116 SGB X auf die Berufsgenossenschaft übergegangen ist.*

Hat z. B. ein Behandlungsfehler zu einer abstrakt bemessenen MdE von 20 v. H. geführt, die von der Berufsgenossenschaft entsprechend mit einer Versichertenrente entschädigt wird, und hat der Versicherte seine bisherige Tätigkeit wieder aufgenommen, so hat er keinen Erwerbsschadensersatzanspruch gegen den Schädiger, der auf die leistende Berufsgenossenschaft übergehen könnte.

*Merke: Ein über die Interessen des Versicherten hinausgehender Vermögensschutz steht dem Sozialversicherungsträger nach dem gesetzlichen System nicht zu* [19].

Anspruchsgegenstand sind daher nur die Ansprüche, die der Person des Patienten/Versicherten zustehen. Soweit sie auf die Berufsgenossenschaft übergegangen sind (§ 116 SGB X), ist sie verpflichtet, sie gegenüber dem Arzt durchzusetzen (vgl. § 76 Abs. 1 SGB IV).

## Feststellung des Therapieschadens

### Anspruchsgrundlagen

Als Anspruchsgrundlage kommen ein sog. deliktischer und ein schuldrechtlicher Anspruch in Betracht. Für die Person des Versicherten unterscheiden sie sich grundsätzlich darin, dass ein schuldrechtlicher Anspruch im Regelfall sicherer durchzusetzen ist, der deliktische zwar „unsicherer" ist, dafür aber auch einen Schmerzensgeldanspruch beinhaltet.

Da auf die Berufsgenossenschaft nur die Ansprüche der Versicherten, die bei *Identität des Leistungsanlasses* sachlich und *zeitlich* mit den Leistungen der Berufsgenossenschaft *kongruent* sind, übergehen, ist diese Unterscheidung in der Anspruchsgrundlage für ihren geltend zu machenden Schadensersatzanspruch gegen den Arzt unerheblich.

### Anspruchsvoraussetzungen

Unbeschadet welcher Rechtsgrundlage man folgt, muss ein *zusätzlicher Schaden* beim Versicherten vorliegen, der *schuldhaft* durch den Arzt bzw. den „Therapeuten" *verursacht* ist. Folgende Anspruchsgrundlagen stehen zur Verfügung:

*§ 823 Abs. 1 BGB* lautet:

*Wer vorsätzlich oder fahrlässig das Leben, den Körper, die Gesundheit ... oder ein sonstiges Recht eines anderen widerrechtlich verletzt, ist dem anderen zum Ersatz des daraus entstehenden Schadens verpflichtet.*

Daneben kommt ein Anspruch auf der Grundlage einer „Schlechterfüllung" bzw. „positiven Vertragsverletzung" (pVV) in Betracht [20]:

*Wer im Rahmen eines Behandlungsvertrags die ihm obliegende Leistung schuldhaft schlecht erbringt oder den Patienten nicht ausreichend über die mit der Behandlung verbundenen Risiken aufklärt, ist zum Ersatz des daraus entstehenden Schadens verpflichtet.*

Neben der Rechtwidrigkeit und dem Verschulden ist in beiden Fällen zunächst zu prüfen, ob
*eine Handlung oder ein Unterlassen des Arztes adäquat kausal eines der genannten Rechtsgüter verletzt und dadurch einen Schaden verursacht hat.*

Neben der Rechtswidrigkeit und dem Verschulden erfordert die Haftung des Arztes zunächst und auch vordringlich, dass sein Handeln kausal für den beim Versicherten eingetretenen Schaden ist. Da es sich um zivilrechtliche Ansprüche handelt, bedarf diese Tatsache (Kausalität) des Beweises, der wegen des im Rahmen der ZPO geltenden Beibringungsgrundsatzes von der Berufsgenossenschaft zu führen ist. D. h. die Berufsgenossenschaft muss schlüssig darlegen und im Bestreitensfall auch beweisen, dass die fehlgängige Therapie durch ein Handeln des Arztes bzw. des Therapeuten verursacht worden ist. Die Berufsgenossenschaft trägt die Beweislast, da sie aus dem Vorliegen der Kausalität Rechte herleiten will.

Nach der im Zivilrecht geltenden Adäquanztheorie [21] ist eine *Verursachung anzunehmen, wenn die Handlung im allgemeinen und nicht nur unter besonders eigenartigen, unwahrscheinlichen und nach dem gewöhnlichen Verlauf der Dinge außer Betracht zu lassenden Umständen geeignet ist, einen Erfolg dieser Art herbeizuführen.* Kommt es zu einem ungewöhnlichen, unwahrscheinlichen, nicht vorhersehbaren Heilungsverlauf, so ist wegen der insoweit anderen Kausallehre die Handlung des Arztes zwar kausal im Sinne des Unfallversicherungsrechts, nicht aber im Sinne des Zivilrechts. Ein Arzthaftungsproblem stellt sich in diesem Zusammenhang wegen mangelnder zivilrechtlicher Kausalität nicht.

### Einzelheiten

Der Umfang der Arzthaftung ist durch eine nahezu ausufernde Kasuistik geprägt, eine systematische Darstellung würde den hier zur Verfügung stehenden Rahmen sprengen. Wegen der leichteren Orientierungsmöglichkeiten werden die Ergebnisse der Rechtsprechung gestrafft und stichwortartig dargestellt.

#### *Aufklärungspflicht/-mangel*

Der *Sinn* der ärztlichen Aufklärungsverpflichtung liegt darin, dass der Patient in die Lage versetzt wird, darüber bestimmen zu können, ob er bereit ist, für seine Heilung als Preis auch eine nachhaltige Belastung seiner Lebensführung mit den möglichen Folgen einer unvermeidbaren Komplikation zu bezahlen [22].

Die Anforderungen an den Umfang der Aufklärung dürfen zwar nicht zu hoch geschraubt werden, doch sind dem Patienten die möglichen Gefahren deutlich vor Augen zu führen [23].

#### Einzelfälle aus der Rechtsprechung:

*Weiträumige Entfernung eines Melanoms:*

> ... Bei einer Operation von einer solchen Bedeutung und Tragweite kann eine Aufklärung erst am Operationstag keinesfalls mehr als rechtzeitig angesehen werden

.... (Inhaltlich) muss ... (der Patient) über die Risiken ... (und) bei mehreren konkret zur Wahl stehenden therapeutischen Verfahren mit einigermaßen gleichen Erfolgschancen, aber unterschiedlichen Risiken über das Für und Wider aufgeklärt werden ... (OLG Bamberg, VersR 1998, 1025)

*Operationsbedingte Bluttransfusion:*

... Die dem Kl. zuteil gewordene Risikoaufklärung war fehlerhaft, weil er nicht darauf hingewiesen worden ist, dass er sich in Folge der Verwendung von Fremdblutkonserven eine Hepatitis-B-Virus- oder eine HIV-Infektion zuziehen könne. ... (Auch) muss der Patient grundsätzlich darüber aufgeklärt werden, dass als Alternative zur risikobehafteten Infusion von Fremdblut die Eigenblutspende in Betracht kommt. Dies steht freilich unter dem Vorbehalt, dass die Eigenblutspende überhaupt möglich ist ... (OLG Köln, VersR 1997, 1534)

*Bandscheibenoperation:*

... Vor einer Bandscheibenoperation ist auch über das Risiko einer Querschnittslähmung, nicht aber über die möglichen Operationstechniken und ihre Risiken ... aufzuklären. (OLG Oldenburg, VersR 1997, 978)

*Hallux valgus:*

... Vor einer Operation des Hallux valgus (Deformität der Großzehe) muss über das Risiko von (Teil-)Versteifungen, nicht aber über die verschiedenen Operationsverfahren aufgeklärt werden. (OLG Oldenburg, VersR 1998, 1285)

*Arthrotomie:*

... Bei einer Eröffnung eines Hüftgelenks (Arthrotomie) ist der deutliche Hinweis auf das Risiko einer Nervenverletzung mit nachfolgender Beinlähmung erforderlich. (OLG Oldenburg, VersR 1997, 1493)

*Leistenbruch:*

... Bei einer Leistenbruchoperation ist über das Risiko einer Hodenatrophie aufzuklären. ... Es genügt, wenn dem Patienten ein allgemeines Bild von der Schwere und der Richtung des maßgeblichen Risikos gegeben wird ... Ein – wie hier – nicht unerhebliches Risiko darf aber nicht verharmlosend dargestellt werden ... . Der Hinweis im Aufklärungsformular „Hodenschwellung, Durchblutungsstörungen des Hodens" wird diesen Anforderungen nicht gerecht. ... (OLG Stuttgart, VersR 1998, 1111)

Ist ein *Aufklärungsmangel* anzunehmen, ist die *Einwilligung* des Patienten in die Operation *unwirksam*. Das hat zur Folge, dass die Operation als *rechtswidrige Körperverletzung* angesehen wird und der Arzt für die durch die Operation verursachten Körperschäden einzustehen hat [24]. Daraus folgt, dass schon die Operation selbst und die damit verbundenen Beschwerden einen ersatzfähigen Körperschaden darstellen [25], sodass im Verschuldensfalle Ersatzpflicht gegeben ist.

Gegen diese Inanspruchnahme kann sich der Arzt mit dem Einwand der „hypothetischen Einwilligung" zur Wehr setzen. In der Sache muss vorgetragen werden, der Patient hätte auch bei vollständiger und zureichender Aufklärung der ärztlichen Maßnahme zugestimmt [26]. Dies ist im Rahmen der unfallbedingten Notversorgung stets anzunehmen.

### Dokumentationspflicht/-mangel

Die Dokumentation des Behandlungsverlaufs ist nicht lediglich „lästiger Schreibkram" im Sinne einer Gedächtnisstütze des behandelnden Arztes, sondern eine *Pflicht gegenüber dem Patienten* [27]. Sie erklärt sich aus der selbstverständlichen therapeutischen Pflicht gegenüber dem Patienten und ermöglicht eine sachgerechte Weiterbehandlung auch durch andere Ärzte.

Eine offensichtlich unzulängliche ärztliche Dokumentation führt zu Beweiserleichterungen bis hin zur Umkehr der Beweislast. Weiteres ergibt sich aus der nachfolgend zitierten Rechtsprechung.

### Einzelfälle aus der Rechtsprechung

*Nachträgliche Veränderung*:

> …Die Fieberkurve mit etwaigen Angaben über Befunde, Medikationen usw ist unter Vernichtung der Originalaufzeichnungen auf Veranlassung der Ärztin nachträglich „ins Reine geschrieben worden". Dieses Verfahren kann rechtlich jedenfalls insofern nicht gebilligt werden, als die Originalaufzeichnungen eben deshalb, weil sie möglicherweise nicht nur formal, sondern auch inhaltlich unzulänglich waren, für Kontrollzwecke zusätzlich hätten aufbewahrt werden müssen.
>
> Allerdings hat sich der Tatrichter aufgrund der Aussagen der Zeugen überzeugt, dass die Übertragung originalgetreu erfolgt ist. Inwieweit dies eine Modifikation durch die Ärztin, die die Neufassung diktiert hat, ausschließt, wird indessen noch zu prüfen sein.
>
> Inhaltlich sind indessen diese Aufzeichnungen nach der wiederholten Änderung des im ersten Rechtszuge gehörten Gutachters so unzulänglich, dass für eine Beurteilung praktisch alle notwendigen Befunde fehlen. Damit hat dieser Gutachter keinen Zweifel daran gelassen, dass seine Stellungnahme weitgehend in der Luft hängt und im Übrigen zwangsläufig auf der Unterstellung beruht, dass die wenigen, ihm verfügbaren Angaben zutreffen. (BGHZ 72, 132 ff.)

*Hirnorganische Schädigung nach verspäteter Schnittentbindung:*

> ... 1. Aus Versäumnissen bei der Dokumentation des Geburtsverlaufes kann eine Einstandpflicht der Beklagten für den Gesundheitsschaden des Klägers unmittelbar nicht hergeleitet werden.
>
> Die Erwägung des Berufungsgerichts, die Beklagten hafteten dem Kläger, weil sie es versäumt hätten, den Geburtsverlauf hinreichend zu dokumentieren, spricht für die Ansicht der Berufungsrichter, dass eine unterlassene oder nur lückenhaft vorgenommene Dokumentation eine eigenständige Anspruchsgrundlage bilde. Das ist aber nicht richtig. *Ein Dokumentationsmangel kann lediglich dazu führen, dass dem Patienten zum Ausgleich der hierdurch eingetretenen Erschwernis, einen ärztlichen Behandlungsfehler nachzuweisen, eine entsprechende Beweiserleichterung zugute kommt, um auch für die Prozessführung eine gerechte Rollenverteilung im Arzt-Patienten-Verhältnis zu schaffen* (BGHZ 72, 132, 136ff; Senatsurteile vom 9. November 1982 – VI ZR 23/81 – VersR 1983, 151, 152; vom 7. Juni 1983 – VI ZR 284/81 – VersR 1983, 983 und vom 18. März 1986 – VI ZR 215/84 – VersR 1986, 788, 789).
>
> *Diese Beweiserleichterung hilft dem Patienten jedoch zunächst nur insoweit, als sie die Vermutung begründet, dass eine nicht dokumentierte Maßnahme vom Arzt auch nicht getroffen worden ist.* Das ist hier aber gar nicht im Streit. Denn als unterlassene Maßnahme kommt, da das Berufungsgericht auch in der Zeit zwischen 13.20 Uhr und 17.00 Uhr die Vornahme von CTG-Kontrollen des Geburtsverlaufs für möglich hält, allein eine lückenlose Überwachung in Betracht, und eine solche wird selbst von den Beklagten nicht behauptet.
>
> ... 2. *Eine über den Nachweis eines Behandlungsfehlers hinausgehende Erleichterung auch für den Beweis der Ursächlichkeit der von den Beklagten getroffenen Behandlungsmaßnahmen für seinen hirnorganischen Schaden kann dem Kläger dann zugute kommen, wenn entweder in diesen ärztlichen Maßnahmen ein schwerer Behandlungsfehler liegt* (BGHZ 72, 132, 133ff; 85, 212, 216f; Senatsurteil vom 10. Mai 1983 – VI ZR 270/81 – VersR 1983, 729, 730f) oder wenn die Beklagten bei der Behandlung gegen ihre Pflicht verstoßen haben, medizinisch zweifelsfrei gebotene Befunde zu erheben und zu sichern, um den nur so zu erlangenden Aufschluss über den Geburtsverlauf zu gewinnen und daraus die erforderlichen Konsequenzen für die weitere Behandlung zu ziehen (BGHZ 99, 391, 395ff m.w.N.; Hervorhebungen durch den Verfasser).

### Grober Behandlungsfehler

Grundsätzlich hat der Patient zu beweisen, dass sein Schaden kausal auf den Behandlungsfehler des Arztes zurückzuführen ist [28]. Im Arzthaftungsprozess braucht er allerdings einen von ihm behaupteten Kunstfehler nicht in allen Einzelheiten darzulegen. Es genügt die Anführung von konkreten Verdachtsgründen. Genügt das Vorbringen diesen Anforderungen, dann hat das Gericht von Amts wegen die Krankenunterlagen beizuziehen und das Gutachten eines Sachverständigen einzuholen [29].

Ein grober Behandlungsfehler wird von der Rechtsprechung dann bejaht [30], *wenn durch das Verhalten des Arztes, eindeutig gegen bewährte ärztliche Behandlungs-*

*regeln oder gesicherte Erkenntnisse verstoßen und ein Fehler begangen wird, der aus objektiver Sicht nicht mehr verständlich erscheint, weil er einem Arzt schlechterdings nicht unterlaufen darf* [31]. Zum Wesen eines solchen Fehlers gehört es danach auch, dass er die Aufklärung des Behandlungsverlaufs besonders erschwert [32].

Nach ständiger Rechtsprechung kann bei der Frage, ob und inwieweit ein grober Behandlungsfehler eine Beweiserleichterung für die Kausalität rechtfertigt (bis hin zur Beweislastenumkehr!), das Gewicht der Möglichkeit nicht unberücksichtigt bleiben, dass der Fehler zum Misserfolg beigetragen hat [33]. Das heißt: Selbst wenn ein grober Behandlungsfehler angenommen werden muss, kommt eine Beweiserleichterung für den Geschädigten nicht automatisch in jedem Fall, sondern nur dann in Betracht, *wenn eine – je nach Fallgestaltung zu beurteilende – reale Möglichkeit der Verursachung des Schadens durch den Behandlungsfehler anzunehmen ist.* Dies gilt zivilrechtlich für die Haftungsfrage; ob darüber hinaus der Behandlungsfehler als strafbare Körperverletzung anzusehen ist, beurteilt sich nach anderen Kriterien und ist nicht Gegenstand der Ausarbeitung.

Bei der Beurteilung der Frage, ob ein grober Behandlungsfehler vorliegt, geht es eben nicht um den Grad subjektiver Vorwerfbarkeit gegenüber dem Arzt, diese subjektive Seite ist hier nicht von Interesse, denn die Beweiserleichterung ist keine Sanktion im strafrechtlichen Sinne für besonders schweres Arztverschulden [34].

### Einzelfälle aus der Rechtsprechung

*Schädelbasisfraktur:*

> … Bei Verdacht auf eine komplizierte Gehirnerschütterung mit möglicher Schädelbasisfraktur aufgrund von Gesichtsverletzungen einschließlich eines Brillenhämatoms begründet das Unterlassen einer Computertomographie und die unterbliebene Hinzuziehung eines Augenarztes den Vorwurf grober Behandlungsfehler. Beweiserleichterungen scheiden aber dennoch aus, wenn eine kausale Verknüpfung mit dem Schaden in hohem Maße unwahrscheinlich ist. (OLG Oldenburg Urteil – 5 U 139/95 – 14.1.1997, VersR 1997, 1405)

*Infektionen:*

> … Kommt es nach einer intraartikulären Injektion in dem betroffenen Gelenk zu einer Infektion, so kann nicht ohne weiteres auf ein Versäumnis des verantwortlichen Arztes geschlossen werden. Beweiserleichterungen können zugunsten des Patienten allenfalls dann gerechtfertigt sein, wenn feststeht, dass der Arzt die zu fordernden Desinfektionsmaßnahmen nicht beachtet hat und sich im Prozess damit verteidigt, es wäre auch bei Einhaltung der einschlägigen Richtlinien zu dem entzündlichen Prozess gekommen. (OLG Düsseldorf, VersR 1998, 1242)

*HIV-Infektion:*

> … Die Grundsätze des Prima-facie-Beweises rechtfertigen nur dann … Beweiserleichterungen für den Nachweis des Kausalzusammenhanges zwischen einer HIV-

> Infektion und einer vorangegangenen Bluttransfusion, wenn feststeht, dass der Patient mit der Blutkonserve eines infizierten Spenders versorgt worden ist. (OLG Düsseldorf, VersR 1998, 103)

*Spritzenabzess:*

> ...Bei Injektionen begründet eine sich anschließende Infektion keine Vermutung für einen Pflichtenverstoß... . Ein Spritzenabzess ist vielmehr auch unter Beachtung aller denkbaren Sorgfalt nicht immer vermeidbar. (OLG Köln, VersR 1998, 1026)

*Mangelnde Abklärung:*

> ... Die unterbliebene diagnostische Abklärung einer ... möglichen tiefliegenden Beinvenenthrombose begründet regelmäßig den Vorwurf eines groben Behandlungsfehlers, der zur Erleichterung bei dem Nachweis des Ursachenzusammenhangs mit einer nicht vollständigen Ausheilung führt. (OLG Oldenburg VersR 1999, 318)

## Handlungsbedarf der Berufsgenossenschaft bei festgestelltem Kunstfehler

### Grundsatz

Steht nach dem Vorstehenden fest, dass ein Arztverschulden zu einem zusätzlichen Schaden geführt hat, muss der medizinische Gutachter für die Berufsgenossenschaft medizinischen sachverständigen Rat dahingehend geben, dass sie den Umfang des von ihr gegenüber dem Arzt geltend zu machenden Schaden bestimmen kann. Hierzu ist der hypothetische Verlauf der mit Wahrscheinlichkeit ohne den Kunstfehler eingetreten wäre, dem tatsächlichen gegenüberzustellen. Dies ist eine komplexe Aufgabe, da der hypothetische kunstfehlerfreie Verlauf nicht bekannt ist.

Da nur der nachgewiesene kunstfehlerbedingte übergangsfähige Schaden von der Berufsgenossenschaft geltend gemacht werden kann, ergibt sich hier ein umfangreiches Konfliktpotenzial.

### Eintritt des Versicherungsfalles ohne Fremdverursachung, -verschulden

Die Berufsgenossenschaft ist von dieser Problematik allerdings nur betroffen, wenn der Arbeitsunfall vom Versicherten, der dann die fehlgängige Therapie erleiden musste, selbst verursacht wurde, wenn also eine Dritthaftung für das Entstehen des Versicherungsfalles von vornherein nicht gegeben ist. Nur in diesem Fall stellt sich für die Berufsgenossenschaft die schwierige Aufgabe, dem Arzt nachzuweisen, welchen zusätzlichen Schaden er verursacht hat.

Auf der Grundlage gutachterlicher Stellungnahmen muss sie dann z. B. folgende Fragen beantworten:

- Ist die Heilbehandlung verteuert worden?
- Ist die Arbeitsunfähigkeit verlängert worden?
- Ist zusätzliche berufliche Rehabilitation erforderlich geworden?
- Sind die Dauerfolgen (MdE) verschlimmert worden?

usw.

Im Rahmen dieser Arbeit können mangels konkreter Fallgestaltung nur diese allgemeinen Fragen aufgeworfen werden.

**Regressfall von Anfang an**

Ist der kunstfehlerbehaftete Fall von Anfang an für die Berufsgenossenschaft wegen der Fremdverursachung des Versicherungsfalles ein Regressfall, stellt sich die vorbeschriebene Differenzierung als grundsätzlich uninteressant heraus. Nach unbestritten herrschender Meinung und Rechtsprechung umfasst die Haftung des für den Versicherungsfall verantwortlichen Schädigers auch das Risiko eines ärztlichen Kunstfehlers. Der Zurechnungszusammenhang wird nicht schon dadurch unterbrochen, dass dem Arzt Fehler unterlaufen sind. Nur wenn der Schaden entscheidend durch ein völlig ungewöhnliches und unsachgemäßes Verhalten einer anderen Person ausgelöst worden ist, kann die Grenze überschritten sein, bis zu der dem Erstschädiger der ärztliche Kunstfehler und dessen Auswirkungen als haftungsausfüllender Folgeschaden seines Verhaltens zugerechnet werden können [35]. Das führt dazu, dass der von der Berufsgenossenschaft zu entschädigende Gesamtschaden von beiden, dem Arzt und dem „ursprünglichen Schädiger" verursacht wurde mit der Rechtsfolge, dass beide als Gesamtschuldner haften (vgl. §§ 830, 840 BGB). Die Inanspruchnahme des Arztes für den Gesamtschaden kommt allerdings nur dann in Betracht, wenn Unklarheit über die einzelnen Verursachungsanteile besteht (vgl. § 830 Abs 1 Satz 2 BGB).

Für die Berufsgenossenschaft hat das den Vorteil, dass sie als *„Gläubigerin die Leistung nach ihrem Belieben von jedem der Schuldner ganz oder zu einem Teile fordern"* kann ( § 421 BGB). Sie wird der Einfachheit halber die gesamte Leistung vom Ursprungsschuldner, dem Unfallverursacher, fordern. Eine Differenzierung der einzelnen Haftungsanteile ist somit für sie regelmäßig nicht erforderlich [36].

**Literatur und Anmerkungen**

1. BSGE 61, 127,129
2. BSG SozR 3-2200 § 548 Nr. 13; Brackmann, Handbuch der Sozialversicherung, 11. Auflage, S. 480ff. m.w.N.
3. Brackmann, a.a.O. S. 480K
4. BSGE, 12, 242, 245f.; 13,175, 176
5. BSGE 12, 242, 245/246 m.w.N.
6. BSGE 17, 60, 62; 46, 283, 284; BSG SozR 2200 § 548 Nr. 13
7. BSG SozR 3-3300 § 548 Nr. 13
8. BSG SozR 2200 § 548 Nr. 59
9. BSG a.a.O.
10. BSGE 46, 283

11. Brackmann, Handbuch der Sozialversicherung, 1.-11. Aufl., S. 488 s mit zahlreichen Rechtsprechungsnachweisen.
12. Urteile des Senats vom 29. Februar 1984 – 2 RU 24/83 – und 29. März 1984–2 RU 21/83 -, HVBG, INFO 1986, 647 bis 651
13. BSGE 61, 127 ff. 130
14. Vgl. dazu insgesamt KassKomm Ricke SGB VII RdNr. 20 ff.
15. BSGE 27, 142 ff., BSGE 43, 208
16. § 847 BGB
17. BGH-Urt. vom 28.06.1994, VI ZR 153/93, VersR 94, 119 ff.
18. zum Streitstand vgl. BGH a.a.O.
19. BGH a.a.O. m.w.N.
20. Auf die Bereiche Haftung für Dritte ( Erfüllungsgehilfen, Verrichtungsgehilfen(§§ 278,831BGB)) und die Haftung aus Geschäftsführung ohne Auftrag wird nicht eingegangen, da insoweit sich keine anderen Erkenntnisse ergeben
21. Vgl. BGHZ 7, 204; 57, 141
22. Vgl. dazu Kullmann VersR 1999, 1190 ff.
23. BGH NJW 1991, S. 1543, 1544
24. BGH NJW 1987, 1481
25. BGH a.a.O.
26. BGH a.a.O.
27. BGHZ 72, 132 ff.
28. BGH VersR 1983, 563
29. OLG Düsseldorf VersR 1985, 458
30. Vgl. BGH VersR 1983, 729,730; BGH VersR 1992, 238,239
31. BGH VersR 1995, 46, 47
32. BGHZ 85, 212, 216
33. BGH a.a.O.
34. BGH NJW 1992, 754,756
35. Auf die Problematik der Teilungsabkommen und der Haftungsquoten wegen des Mitverschuldens des Versicherten wird hier nicht näher eingegangen. In diesen Fällen kann es aber erforderlich werden, sowohl gegen den Unfallverursacher als auch gegen den Arzt vorzugehen
36. Vgl. OLG Köln VersR 1994, 987(rechtskräftig)

# Diskussion*

Zusammengefasst und redigiert von H.-J. Böhm und H.-R. Kortmann**

Es wird zunächst auf die Notwendigkeit hingewiesen, zwischen akuten und chronischen Gelenkinfektionen zu unterscheiden (*Kortmann*). Theoretisch dürften chronische Gelenkinfekte seltener entstehen, unter der Voraussetzung, dass der akute Infekt adäquat erkannt und behandelt wird. Durch frühzeitiges Einsetzen der erforderlichen Behandlungsmaßnahmen lässt sich das Ausmaß des Dauerschadens geringer halten. Zentraler Anhaltspunkt in der Behandlung ist die Synovektomie, d. h. die Entfernung der entzündlich veränderten Gelenkinnenhaut. Dies kann in der Frühphase arthroskopisch erfolgen, häufig ist jedoch auch eine Gelenkeröffnung notwendig. Die früher häufig geübte Praxis, eine Saug-Spül-Behandlung durchzuführen, tritt aktuell mehr in den Hintergrund. Man favorisiert derzeit die offene Gelenkbehandlung mit sekundärem Verschluss nach 10–12 Tagen.

Fortgeschrittene, chronifizierte Infektionen beschränken die therapeutischen Möglichkeiten erheblich. Sehr häufig enden derartige Verläufe in eine Gelenkversteifung. Ursächlich für die Chronifizierung der Entzündung sind meist sowohl verzögerte Diagnostik als auch falsches bzw. inkonsequentes Management des entstandenen Infektes. Wichtig ist in diesem Zusammenhang, dass bei jedem Verdacht auf einen akuten Gelenkinfekt ohne Zeitverzug diagnostische Maßnahmen durchgeführt werden. Ein akuter Gelenkinfekt stellt einen Notfall dar, so dass in einem entsprechend engen zeitlichen Rahmen die Therapiemaßnahmen einsetzen müssen.

Die aufgeworfene Frage, welche Möglichkeiten vonseiten der Verwaltung im Rahmen der Heilverfahrenssteuerung zur Reaktion beim Vorliegen eines Gelenkinfektes bestehen (*Schwerdtfeger*), muss dahingehend beantwortet werden, dass auf Grund der zeitlichen Zusammenhänge zum Zeitpunkt der Berichterstattung praktisch immer ein chronisches Empyem vorliegt (*Kortmann*). Gerade bei diesen Fällen ergeben sich nicht nur sehr hohe Kosten für die durchzuführende Behandlung, vielmehr muss auch langfristig häufig entsprechend mit einer hohen MdE entschädigt werden.

Wesentlich erscheint der Hinweis, dass das Risiko für das Auftreten eines Gelenkempyems nicht nur an operative Eingriffe gebunden ist, vielmehr kann eine derartige Infektion auch nach einer Gelenkpunktion bzw. intraartikulären Injektion entstehen (*Kortmann*). Dieses Risiko ist insbesondere dann gegeben, wenn die hygienischen Rahmenbedingungen zur Durchführung einer solchen Punktion nicht stimmen. Aufgrund der Vielzahl der Punktionen und intraartikulären Injektionen in der Praxis verwundert es nicht, dass die Behandlung eines Gelenkempyems bei den stationär einge-

---

\* Zu den Beiträgen von S. 153–184.
\*\* Teilnehmer: B. Friedrich, V. Grosser, H. G. Hermichen, H.-R. Kortmann, D. Peters, M. Roesgen, H.-J. Schreiber, J. Schürmann, U. Schwerdtfeger, H.-O. Sternemann und V. Weskott

wiesenen Patienten der Berufsgenossenschaftlichen Unfallklinik Duisburg-Buchholz mehrheitlich auf diese diagnostischen bzw. therapeutischen Maßnahmen zurückzuführen sind.

Am konkreten Beispiel der Arthrodese am Ellengelenk ergibt sich die Frage, was im Einzelfall als funktionsgünstige Stellung anzusehen ist (*Sternemann*). Bei bestimmten Tätigkeiten kann eine Ellenbogengelenkarthrodese in Angulation von 100 oder 105 Grad günstiger sein als die konventionelle Rechtwinkelstellung. Die Einstellung zur Arthrodese muss hier mit dem Patienten individuell abgestimmt werden.

Im Auditorium besteht dahingehend Konsens, dass unter speziellen beruflichen Voraussetzungen dieser Weg beschritten werden kann. Berücksichtigt werden muss jedoch andererseits, dass hierdurch Einschränkungen bei anderen Tätigkeiten zu erwarten sind. Es ist deshalb immer zu prüfen, ob nicht der Weg über eine Umgestaltung des Arbeitsplatzes bzw. Umschulungsmaßnahmen günstiger ist (*Weskott*). Auch besteht dahingehend Einigkeit, dass auch heute noch die Arthroplastik eine potentielle Alternative zur Arthrodese darstellt. Hierbei ist jedoch zu berücksichtigen, dass bei der Arthroplastik in der Regel eine Gelenkinstabilität resultiert, so dass dieses Verfahren bei Berufsgruppen, die mit schweren körperlichen Arbeiten einhergehen, nicht in Frage kommt (*Kortmann*).

Beschwerden, die in der der Arthrodese benachbarten Skelettabschnitten angegeben werden, z. B. Wirbelsäulenbeschwerden bei bestehender Hüftgelenks- bzw. Kniegelenksarthrodese, stellen ein besonderes Problem bei der Begutachtung dar (*Hermichen*). In der Diskussion kann dahingehend Einigkeit erzielt werden, dass klinisch-funktionelle Gesichtspunkte die Grundlage der gutachterlichen Beurteilung darstellen und somit auch bezüglich der Wirbelsäulenbeschwerden eine Objektivierbarkeit des Befundes zu fordern ist. Häufig ist dies in der Frühphase nach Versteifungsoperationen nicht möglich, bedarf jedoch zweifelsfrei weiterer Beachtung im Rahmen der durchzuführenden Rentennachprüfungen (*Peters, Roesgen, Schreiber*).

An Hand des konkreten Beispiels einer leichten Kniegelenksdistorsion, bei der im Rahmen einer diagnostischen Arthroskopie letztendlich nur ein degenerativer Meniskusschaden gefunden wird, ergibt sich die Frage, wie ein nachfolgendes akutes bzw. chronisches Gelenkempyem gutachtlich zu interpretieren ist (*Grosser*). In der Diskussion dieses Aspektes besteht dahingehend Einigkeit, dass ein solcher Gelenkinfekt zweifelsfrei im Sinne einer mittelbaren Unfallfolge zu bewerten ist. Es wird entsprechend darauf hingewiesen, dass es sich bei dem geschilderten Fall um eine Infektion handelt, die im Rahmen einer diagnostischen Maßnahme entstanden ist. Hierfür besteht für den Unfallversicherungsträger Leistungspflicht (*Schürmann*).

In diesem Zusammenhang wird auf die zunehmende Bedeutung der MRT-Untersuchung im Rahmen der Gelenkdiagnostik hingewiesen (*Friedrich*). Dieses Verfahren wird einhellig im Rahmen der Diskussion nicht als Konkurrenz, sondern vielmehr als vorgeschaltetes und ergänzendes Verfahren zur Arthroskopie angesehen. Im Falle eindeutig negativer Befunde hilft die vorgeschaltete MRT-Untersuchung insbesondere, unnötige Arthroskopien zu verhindern und somit auch deren potentielle Komplikationen.

# Sachverzeichnis

**Achsabweichung**, posttraumatisch 3, 10, 15
- Begutachtung 47
- Beinganzaufnahme 3
- Behandlungsfehler 51, 55
- Diagnostik 3, 7, 9, 11, 18, 55
- Dokumentation 56
- Invalidität 46
- Kompensation 42
- Korrekturoperation 3, 6, 15, 18, 31
- MdE 44, 46
- Normwerte 5, 10, 42
- Operationsindikation 6, 15, 37, 41
- Pathophysiologie 16
- Rechtliche Beurteilung 56
- Rotation 6, 9, 11

**Adäquanztheorie** 177
**Allgöwer-Gehapparat** 137
**Achskorrektur**
- Indikation 6, 41
- Osteotomie 19

**Arbeitsunfähigkeit** 123
**Archivierung** 96
**AUB** 46
**Aufklärung** 177
- Behandlungsabbruch 51
- Rechtliche Bedeutung 57, 113

**Arthritis** 154
- Arbeitsunfähigkeit 163
- Behandlungsdauer 163
- Diagnostik 155, 165
- MdE 168, 174
- Therapie 157, 165

**Arthrodese** 31, 167, 186
- MdE 168
- OSG 34
- Therapieschaden 176

**Arthrose**
- Achsabweichung 60
- Kniegelenk 42

**Arzthaftpflicht** 64
- Entschädigung 172
- Regress 183

**Arztrecht**
- Aufklärung 177
- Auskunftspflicht 116
- Begutachtung 69
- Behandlungsfehler 180-182
- Behandlungsvertrag 175

- Datenschutz 96, 116
- Dokumentation s. Dokumentation
- Entschädigung 172
- Gewissen 114
- Schweigepflicht 109
- Therapiefreiheit 70

**Babysitter** 82
**Bagatellunfall** 78, 91
**Beerdigungskosten** 83
**Begutachtung**
- Ärztliche Schweigepflicht 109, 116
- Bagatellunfall 79
- Begleitperson 115
- Behandlungsfehler 51, 55
- Beurteilung 70, 71
- Beratender Arzt 103
- Datenschutz 96, 112
- Dauerschaden 46, 90
- Ermittlungen 111
- Fersenbeinfraktur 139
- Folgeschaden 42, 47, 55
- Gelenkinfektion 165
- Geschwindigkeitsänderung 79
- Gutachterauswahl 101, 119
- Haftpflicht 63, 68
- Haushaltsführungsschaden 65
- Kausalität 68
- MdE 45, 169
- Mitverschulden 84
- Organisationsverschulden 70
- Persönliche Erstellung 106, 119
- Rentenbegehren 78, 91
- Schuldfrage 71
- Schweigepflicht 109
- Sekundärschäden 186
- Spätschäden Wirbelsäule 48
- Therapieschäden 171, 176, 180
- Verursachung 63
- Vorerkrankungsverzeichnis 99
- Vorschäden 174
- Zusatzgutachten 104, 114, 119

**Behandlungsfehler** 51, 56, 118, 180
- Haftpflicht 64

**Behandlungsvertrag** 175
**Behinderung**
- Haushalt 66, 74, 89

**Beinachsen**
- Normwerte 5
- Pathophysiologie 16
- Toleranzgrenzen 10, 42

**Beinganzaufnahmen** 3, 41
**Beinlängen** 12, 17
**Beratender Arzt** 103, 113
**Berufshilfe** 75
**Berufsunfähigkeit** 69
**Bluttransfusion** 177
**Bundesgesetzbuch**
- § 249 65
- § 421 182
- § 823 63, 69, 81, 176
- § 843 65
- § 847 69

**Closed-wedge Osteotomie** 19, 34
**Compliance**
- Operationsindikation 31

**Computerdatenschutz** 95
**Computertomographie** 41
- Diagnostik Achsendrehfehler 7, 9, 17, 42
- Diagnostik Infekt 155

**Datenschutz** 95, 99, 109, 119
- Beratender Arzt 103, 116
- Datenerhebung 99, 116
- Datenübermittlung 90, 112
- Datenverschlüsselung 96
- Datensicherheit 96
- Hardware 97
- Schweigepflicht 109
- Signatur 97
- Vorerkrankungsverzeichnis 99
- Widerspruchsrecht 112, 113, 119
- Zusatzgutachten 104, 115

**Dauerschaden** 46
**DEKRA**
- Gutachtenmodell 79

**Delikt** 64
**Derotationsosteotomie** 21, 35
**Diabetes mellitus** 31
**Diagnostik**
- Beinachsen 3, 5, 10
- Computertomographie 7, 9, 17, 41
- Gelenkinfektion 155
- Rotation 6, 9, 11
- Übersichtsradiographie 41

**Distraktionsosteotomie** 19, 34
**Dokumentation** 56, 60, 96, 179
- Datenschutz 95
- Sozialgeheimnis 110

**EDV**
- Datenschutz s. D
- Gutachtenauswertung 145

**Entschädigung** 65, 172
- Begehren 78, 91
- MdE s. M

**Ermittlungen**
- Mitwirkungspflicht 110
- Rechtliche Grundlagen 111
- Schweigepflicht 109
- Vorerkrankungsverzeichnis 99
- Widerspruchsrecht 112

**Erwerbsfähigkeit** 42
**Erwerbsschaden** 82


**Familienprivileg** 85
**Femurosteotomie** 23
- -schaftachse 4, 10

**Fersenbeinfraktur** 139, 148
- Entlastungsorthese 133
- Erfassungsbogen 141
- Kostenanalyse 133, 136
- Krankenhausverweildauer 129
- MdE 139
- Rente 134, 140

**Fixateur externe** 36, 42
**Fixateur interne** 43
**Folgeschaden** 78
- Achsabweichung 16, 31
- Infektion 167
- Kniegelenk 42

**Gelegenheitsursache** 68, 174
**Gelenkinfektion** 153, 161, 166, 171
- Begutachtung 165, 175
- Behandlungsfehler 181
- Diagnostik 155
- Entschädigung 175
- Konkurrierende Ursachen 172
- Minderung der Erwerbsfähigkeit 168, 174
- Stadien 153, 185
- Studien 160
- Therapie 157, 165, 185

**Gelenkversteifung** 160, 166
- Konkurrierende Ursachen 172
- Therapieschaden 176
- MdE s. MdE

**Genu valgus**
- Operationsindikation 41

**Genu varus**
- Operationsindikation 41

**Geschwindigkeitsänderung** 79
**Gesetzliche Unfallversicherung**
- Begutachtung s. Begutachtung
- Kostenanalyse 123
- Rehabilitation 75
- Therapieschaden 171

**Gesundheitswesen**
- Kostenanalyse 123, 133

**Gliedertaxe** 46
**Global Healthcare Security Mail** 78
**Grad der Behinderung** 74
**Gram-Färbung** 155
**Gutachten**
- Arzthaftpflichtverfahren 70
- Auswahl Gutachter 101, 112
- Beratender Arzt 103

# Sachverzeichnis

- Datenschutz 96, 99, 116
- Ermittlungsrecht 111, 116
- Gefälligkeitsgutachten 77
- Haushalthilfe 65
- Kausalität s. Kausalität
- MdE s. Minderung der Erwerbsfähigkeit
- Persönliche Erstellung 106
- Schweigepflicht 109
- Sozialgeheimnis 110

**Gutachterkommission Behandlungsfehler** 51, 60

**Haftpflicht** 63, 71, 86, 90
- Arzt 69
- Bundesgesetzblatt § 823  63
- Begutachtung 68
- Entschädigung 65, 172, 175
- Groteskfall 87
- Haftungsvoraussetzung 64
- Haushaltsführungsschaden 65, 82
- Kausalität 68
- Kosten 73, 86
- Mitverschulden 84
- Rehabilitation 75, 86, 90
- Rentenbegehren 78, 91
- Schadensprüfung 86
- Unfall 73
- Vorteilsausgleich 83

**Haushaltshilfe** 65, 82
- Münchener Modell 89

**Heilverfahren**
- Abschluss 91
- Kontrolle 76
- Koordination 74
- Kosten 123

**Ilizarov** 19, 36, 43
**Infektion** 171
- Gelenkinfektion 153, 160, 165
- Unterlassene Diagnostik 56

**Intraartikuläre Injektion** 155, 185
**Invalidität** 46
- MdE s. Minderung der Erwerbsfähigkeit

**Kausalität** 68, 90, 177
- Konkurrierende Ursachen 173
- Mitverschulden Geschädigter 84

**Kernspintomographie** 41, 154, 186
**Kindliche Verletzungen** 17, 48
**Kniebasislinie** 4
**Kniegelenk**
- Arthritis 154

**Knöchel**
- Korrekturosteotomie 34

**Komplikationen**
- Gelenkinfekt 153, 160, 165

**Kontrolle Heilverfahren** 76
**Korrekturosteotomie**
- Behandlungsfehler 51
- Beinachsen 3, 10, 15

- Ergebnisse 36
- Indikation 3, 6, 12, 17, 29, 41, 43
- Kontraindikation 31
- Korrekturverlust 41
- Studien 37

**Kostenanalyse** 125, 148
- Fersenbeinfraktur 136

**Kraftfahrzeughilfe** 83
**Krankenhaus**
- Behandlungskosten 132
- Kostenanalyse 125
- Verweildauer 127

**Krankenhausbesuch** 82

**Magnetresonanztomographie** 41, 156, 186
**Marknagel**
- Derotationsosteotomie 32, 35

**Medizinisches Heilverfahren**
- Datenschutz 96

**Mitverschulden** 84
**Minderung der Erwerbsfähigkeit** 46, 69, 79, 140, 149
- Achsabweichung 46
- Fersenbeinfrakturen 133
- Gelenkinfektion 167
- Spätschäden 48, 174

**Minimalinvasive Operationstechnik** 34
**Mitwirkungspflicht** 110
**Münchener Modell** 89

**Normalwerte**
- Beinachsen 5, 10
- Beinlängen 12

**Oberschenkel**
- Achsen 5
- Korrekturosteotomie 14
- Kostenanalyse Schenkelhalsfraktur 127

**Operation**
- Arthrodese 165, 167
- Beinachsabweichung 6, 15, 34, 41, 43
- Compliance 31
- Gelenkrevision 157
- Open-wedge Osteotomie 19, 34
- Saug-Spül-Drainage 158

**Osteotomie** 15, 43
- Behandlungsfehler 51
- Derotation 34
- Distraktion 34
- Dokumentation 56, 60
- Ergebnisse 35
- Ilizarov 37
- Indikation 6, 17, 31, 41, 42, 59
- Invalidität 45
- Korrekturverlust 41
- Osteosynthese 43
- Subtrochantär 19
- Supramalleolär 34
- Treppen- 23

**Organisationsverschulden** 70
**Orthese**
– Fersenbein 133

**Pathophysiologie Beinachsen** 16
**Patient**
– Datenschutz 96
– Gutachterauswahl 101, 113, 114
– Mitverschulden 84
– Mitwirkungspflicht 110
– Widerspruchsrecht 104, 110, 112, 119
**Personenschaden** 65
**Planskizze**
– Osteotomie 4, 26
**Pflegegeld** 83
**PMMA-Ketten** 33, 158, 166
**Private Unfallversicherung** 45
– Verlängerung Regulationsfrist 49
**Pseudarthrose** 19

**Qualitätssicherung** 122, 148
– Dokumentation s. Dokumentation
– Gutachtenauswertung 141
– Kostenanalyse 125, 132
– Steuerung Heilverfahren 161

**Regress** 81, 182
– Familienprivileg 85
– Mitverschulden 84
– Schadensregulierung 86
– Sozialversicherungsträger 81
– Verjährung 92
**Rehabilitation**
– Koordination 75, 91
– Rentenbegehren 78, 92
**Ringfixateur** 34
**Röntgendiagnostik**
– Beinganzaufnahmen 3, 42
– Computertomographie s. C
– Gelenkinfektion 154
– Rechtliche Konsequenzen 56
– Rotationsachsabweichung 6, 11, 42
**Rotationsabweichung Achsen** 6, 9, 11
**Rotatorenmanschettenruptur** 68

**Schadenersatz** 63
– Bundesgesetzbuch § 249 65
– Haushaltsführung 65, 89
– Regress 86
– Unterlassung Diagnostik 56
**Schlaganfall** 127
**Schleudertrauma** 78
**Schmerzensgeld** 65, 68, 79, 82
**Schultergelenk**
– Infektion 154
– Rotatorenmanschette 68
– Sekundärerkrankung 167
**Schweigepflicht** 109

**Schwerbehinderung** 74
**Sekundärerkrankung** 167, 186
**Sohlenausgleich** 12
**Sorgfaltspflicht** 70
**Sozial**
– geheimnis 110
– leistungen 82
– netz 74
– versicherung 81
**SGB I**
– § 35  110
– § 275  114
**SGB VII**
– Leistungen 82
– § 2  173
– § 40  83
– § 41  83
– § 44  83
– § 63  83
– § 71  83
– § 188  99, 110, 112
– § 199  111
– § 200  99, 106
– § 201  99, 116
– § 203  99, 111
**SGB X**
– § 20  102
– § 21  104
– § 67  99, 106
– § 76  101, 112
– § 81  102
– § 116  81, 83
**Spätschäden** 46, 48, 174
**Spül-Saugdrainage** 158
**Sterbegeld** 83
**Studien**
– Behandlungsfehler Achsabweichung 51
– Behandlungskosten Fersenbeinfraktur 133
– Gelenkinfektion 153, 162
– Gutachterauswahl 105
– Gutachtenauswertung Fersenbeinfraktur 141
– Kostenanalyse Heilverfahren 123
– Langzeitergebnisse Korrekturosteotomie 35, 42
– Verweildauer Fersenbeinfraktur 131
**Synovektomie** 158
**Szintigraphie** 155

**Talusbegrenzungslinie** 5
**Telekommunikation**
– Datenschutz 95, 120
**Tibia**
– Korrekturosteotomie 31, 42
– -schaftachse 4, 10
**Therapiefreiheit** 70
**Therapieschaden** 157, 165, 172, 176
– Konkurrierende Ursachen 173
**Torsionsachsabweichung** 19, 22, 32, 42
**Traglinien Bein** 4
**Treppenosteotomie** 23
**Tubergelenkwinkel** 140

# Sachverzeichnis

**Übergangsgeld** 82
**Übersichtsradiologie** 41
**Umstellungsosteotomie** 42
**Unfall** 73
- Bagatelle 79, 91
- Begutachtung s. B
- Gutachter s. G
- Haftpflicht s. H
- Invalidität 47
- Kausalität s. K
- Minderung der Erwerbsfähigkeit s. M
- Mitverschulden 84
- Regress Sozialversicherung 81

**Unfallzusammenhangsbegutachtung**
- Datenschutz s. D
- Vorerkrankungsverzeichnis 99
- Widerspruchsrecht 113

**Varus-/Valgusachsabweichung** 5, 33, 42, 47, 52
**Verdienstausfall** 83
**Verjährung** 92
**Verkehrsunfall**
- Bagatelle 79, 91
- Geschwindigkeitsänderung 79

**Verlängerungsosteotomie** 22, 30, 43
**Verletztengeld** 82
**Verletzung**
- Unterlassene Diagnostik 56

**Verschlimmerung** 68
**Verschlüsselung Daten** 96
**Versicherung**
- Gefälligkeitsgutachten 71
- Gesetzliche Haftpflicht 63, 68, 83
- Groteskfall 87
- Gutachten s. Gutachten
- Mitverschulden 85
- Schadensregulierung 75, 86

**Verwaltung** 96
- Auskunftspflicht Krankenkassen 110
- Beratender Arzt 103

- Datenschutz 99
- Datenübermittlung 112
- Ermittlungsrecht 111
- Haftung 182
- Kostenanalyse 123, 133
- Regress 175
- Steuerung Heilverfahren 75, 86, 161, 185
- Widerspruchsrecht der Versicherten 101, 112, 119
- Zusatzgutachten 104, 114

**Verweildauer Krankenhaus**
- Kostenanalyse 128

**Vorerkrankungsverzeichnis** 99
- Auskunftspflicht 110
- Widerspruchsrecht 112

**Vorschaden** 174
**Vorteilsausgleich** 83

**Wachstum**
- Posttraumatische Achsabweichung 48

**Widerspruchsrecht** 119
- Datenübermittlung 112
- Gutachterauswahl 101, 113

**Winkelstabile Implantate** 33
**Wirbelsäule**
- Auswirkungen Beinlängen 16
- Distorsion 78
- Sekundärschäden 48, 167, 186

**Wohnungshilfe** 83

**Zusammenhangsbegutachtung**
- Achsabweichung Extremitäten 48
- Begutachtung s. B
- Datenübermittlung 112
- Datenschutz s. D
- Rotatorenmanschettenruptur 68
- Spätschäden Wirbelsäule 16, 48, 167, 186
- Wahlrecht 114

**Zusatzgutachten** 104, 114

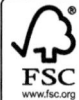

MIX
Papier aus verantwortungsvollen Quellen
Paper from responsible sources
FSC® C105338

If you have any concerns about our products,
you can contact us on
ProductSafety@springernature.com

In case Publisher is established outside the EU,
the EU authorized representative is:
Springer Nature Customer Service Center GmbH
Europaplatz 3, 69115 Heidelberg, Germany

Printed by Libri Plureos GmbH
in Hamburg, Germany